武汉大学研究生院规划教材

高级健康评估

——基于概念的学习

主编　张　军　蒋文慧
参编　刘盼盼　蓝燕聪　万玉蓉　张亦佳　张雪梅

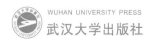

图书在版编目(CIP)数据

高级健康评估：基于概念的学习／张军,蒋文慧主编． -- 武汉：武汉大学出版社，2025.3． -- ISBN 978-7-307-24782-6

Ⅰ．R471

中国国家版本馆 CIP 数据核字第 2024ZJ3360 号

责任编辑：史永霞　　　责任校对：汪欣怡

出版发行：武汉大学出版社　　（430072　武昌　珞珈山）
（电子邮箱：cbs22@whu.edu.cn　网址：www.wdp.com.cn）
印刷：武汉中远印务有限公司
开本：787×1092　1/16　印张：17.5　字数：424 千字　插页：1
版次：2025 年 3 月第 1 版　　2025 年 3 月第 1 次印刷
ISBN 978-7-307-24782-6　　定价：55.00 元

版权所有，不得翻印；凡购我社的图书，如有质量问题，请与当地图书销售部门联系调换。

前 言

"高级健康评估"是护理专业硕士生的核心基础课程,旨在提升学习者的临床技能,帮助培养临床思维并提升决策能力,为后期学习高级临床护理奠定基础。

概念是学科知识的基石,概念式学习有助于梳理知识脉络。本教材围绕高级健康评估相关概念组织内容,凸显了新颖性,并与国际前沿接轨,提升了教材的层次性、完整性和理论深度。所选概念涵盖生理学、心理学及社会学领域,充分体现了以人为中心的护理核心理念。每个概念既涉及评估的理论、原理、内容和方法等相关内容,也结合临床案例实际,有助于学习者在全面掌握评估概念的同时,顺利在相关临床场景中实施评估。

我自 2010 年起负责武汉大学"高级健康评估"课程建设,在此过程中得到国内外护理同行的启发与支持,谨表衷心感谢。

由于编者水平有限,书中疏漏难免,恳请读者不吝指正。

武汉大学护理学院　张军
2024 年 9 月

目 录

第一章 高级健康评估概述 ·· (1)
   第一节 健康及其影响因素 ··· (2)
   第二节 健康风险评估及健康管理 ·· (11)
   第三节 健康评估 ··· (29)

第二章 身体活动评估 ·· (43)
   第一节 身体活动的生理机制及常见健康问题 ·· (44)
   第二节 身体活动的评估 ·· (48)
   第三节 身体活动评估案例 ··· (59)

第三章 营养评估 ·· (73)
   第一节 营养的生理机制及常见健康问题 ··· (74)
   第二节 营养的评估 ·· (79)
   第三节 营养评估案例 ··· (90)

第四章 排泄功能评估 ·· (100)
   第一节 排泄的生理机制及常见健康问题 ··· (101)
   第二节 排泄功能的评估 ·· (105)
   第三节 排泄评估案例 ··· (111)

第五章 睡眠评估 ·· (119)
   第一节 睡眠的生理机制及睡眠障碍 ··· (120)
   第二节 睡眠的评估 ·· (125)
   第三节 睡眠评估案例 ··· (134)

第六章　认知评估 ……………………………………………………………………（141）
第一节　认知的生理机制及常见健康问题 …………………………………………（142）
第二节　认知的评估 …………………………………………………………………（145）
第三节　认知评估案例 ………………………………………………………………（153）

第七章　应激评估 ……………………………………………………………………（158）
第一节　应激的生理机制及常见健康问题 …………………………………………（159）
第二节　应激的评估 …………………………………………………………………（163）
第三节　应激评估案例 ………………………………………………………………（169）
第四节　创伤的相关健康问题 ………………………………………………………（176）
第五节　创伤的评估 …………………………………………………………………（179）
第六节　创伤评估案例 ………………………………………………………………（183）

第八章　氧合评估 ……………………………………………………………………（187）
第一节　氧合的生理机制及常见健康问题 …………………………………………（188）
第二节　氧合的评估 …………………………………………………………………（191）
第三节　氧合评估案例 ………………………………………………………………（204）

第九章　循环灌注评估 ………………………………………………………………（211）
第一节　循环灌注的生理机制及常见健康问题 ……………………………………（212）
第二节　循环灌注的评估 ……………………………………………………………（229）
第三节　循环灌注评估案例 …………………………………………………………（234）

第十章　细胞调节评估 ………………………………………………………………（240）
第一节　细胞调节的生理机制及常见健康问题 ……………………………………（241）
第二节　细胞调节的评估 ……………………………………………………………（252）
第三节　细胞调节障碍的评估案例 …………………………………………………（255）

中英文专业名词索引 …………………………………………………………………（266）

参考文献 ………………………………………………………………………………（274）

第一章

高级健康评估概述

 学习目标

知识

1. 识记健康风险评估、健康管理及健康评估的主要内容；
2. 识记健康、健康评价及健康风险的相关概念；
3. 了解健康风险评估与健康管理的发展历程。

能力

1. 运用健康风险评估工具对不同人群的健康和疾病进行风险评估；
2. 规范完成不同人群的健康风险评估，并提出针对性的健康指导建议；
3. 识别健康风险的主要来源。

价值

1. 通过学习健康风险评估相关内容，提升学生健康意识，培养学生批判性思维；
2. 提升学生临床决策能力，增强学生在实施健康评估时的动手实践能力，并强化人文关怀意识。

第一节　健康及其影响因素

一、健康的定义

健康是人类生存的第一前提，是人类全面发展的基础，是人类社会的永恒主题。古希腊哲学家赫拉克利特认为：如果没有健康，智慧就难以表达，文化就无从施展，力量就不能战斗，财富就变成废物，知识也无法利用。世界卫生组织（World Health Organization，WHO）指出：健康是基本人权，达到尽可能高的健康水平是世界范围内一项最重要的社会性目标。

准确定义健康不仅是一个理论问题，更关乎健康实践、健康相关政策、健康服务和健康促进。健康的定义不仅影响着健康相关从业人员，也影响着现代社会中人们对健康的理解、需求和相关行为。因此，健康的定义在所有健康相关领域中具有重要的战略意义。

健康的概念是随着科学和社会的发展而不断变化的。人们所处的时代、环境不同，对健康的认识也不尽相同。我国医学经典《黄帝内经·素问·上古天真论》记载，"体壮曰健，心怡曰康"，形神兼备才是健康的状态。而英文"healthy"的主要含义是"安全的、完美的、结实的"。20世纪中期以前，人们普遍认为"没有疾病就是健康"。直到1948年，WHO在《世界卫生组织组织法》中明确给出健康的定义：健康不仅仅是没有疾病或虚弱，而是身体、心理和社会适应的完好状态。这是经典的"三维健康观"，是人类在总结近代医学成果的基础上对健康认识的一次质的飞跃。它把健康内涵由生物领域拓展到社会领域，大大超出了疾病的狭隘范畴，高度契合现代生物-心理-社会医学模式，已经被世界各国认可。1978年，WHO在《阿拉木图初级卫生保健宣言》中指出，健康是一项基本人权，并提出"2000年人人享有卫生保健"的目标。1986年，首届国际健康促进大会提出，健康是生命资源，而不是生活目标。健康是一个综合概念，是指个体在身体、心理、社会和环境等多个方面都处于良好状态，强调社会资源、个人资源与身体能力的综合运用。1989年，WHO深化了健康的概念，认为健康包括躯体健康、心理健康、社会适应良好和道德健康，即"四维健康观"。WHO列出了健康的十条标准：①精力充沛，对承担日常生活和繁重的工作不感到过分紧张、疲劳；②处事乐观，态度积极，乐于承担责任，不挑剔；③劳逸结合，善于休息，睡眠良好；④应变能力强，能适应各种环境变化；⑤能够抵抗一般性疾病；⑥体重适当，身体匀称；⑦眼睛明亮，反应敏锐；⑧牙齿清洁，无蛀牙，不疼痛，牙龈颜色正常，无出血；⑨头发有光泽，无头屑；⑩皮肤、肌肉富有弹性，走路轻松协调。1998年，WHO制定的"五快三良好"健康标准是：①躯体"五快"，即吃得快、走得快、说得快、睡得快、便得快；②心理"三良好"，即良好的个性、良好的处世能力、良好的人际关系。其中：良好的个性是指性格温和、意志坚定、感情丰富、胸怀坦荡、豁达乐观；良好的处世能力包括观察问题客观实在，能适应复杂的社会环境，具有较好的自控能力；良好的人际关系是指人际交往和待人接物时能助人为乐，与人为善，对人充满热情。《"健康中国2030"规划纲要》提出，健康是促进人的全面发展的必然前提，是经济社会发展的基础条件。国民健康长寿的实现，是国家富强、民族振兴的重要标志，也是全国各族人民的共同愿望。推进健康中国建设，是全面建成小康社会、基本实现社会主义现代化的重要基础，是全面提升中华民族健康素质、实现人民健康与经济社会协调发展的国家战略。

上述内容从不同角度具体阐述了健康的定义，体现了健康涵盖生理、心理和社会等方面的内容，是大众化的健康标准。从医学上讲，人体健康的具体指标在年龄、性别、地域和民族之间存在差异。健康是众多指标的综合体现，没有绝对统一的标准。在理论层面，学者们对健康的定义虽有不同见解，但也达成了以下共识：没有完全的健康，健康与疾病并非绝对对立；健康不只是一种状态，更是一种能力——具备相应的生理、心理和社会能力以适应变化，这种能力对患病个体尤为重要；对健康的判断，除了参考生物特征，还需综合分析社会、经济与环境等因素；健康的定义和理论研究影响着健康服务的供给模式，健康不能过分依赖医疗，医疗也不能代替健康服务。

二、健康评价

健康评价通过科学、有效的评价方法以及特异性强、敏感性高的健康评价指标，力求客观、全面地反映个人、群体和社会的健康状况及发展趋势。其目的是探讨和分析影响人们健康的因素，寻找有效促进健康的途径，促进社会制定健康政策和实施策略。健康评价以对健康概念的认识为前提，是对人群或个体的健康状况进行界定的过程。健康评价的内容十分广泛，涉及不同对象（个人、群体、社会）的评价，包括对身体、心理、个性、知识、态度等方面的评价。健康评价对象不同，其目的和意义也不同。

健康评价的目的一般包括以下几个方面：帮助个体了解自身的健康状况，增进个体对健康的理解；预防或减少生物性、环境性和生活方式相关的健康风险因素，维持和增加促进健康的保护因素；根据健康促进参与者的健康状况，提供相应的健康促进建议；为健身运动测试者提供测试成绩，确定需要健康促进教育材料的测试者，明确其运动计划调整的条件，并描述需要延缓、推迟或终止运动计划的症状；制定健康促进的行政政策和实施方案。

健康评价的范围、内容和指标随着医学科学技术的发展和人们对健康认识的改变而不断变化发展。

(一) 范围

人们最早使用并沿用至今的健康评价指标是死亡指标。在20世纪以前，危害人类健康的主要疾病是传染病。在当时，死亡指标能够较好地反映疾病对人群健康的影响程度。随着疾病谱的转变和人们对健康认识水平的提高，人们开始使用疾病指标来更全面地反映人群健康状况。对于慢性病或低病死率疾病，疾病指标可更精准地反映这些疾病对健康的影响。之后，健康评价的范围逐步扩大，包括生长发育、营养状况、心理、行为、生活方式、生理及社会功能等多方面的测量。

综上所述，健康评价的范围不断扩大：从对死亡和疾病的消极评价逐步转变为以健康为中心的积极评价；从对生物因素的单一评价扩大到对心理、行为及社会因素的综合评价。

（二）内容

1. 评价疾病结果

WHO 于 2001 年提出了评价疾病结果的四种尺度。

（1）运动能力，即个体在其生存空间中的运动能力。疾病常导致运动受限，例如脑血管病引起的瘫痪。

（2）独立性，即个体是否能够独立完成日常生活中的基本活动，如进食、穿衣、梳头、上厕所、家务劳动等。

（3）日常活动能力，即个体是否能够有规律地进行与其性别、年龄、职业、文化程度等相符的日常活动，如上班、上学、乘坐汽车、参加娱乐活动等。

（4）社会参与能力，表现为个体与社会群体的一体化，个体能够参与社会活动，如承担社会角色、学习社会文化、维持良好人际关系及社会交往。

2. 从对疾病的客观评价到主观评价

传统的疾病评价主要依据体征、生理及生化等客观指标，判定是否患病及疾病的严重程度。许多疾病在发病前或疾病早期常引发主观症状，这是疾病发生发展的信号。对这些主观症状进行评价，有助于及时发现或预测疾病。这种评价提供了体格检查和实验室检查无法获取的信息，如疼痛、心理压力、精神困扰等，结合疾病的客观评价，能够更全面地反映疾病对健康的危害。

3. 从对疾病的一维评价到多维评价

无论是传统的对死亡和疾病的评价，还是对疾病结果的评价，或是对疾病的主观评价，都是从生物学的角度反映健康，仅从躯体健康的单一维度描述健康，忽视了健康的心理和社会属性，因而未能完全反映健康的本质与内涵。应多维度地评价健康，既要有生物学指标，也要有心理学和社会学指标。

4. 从对健康的数量评价到质量评价

人的生命有两个维度：一是生命的长度，指个体生存时间的长短，可用死亡指标

（死亡率、期望寿命等）来衡量；二是生命的质量，指个体生存的质量。评价生命质量传统且常用的指标是疾病指标（是否患病及患病的严重程度）和残疾指标，但这些指标主要反映生命质量的负面影响。目前已有许多评价生命质量的积极指标，如无残疾期望寿命、日常生活活动能力等。

（三）指标与方法

传统的死亡和疾病指标在计算方法和评价体系上已经比较成熟，已成为健康评价中的经典指标。但现代健康观更强调生命质量，传统指标难以全面衡量功能状态、心理和社会适应等维度。近年来，心理指标、行为指标等新指标被引入健康评价领域。利用死亡、疾病和残疾数据，可计算潜在减寿年数、健康期望寿命和伤残调整生命年。这种方法既能充分利用传统数据，又能体现健康评价的新维度。

在健康评价方法上，逐渐引入社会学中社会态度的评价方法，用量表的形式进行主观评价。通过评价受试者的主观体验、心理状况、态度和意向性等内容，研究者可以了解人们的主观感受，包括他们对健康的直接体验及对社会生活的心理状况。常见的主观评价包括：①症状功能评价，主要用于评价人们对异常健康状况的体验和感觉；②满意度评价，包括对健康、卫生服务、生命质量的满意程度；③意向、意愿与倾向性评价，如采用标准化工具评估个体的心理倾向或行为选择；④个体评价，如对自我健康、卫生服务水平的评价；⑤主观期望评价，反映人们对健康等事务的未来设想，间接体现对现状的满意度；⑥健康自测，如我国学者根据世界卫生组织（WHO）对健康的定义，研制了自测健康评定表（self-rated health measurement scale，SRHMS），该量表包含48个问题，可直观、全面地反映自测健康水平。

WHO指出，亚健康是21世纪人类的主要健康威胁。

亚健康状态是介于健康与疾病之间的一种中间状态，表现在身体症状（如疲乏无力、头痛、失眠、胸痛、食欲不振）、心理症状（如焦虑不安、易激怒、懒散）及社会功能症状（如注意力不集中、记忆力减退、理解判断能力降低、社交障碍及性障碍等）。处于亚健康状态的人群普遍免疫功能低下，易患多种疾病。亚健康状态不仅是疾病的前兆，也是早衰的信号。

三、健康的影响因素

影响健康的因素可分为两大类：一类是可改变的因素，包括生活方式、心理因素、血脂异常、血糖、血压及血尿酸偏高等；另一类是不可改变的因素，包括遗传因素、年龄、性别及环境等。根据WHO对健康的定义及生物-心理-社会医学模式，影响健康的因素可划分为六大类：行为和生活方式因素、心理因素、环境因素、生物学因素、医疗卫生服务因素及伤害。

（一）行为和生活方式因素

影响人们健康的危险因素中，不良生活方式因素占主导地位。生活方式和行为可概括为人们在衣、食、住、行、爱好、风俗习惯及信仰等方面的行为方式。不健康的行为和生活方式是许多疾病，尤其是慢性非传染性疾病（以下简称"慢性病"）的主要危险因素。行为和生活方式因素可直接或间接损害健康，如慢性病范畴的糖尿病、高血压、冠心病、结肠癌、前列腺癌、乳腺癌、肺癌、肝癌、胃癌、食管癌、肥胖症、精神疾病、支气管炎、肺气肿、慢性阻塞性肺疾病、慢性胃炎、消化性溃疡、胰腺炎、胆石症、血脂异常、痛风、营养缺乏、骨关节痛、骨质疏松症、阿尔茨海默病等，均与行为和生活方式有关。由微生物引起的传染病和大多数寄生虫病也与卫生习惯和行为密切相关。

慢性病已成为威胁全球人群健康的主要原因。我国慢性病危险因素仍居高不下。据《中国居民营养与慢性病状况报告（2015年）》，我国2015年吸烟人数超过3亿，其中72.4%的非吸烟者暴露于二手烟；成人经常锻炼率仅为18.7%，慢性病上升态势尚未得到有效遏制。据《中国疾病预防控制工作进展（2015年）》数据，中国因慢性病导致的死亡人数占全国总死亡人数的86.6%，疾病负担占总疾病负担的70%。2016年《我国卫生和计划生育事业发展统计公报》显示，全国卫生总费用预计为46344.9亿元，占GDP的6.2%。《2017年中国卫生和计划生育统计年鉴》数据显示，2016年，心脑血管病、癌症和慢性呼吸系统疾病是我国城乡居民健康的头号杀手。《中国居民营养与慢性病状况报告（2020年）》显示，2019年，我国因慢性病导致的死亡人数占总死亡人数的88.5%，其中心脑血管病、癌症和慢性呼吸系统疾病死亡比例达80.7%。

《柳叶刀》杂志发布的《2021全球疾病负担研究》显示，2021年全球死亡人数为6790万，总体疾病负担增加了7.2%。高血压、吸烟和高血糖（空腹血糖升高）是2021年全球过早死亡和健康损失的三大风险因素。根据WHO 2023年数据，慢性病每年导致4100万人死亡，占全球总死亡人数的74%。每年有1700万人在70岁之前死于慢性病，其中86%发生在低收入和中等收入国家。在所有慢性病死亡病例中，77%发生在低收入和中等收入国家。在慢性病死亡人数中，心血管疾病占比最大，每年有1790万人死亡，其次是癌症（930万人）、慢性呼吸道疾病（410万人）和糖尿病（200万人，包括糖尿病引起的肾脏疾病死亡人数）。这四类疾病导致的过早死亡人数占所有非传染性疾病过早死亡人数的80%以上。烟草使用、缺乏身体活动、酒精滥用、不健康饮食和空气污染均会增加慢性病死亡风险。因此，慢性病已成为全球范围内过早死亡的最主要原因，对发展构成极大的负面影响。

2015年至2023年数据表明，控烟、健康饮食推广、增加身体活动及环境污染治理是关键。中国需进一步优化公共卫生政策，强化健康宣教，减少行为相关健康风险；全球尤其是中低收入国家需加强资源配置，以应对行为和生活方式对健康造成的长期威胁。

行为和生活方式因素是影响健康的核心要素，涵盖饮食、运动、吸烟、饮酒、卫生习惯及环境暴露等多个方面。

(二) 心理因素

随着社会的发展和科学技术的进步，社会生活和工作节奏越来越快，人类面临的竞争和生存压力普遍增加，心理问题或疾病对人类健康的威胁日益严重。根据WHO预测，全球范围内每8个人中就有1人经历过心理健康问题，其中抑郁症和焦虑症是最常见的。到2030年，抑郁症将成为中等收入国家疾病负担的第二大疾病和低收入国家疾病负担的第三大疾病。根据WHO 2023年的统计，全球抑郁症患者达2.8亿人。心理状态对健康的影响早在《黄帝内经》中就有记载："喜则气缓，怒则气上，思则气结，悲则气消，恐则气下，惊则气乱。所谓喜伤心，怒伤肝，忧伤肺，思伤脾，恐伤肾。"随着中国社会经济的快速发展，社会竞争不断加剧，人们的工作、生活节奏加快，各种心理应激因素急剧增加，心理健康问题日益突出，加之我国心理健康服务发展较晚，比发达国家面临着更为严峻的挑战。根据《中国国民心理健康发展报告（2021—2022）》，2021—2022年国民心理健康状况调查覆盖全国31个省、自治区、直辖市，总样本逾19万份，包括青少年和成年人。结果发现，抑郁风险检出率为10.6%，焦虑风险检出率为15.8%，其中抑郁风险检出率略低于2020年的数据。抑郁和焦虑的影响因素高度相似，其中首要的影响因素是年龄与收入。研究发现，18～24岁年龄组的抑郁风险检出率高达24.1%，显著高于其他年龄组，表明青年是抑郁的高风险群体。25～34岁年龄组的抑郁风险检出率为12.3%，显著低于18～24岁年龄组，显著高于35岁及以上各年龄组。焦虑风险检出率的年龄差异呈现类似趋势。报告显示，我国大学生总体心理健康状态良好，重点院校、本科学生心理健康状态较差，抑郁风险突出。青少年、老年人、中小学教师和心理咨询工作者的心理健康素养水平分别为6.4%、7.6%、15.8%和50.7%，距离2030年居民心理健康素养水平提升到30%的目标还有较大差距。因此，心理健康教育及早期的心理健康服务就显得更为重要。

心理健康是三维健康（生理、心理、社会健康）的重要组成部分。心理因素与身体疾病的发生和防治密切相关，消极的心理因素可引发多种疾病。积极的心理状态是维持和促进健康的必要条件。医学临床实践和科学研究证明，消极情绪，如焦虑、怨恨、悲伤、恐惧、愤怒等，可导致人体各系统功能失调，引发失眠、心动过速、血压升高、食欲减退、月经失调等疾病，而积极、乐观的心理状态能有效应对各种应激。总之，心理状态是社会环境与生活环境的反映，也是影响健康的重要因素。

(三) 环境因素

环境因素是指以人类为主体的外部世界。人类不仅生活在自然界中，具有生物属性，还生活在由人与人之间关系构成的复杂社会中，具有社会属性。因此，人类环境包括自然环境和社会环境两个部分。根据WHO 2016年的数据，2016年有1370万人死于可改变的环境因素，占全球死亡人数的24%。这意味着全球死亡人数的近四分之一与环境条件有关。WHO 2022年指出，空气污染是影响健康的主要环境风险之一。各国通过降低空气污染水平可减少因中风、心脏病、肺癌以及慢性及急性呼吸道疾病（包括哮喘）导致的疾病负担。2019年，全球99%的人口生活在未达到WHO空气质量指南标准的地区。环境空气污染和家庭空气污染的综合影响每年导致670万人过早死亡。据估计，2019年，环境（室外）空气污染导致全球420万人过早死亡，其中约89%发生在低收入和中等收入国家。

  自然环境是人类生存和发展的物质基础，包括阳光、空气、水、气候和地理等。由于自然或人为原因，进入环境的污染物超过了环境的自净能力，导致环境质量下降和恶化，进而直接或间接影响人体健康。自然环境中有害因素的多样性及其有害作用机制的复杂性，对人体可能造成多种危害。这些危害可分为急性危害和慢性危害。急性危害是指环境污染物在短时间内大量进入环境，导致暴露人群在短时间内出现不良反应、急性中毒甚至死亡。工业排放的有害废气、废水或其他有毒有害物质大量进入环境，可能导致排放源附近及整个污染区的人群发生急性中毒。慢性危害是指环境中有害因素以低浓度、长时间反复作用于人体所产生的危害。这类危害除了会对人体产生非特异性影响（如生理功能、免疫功能下降，对感染敏感性增加等），还可能直接导致慢性疾病。例如，慢性阻塞性肺疾病是大气污染物长期作用、与气象因素变化有关的一组肺部疾病。随着大气污染的加重，居民慢性阻塞性肺疾病在死因构成中的比例有所增加。同时，慢性危害还包括有毒物质在体内的蓄积，如各类重金属。环境污染还可能引发肿瘤。以化学致癌物为例，国际癌症研究机构（International Agency for Research on Cancer，IARC）2002年指出，目前有7000多种化学物经过动物致癌试验，其中1700多种为阳性结果。常见的环境致癌物如芥子气、氯乙烯、苯并芘、镍、黄曲霉毒素等。环境污染甚至可能导致出生畸形。例如，1945年日本广岛和长崎遭受原子弹爆炸后，放射性污染导致胎儿小头畸形和智力低下率增加。《中国环境质量综合评价报告（2019）》显示，我国环境质量在2016年出现好转，2017年持续改善，但总体环境质量依然较差，长江中游、北部沿海和黄河中游地区的环境质量基本位列最后三位。

  自然灾害会对人群健康造成严重损害，是自然环境损害人群健康的另一种形式。自然灾害通常指地震、台风、洪水等自然事件及其带来的破坏效应。《2022年全球自然灾害评估报告》数据显示，2022年全球共发生321次较大自然灾害（不含流行性疾病），受影响国家和地区达118个，共造成30759人死亡。其中，干旱灾害影响人口最多，达1.07亿人，占57.73%；自然灾害共造成直接经济损失2238.37亿美元。我国自然灾害种类多、分布广、频率高、损失大，是世界上遭受自然灾害最严重的国家之一。2022年，我国自然灾害共造成1.12亿人次受灾，因灾死亡和失踪554人，直接经济损失达2386.5亿元。地震、台风、洪水等自然灾害对人群生存环境造成巨大破坏，尤其是对公共卫生工程系统和设施的损坏，直接威胁人类健康，导致安全饮用水短缺、垃圾粪便收集困难、污水任意排放，加之食品安全难以保障、居住条件恶化、灾民与病媒生物接触机会增多、人群抵抗力下降、人口流动性大、公共卫生服务能力受损、卫生服务可及性不足等原因，极易引发传染病的大规模流行。防灾是最有效的救灾，加强自然灾害防治关乎国计民生，需要坚持以防为主、防抗救相结合。为此，我国成立了应急管理部并建立了多部门联合会商机制。对重大灾害事故处置，由应急管理部牵头，自然资源部、水利部、气象局、卫生健康委员会及军队有关部门共同参与，每日联合会商，统筹处置灾情，以最大限度减少人员伤亡和经济损失。

影响健康的社会环境因素复杂且广泛，包括战争、社会制度、公共政策、经济状况、文化教育、法治建设、风俗习惯、人口增长、社会保障、食品安全、工作环境、家庭环境和人际关系等。这些因素对人类健康均有不同程度的影响，其中社会制度、经济状况中的收入、社会地位、社会保障、教育文化、就业和工作环境等因素对人类生存和健康起着至关重要的作用。社会经济发展与国民健康之间的双向作用尤为显著，并已被许多国家和地区的实践所证实。

（四）生物学因素

影响人类健康的生物学因素大致有三类：生物性致病因素、遗传因素、个人生物学特征。

生物性致病因素包括病原微生物、寄生虫及有害动植物。病原微生物包括细菌、病毒、真菌等。病原寄生虫主要包括原虫和蠕虫，以及可传播疾病的媒介生物，如蚊、蝇、蟑螂等。这些病原体曾是导致人类疾病和死亡的主要原因，目前仍是一些发展中国家人群患病的主要原因之一，也是新传染病出现的主要因素。随着全球化的快速发展，近现代新旧传染病的流行已打破洲际界限，呈现出传染病的"全球化"趋势。人口拥挤、垃圾堆积和污水横溢最有利于病菌的生成与存活。不良卫生习惯、滥用抗生素以及大规模人口全球流动使得病菌难以防控和灭活。食用和驯化野生动物、大规模饲养家禽和宠物增加了动物与人类疾病相互传播的机会。

现代医学研究表明，已知遗传病近3000种，约占人类疾病总数的20%。根据《中国出生缺陷防治报告（2012）》，我国出生缺陷总发生率约为5.6%，每年新增出生缺陷儿童约90万例。近10年来，排名前十的出生缺陷病种主要是先天性心脏病、多指（趾）、总唇裂、马蹄内翻等结构畸形。除医学界已明确的遗传疾病外，许多其他类型的疾病（如高血压、糖尿病）的发生也受一定的遗传因素的影响。寿命的长短也受遗传因素的重要影响。目前，遗传病尚无根治方法，只能通过预防措施降低风险。

个人的生物学特征包括年龄、性别、形态、生长发育情况、衰老状况等。一个人的健康状况与自己的生物学特征有关。例如，随着年龄的增长，人体的生理功能会逐渐下降，对疾病的抵抗力也会减弱，因此老年人更容易患上各种疾病。此外，性别也会影响疾病的发病率和临床表现，例如某些疾病在男性中的发病率高于女性，或者在女性中的临床表现更为严重。形态和生长发育状况同样会对健康产生影响，如肥胖、营养不良等都会增加患病的风险。

（五）医疗卫生服务因素

医疗卫生服务，又称健康服务，指卫生系统利用卫生资源和医疗防疫手段向个体、群体和社会提供服务的活动。世界卫生组织将卫生保健服务体系分为初级、二级和三级。初级卫生保健是基础性、普通可及的医疗服务，其主要机构是社区卫生服务中心和乡镇卫生院等基层卫生服务机构，二级卫生保健提供专科医疗服务，其主要机构是综合性医院，三级卫生保健则主要针对复杂疾病和高度专业化需求，其主要机构是大型综合医院和专科中心。由于卫生保健服务贯穿人的生、老、病、死全过程，因此，卫生保健服务质量的优劣以及医疗卫生机构、人员、资源（经费与设施）的科学合理分配，对个体和群体的健康影响重大。三级卫生保健服务涵盖预防服务、医疗服务和康复服务。在卫生服务工作中，医疗技术水平、医疗机构管理能力、医源性疾病的防控效果、卫生技术人员配置、卫生经费投入、卫生资源分配和卫生保健服务可及性与利用率等，都是影响群众健康的关键因素。

（六）伤害

伤害是指由运动、热量、化学、电或放射线的能量交换超过机体组织耐受水平而造成的组织损伤，以及因窒息引起的缺氧和心理损伤等。它对人类健康的危害已引起广泛关注。其种类包括车祸、飞机失事、沉船、恐怖事件、火灾、火器伤、煤气中毒、电击伤、矿难、坠落伤、烧烫伤、溺水、动物伤害、中毒和气管异物等。国际疾病分类（International Classification of Diseases）ICD-10 将伤害单独列为一类疾病。我国伤害中死亡率由高到低依次为交通事故、中毒、跌伤、烧伤、溺水和其他意外损伤。

伤害是一个全球性公共卫生问题，也是威胁人类健康的主要问题之一。根据 WHO 预测，全球每年有 440 万人死于意外伤害和暴力相关伤害，占所有死亡人数的近 8%。在 5~29 岁人群中，前 5 位死因中有 3 个与伤害相关，包括道路交通伤害、凶杀和自杀。伤害和暴力给国民经济造成沉重负担，每年导致各国在医疗保健、生产力和执法方面损失数十亿美元。伤害导致大量暂时性和永久性伤残，严重影响人群健康和生命质量。同时，伤害因医疗、康复以及残疾或功能丧失消耗巨额费用，给社会经济、家庭和个人造成损失。1995 年至 2008 年中国伤害死亡监测结果显示，伤害死亡率呈稳中有降趋势，每年伤害死亡人数稳定在 70 万左右。全国死因监测数据显示，2010 年，我国人群伤害死亡人数占总死亡人数的 8.9%。根据 2017 年多个省份的流行病学调查结果，我国社区人群伤害的年发生率为 16.1%~21.9%，导致 2.17%~4.51% 的暂时性失能和 0.13%~1.1% 的残疾。这意味着我国每年至少有 3 亿人发生一次以上伤害，其中不少于 8500 万人因伤害急诊或就医，1800 万人入院治疗，110 万人终身残疾。2019 年，我国每年伤害发生数约 2 亿人次，伤害死亡人数为 70 万~75 万，约占死亡总人数的 9.0%，是继恶性肿瘤、心脏病、脑血管疾病和呼吸系统疾病之后的第五位死因。

上述六类影响健康的因素往往相互交叉、相互作用。分类的目的是帮助专业人员和大众全面认识各类因素的作用。一个人的健康或疾病往往同时受到两种或多种因素的影响。专业人员应正确把握这些影响因素，并以此教育引导人群认识并尽量避免有害因素，维护自身健康。

第二节 健康风险评估及健康管理

一、健康风险

(一) 风险与健康风险

风险是人们在生活中经常经历的一种状况。广义而言，人们用"风险"来描述结果不确定的状况。当实际结果与预期结果存在差异时，风险就产生了。生活本身充满风险，人们认识风险的目的是管理风险。只有成功管理风险，才能获得保障。按照不同的分类方式，风险可分为纯粹风险（指损失的发生存在不确定性，该风险不会带来任何收益，只有损失的可能，例如火灾或洪水造成的财产损坏、事故或疾病导致的非自然死亡）和投机风险（与纯粹风险相对，指既可能产生收益也可能造成损失的事件，如商业投资和赌博）；静态风险（来自相对稳定的环境）和动态风险（产生于变化的环境）；主观风险（人对给定事件结果的疑虑心理状态，其本质上源于个人思维方式或心理状态的不确定性）和客观风险（预期经验与现实可能之间的差异）。

健康风险是生活中最常见的风险之一，指的是在诸多风险中作用于人体并影响健康的一种风险。具体而言，健康风险是指在人的生命过程中，因自然、社会和个人自身发展等多种因素，导致疾病、伤残或健康损失的可能性。健康风险具有人身伤害性、高发性、原因复杂性和社会蔓延性等特征。

(二) 老龄健康风险

步入老龄阶段后，人的身体机能呈现衰退趋势，在缺乏科学干预的情况下，健康风险持续累积，进入健康风险高发期。老龄健康风险的三个主要成因是：生命健康周期的不可逆性、医疗保险制度的不完善以及社区健康管理和家庭照料的不足。应对老龄健康风险重在防控。这种防控一方面是老年人自身对自然衰老规律的调节，以期系统提升健康余寿的持续过程；另一方面也是社会不断完善医疗保险制度和健康服务机制，以最大限度地降低健康风险并提升老龄健康安全制度的过程。

1. 老龄健康风险的基本特征

老龄健康风险的第一个基本特征是潜伏性与突发性并存。潜伏性是指健康风险因素侵入人体后，通常不会立即造成健康损害，而是蛰伏在人体中，经过多次风险暴露和较长时间的风险叠加，最终导致某种生理病变或其他健康损害的发生。因此，潜伏期较长是老龄健康风险的一个重要特点。突发性则是指健康风险叠加到一定程度并逐步达到高峰时，健康损害在某一时点发生的必然性、快速性及其不可逆转性。老龄健康风险的潜伏性与突发性并不矛盾，较长的潜伏期恰恰为健康损害的累积和疾病的形成及其最终发作做了隐性的铺垫。

老年健康风险的第二个基本特征是特异性与可变性交叉。特异性指风险因素与疾病之间的对应关系。健康风险的特异性较弱，即风险因素与疾病之间的对应性不明显，二者不存在一对一的明确对应关系，一种风险因素可能导致多种疾病。可变性则是指，由于个体身体状况的差异、健康风险特异性较弱以及受到其他致病因素的影响，同一健康风险因素在不同个体身上导致的健康损害情况并不完全相同，而是复杂多样的。特异性与可变性交互影响、互依互存，这也是老龄健康风险难以有效防控的重要原因之一。

老年健康风险的第三个基本特征是普遍性及其联合作用的负面效应明显。普遍性是指健康风险因素广泛存在，或外显于日常生活、行为及外部环境中，或隐藏其中，是普遍存在的导致个体健康损害的多种可能性。对于外显的健康风险因素，人们较易察觉并保持警惕；而隐藏的、潜伏期较长的健康风险因素往往被忽视，这增加了健康风险防控的难度，也提高了健康风险发生的概率及其损害程度。联合作用是指多种健康风险因素同时作用于人体时，致病的可能性会大大增加，健康损失的发生概率及其损害程度也会显著提高。由于健康风险的普遍存在及其联合作用产生的负面协同效应较为明显，一旦健康风险事实化，其造成的健康损失往往是不可逆的。对老年人而言，联合作用的负面效应比其他人群更为明显。因此，人们既要认识到健康风险的普遍性，高度重视其防控工作，又要区分显性与隐性风险，尤其要对潜伏期较长的隐性风险保持警惕，做到防患于未然。

2. 主要风险来源

威胁老龄健康的第一个主要风险是基于生命周期律动的健康风险。医学干预和不良个体行为习惯的改变可以在一定程度上改善健康状况，但无法逆转某些不可逆疾病及遗传性病征。个体生命周期的律动是老龄健康风险的主要来源，也是老龄健康风险从具有导致健康损害事实的可能性转化为健康损害事实的关键因素。

威胁老龄健康的第二个主要风险是健康保障制度缺失下的健康风险。健康保障制度是社会保障制度的重要组成部分，其建立与完善程度是衡量一个国家社会经济发展水平的重要标尺。完善的健康保障制度是实现公民健康权利的重要机制，而健康保障制度的缺失或不完善则是健康风险的主要来源之一。

威胁老龄健康的第三个主要风险是健康服务不周全引发的健康风险。社区健康服务的不完善和家庭健康照料的不足是老龄健康风险的又一重要来源。老龄健康服务方面的"不作为"是其主要表现，而虐老则是有违道德和法律的恶行，是引发老龄健康风险、导致健康损害的重要原因。

（三）健康风险的识别

识别风险是衡量风险和控制风险的前提。对健康风险而言，早期发现至关重要，掌握风险识别的标准和技术是识别风险的关键。风险识别是风险管理的基础，是在实际调查研究后，运用各种方法对尚未发生的潜在风险及现存风险进行系统归类，并总结出面临的所有风险。风险识别需要解决的主要问题包括：明确风险因素、风险的性质及后果、风险识别的方法及其效果。健康风险识别的方法一般包括健康体检和健康风险评估。

二、健康风险评估

健康风险评估（health risk assessment，HRA）是一种方法或工具，用于描述和评估某一个体未来患某种特定疾病或因某种特定疾病死亡的可能性。它基于个体或群体的健康风险因素与健康状况，预测个体的寿命及特定疾病的发病率或死亡率，并通过数理模型对可改变的危险因素进行定量调整后，重新估测个体的寿命与发病率。健康风险评估也称为健康危害评估，其目的在于估计特定事件发生的可能性，从而促进人们改变不良行为、减少健康危险因素、提高健康水平，而非作出明确诊断。健康风险评估也是将健康数据转化为与健康相关的信息（即健康信息）的过程，用于辅助决策或支持其他行动。健康信息包括人的身体、心理、社会适应能力方面的知识、技术、观念和行为模式等，反映了人们对健康的判断、观点和态度。

（一）发展历程

20世纪40年代，美国临床医师Lewis C. Robbins首次提出"健康风险评估"的概念并展开研究。他从当时进行的大量子宫颈癌和心脏疾病的预防工作中总结出一个观点：医生应记录患者的健康风险，以指导疾病预防工作的有效开展。他创造的健康风险表，赋予医疗检查结果更多的疾病预测性意义。

20世纪50年代，Robbins担任公共卫生部门在癌症控制研究方面的领导者，主持制定了10年期死亡率风险表格，并在许多小型示范教学项目中，将健康风险评估作为医学课程的教学内容。

20世纪60年代后期，随着人寿保险精算方法在量化患者个体死亡风险概率中的广泛应用，量化健康风险评估的必要条件得以全部具备。

1970年，Lewis C. Robbins与另一位临床医师Jack Hall出版了《如何运用前瞻性医学》一书，阐述了健康危险因素与未来健康结局之间的量化关系，并提供了完整的健康风险评估工具包，包括问卷表、健康风险度计算及反馈沟通方法。1979年，Jack Hall出版了《未来医学》一书。该书作为修订版，特别更新了健康危险因素评价的基础。生物统计学家Harvy Geller和健康保险学家Norman Gesner根据各种健康危险因素与相应慢性病之间的密切程度和作用强度，编制了Geller-Gesner危险分数转变表。至此，健康风险评估进入大规模应用和快速发展时期。

随着计算机的发展，20世纪70年代中后期，北卡罗来纳大学卫生服务研究中心和美国疾病预防控制中心先后开发了个体健康危险因素评价的计算程序。随后，适合不同对象和用途的 HRA 计算机软件应运而生。HRA 计算机软件的出现推动了健康危险因素评价的迅速发展。美国、加拿大率先将 HRA 计算机软件应用于健康教育及健康促进领域，日本、英国、澳大利亚等国家也开始引入 HRA 计算机软件。20 世纪 90 年代，美国 Framingham 心脏研究建立了冠心病绝对风险预测模型，标志着健康危险因素评价从死亡风险评估阶段进入发病风险评估的新阶段。由于发病风险比死亡风险更易于让人们理解健康危险因素的作用，有助于有效实施风险控制措施，因此发病风险评估更具实际指导意义。但截至目前，疾病风险评估的疾病种类仍十分有限。

20 世纪 80 年代初期，上海医科大学龚幼龙将健康危险因素评价方法引入我国，开启了国内学者在这一领域的教学与研究工作。20 世纪 90 年代以后，健康危险因素评价方法受到国内流行病学家及其他专家的更多关注和评议。进入 21 世纪，随着健康管理产业在国内的兴起，一些健康管理公司引进了国外健康危险因素评价模型用于健康管理项目，在一定程度上推动了该方法在国内的应用。

健康危险因素评价可应用于群体评价，即评估不同群体的健康危险程度、健康危险因素属性及单项健康危险因素对人群健康状况的影响。它还可作为健康教育和健康促进的重要工具。健康危险因素评价不仅可以提高企业生产率、减少员工缺勤，而且可以实现对人群的健康管理，包括信息采集、健康评估、健康干预和动态评价。

（二）基本步骤

健康风险评估的步骤主要包括个人健康信息收集、危险度计算、风险沟通。

1. 个人健康信息收集

个人健康信息收集是健康风险评估的基础，方法包括问卷调查、体格检查和实验室检查。问卷调查的内容主要包括：①一般情况，如年龄、性别、文化程度、职业、经济收入、婚姻状况等；②目前健康状况、既往病史、家族史；③生活习惯，如吸烟状况、身体活动状况、饮食习惯及营养状况、饮酒状况等；④其他危险因素，如精神压力等。体格检查及实验室检查的内容主要包括身高、体重、腰围、血压、血脂、血糖等。

2. 危险度计算

危险度计算主要有两种方法。第一种是单因素加权法，这种方法建立在单一健康危险因素与发病率的基础上，通过将单一健康危险因素与发病率的关系的强弱以相对危险性表示，得出各相关因素的加权分数，以加权分数表征患病的危险性。这种方法简单实用，无须进行大量数据分析，是健康管理发展早期的主要危险度评价方法，典型代表是哈佛癌症风险指数。第二种方法是多因素模型法，这种方法是指基于多因素数理分析，采用统计学概率理论得出患病危险度与多个健康危险因素之间的关系模型。所采用的数理方法包括常见的多元回归（如 Logistic 回归和 Cox 回归）以及基于模糊数学的神经网络方法等。这种方法的典型代表是 Framingham 的冠心病模型，它建立在前瞻性队列研究的基础上。许多机构以此为基础构建其他模型，并演化出适合自己国家或地区的评价模型。风险评估主要分为绝对风险评估和相对风险评估。

绝对风险评估基于队列研究进行，用于估计未来若干年内患某种疾病的可能性，反映多个健康危险因素对疾病的综合效应。例如，5年患病的绝对风险为10%，表示5年内患被评估疾病的概率为10%。

评估疾病绝对风险的主要目的是确定干预措施的绝对效果。例如，如果人群平均5年绝对患病风险为15%，则意味着在未来5年内，整个人群中有15%的人需要接受被评估疾病的干预；换言之，若在该人群中采取有效的干预措施，未来5年内可能将被评估疾病的发病率降低15%。

相对风险是指具有某一健康危险因素的个体与不具有该健康危险因素的个体相比，患某种疾病的概率之比。相对风险用于单独表示某一健康危险因素，以提示人们对某些行为（如吸烟）或生理异常（如高血压）进行干预。然而，这种表述方法在人群干预疗效评价中存在一定问题，因为相对风险的降低程度与患者治疗前的绝对风险水平相关。例如，研究表明：血压或血脂处于人群平均水平但心血管疾病绝对风险高的个体，通过降压或降脂治疗获得的绝对益处是血压或血脂较高但心血管疾病绝对风险较低的个体的2~3倍。因此，目前相对风险指标通常采用个体危险性与同年龄、同性别人群平均水平之比。

3. 风险沟通

风险沟通是个人、群体及机构之间交换信息和看法的双向互动过程，是一个收集、组织、再现和提炼信息并为决策服务的过程。风险沟通贯穿风险管理的全程，起到互动和信息交流的作用，是风险管理最重要的途径之一。因此，在疾病的风险管理中，采用恰当的风险沟通方式有助于临床医生、全科医生和患者更好地理解疾病绝对风险的概念。

目前，多数国家和地区在疾病风险管理中存在的主要问题是：大多数患者和医生未能很好地理解疾病绝对风险的概念。例如，近80%实际处于高风险水平的个体过于乐观地认为自己处于低风险水平，而近20%实际处于低风险水平的个体则过于悲观地认为自己处于高风险水平。多数人更理解疾病相对风险的概念，例如"吸烟者患心血管疾病的风险是不吸烟者的两倍"，但这一信息只有在知道不吸烟者患心血管疾病的风险时才有意义。同样，仅告知吸烟者"5年患心血管疾病的绝对风险是10%"意义不大。只有同时告知他们戒烟可降低的风险程度，并用相应的测量尺度测定平均改变量，信息才有实际意义。多数人对所暴露或预防的健康风险因素缺乏绝对等级的概念，因此不知道如何应对这些信息。

健康风险评估报告包括个体健康风险评估报告和群体健康风险评估报告。无论是哪种报告，都应与评估目的相对应。个体健康风险评估报告主要包括健康风险评估结果、分析以及有针对性的健康教育信息；群体健康风险评估报告则主要包括受评群体的人口学特征、患病状况、危险因素总结及建议采取的干预措施和方法等。因此，在健康风险评估报告中，使用便于患者和医生理解的工具来表示评估结果，将更有利于风险沟通，能更简单、直接地传达风险程度。

(三) 种类与方法

健康风险评估因评估对象、范围、目的的不同而种类与方法各异。按应用领域划分，健康风险评估可分为临床评估（包括体检、门诊、入院、治疗等评估），健康过程及结果评估（包括健康状态评估、患病危险性评估、疾病并发症评估及预后评估等），生活方式及健康行为评估（如膳食、运动等习惯评估），以及公共卫生监测与人群健康评估（从人群角度进行环境、食品安全、职业卫生等方面的健康评估）。

从评估功能的角度，常见的健康风险评估种类及方法如下。

1. 一般健康风险评估

一般健康风险评估由问卷、风险度计算和评估报告三个基本模块组成。

1) 问卷

健康风险评估首先要确定健康危险因素与死亡率或发病率之间的数量关系。收集信息最基本的方法是问卷调查法，问卷是准确、全面、迅速进行健康风险评估的重要依据。问卷可由本人填写，也可由知情的亲属或医护人员协助填写。问卷内容因评估目标和重点不同而有所区别，对具有特殊健康风险的人群需增加有针对性的内容，如职业病、地方病、心理状况、运动情况等。一般健康风险评估的指标包括血压、血糖、血脂、体重、体重指数、肥胖与相关疾病危险的关系，以及高血压危险分层。

2) 风险度计算

风险度计算是根据收集的个人健康信息，运用数理模型对个体的健康状况及未来患病或死亡的危险进行量化评估。其特征是估计在一定时间内，具有特定健康特征的个体患某种疾病的可能性。其目的是帮助个体认识综合健康风险，并纠正不良健康行为和习惯。风险度计算包括将健康危险因素转换为健康危险分数、计算组合健康危险分数、计算存在死亡危险度、计算评价年龄、计算增长年龄以及计算健康危险因素降低程度等步骤。

3) 评估报告

评估报告通常包括个体或群体的人口学特征、疾病风险评估分析与描述、健康风险评估结果、健康干预建议措施和方法、体检项目建议等。报告形式多样，可采用文字、图片、表格、视频等形式，并尽可能配以通俗易懂的讲解。

撰写评估报告的要求包括：①评估报告应实事求是地反映客观存在的健康危险因素，按危险性大小区分主次并排序；②评估报告应考虑社会生活环境及当地风俗；③群体健康风险评估报告应包含个体和人群的评估报告；④健康风险评估仅适用于健康人群，已患病或曾患病的患者建议去医院诊疗。

某疾病危险性评估与健康改善指导的报告内容应包括以下几个方面。

（1）某疾病危险性评估结果。例如，根据个体提供的健康信息及临床检查结果，健康评估系统分析显示："与同年龄、同性别人群的平均患病水平相比，个体患某种疾病的风险等级为较高风险（提示：若改变生活习惯并控制相关健康危险因素，个体患该疾病的风险水平可能降至较低水平）。"

（2）健康危险因素重点提示。例如，导致个体患前列腺癌的重要危险因素包括患前列腺疾病和常吃高脂食物。相关危险因素列表内容包括序号、健康危险因素、本次结果及医学解释。

（3）附说明。健康风险评估可帮助个体更好地了解当前健康状况，从而有效控制和降低健康隐患。评估报告仅提供趋势性分析结果，不能作为诊断工具。评估报告可作为医生的参考资料，但并非诊断报告。评估报告应从三个方面对发病风险高于参考风险的疾病进行分析。

（4）个人风险与参考风险的对比分析。参考风险是指同年龄、同性别人群的发病概率。

（5）确定风险项，即明确导致患该疾病的风险因素。风险项建议包括对可改变风险项的建议，即对通过改变生活方式可降低的健康危险因素，参考国际疾病诊疗指南提供可执行建议；对无法通过改变生活方式降低的健康危险因素，建议评估对象定期体检并进行预防。

（6）确定风险等级。根据风险因素对疾病发生的影响，可从高到低划分为 A+、A、B、C、D 五个级别。评估报告结果应包括发病风险高于参考风险的疾病，即未来 3~5 年高发的疾病，以及评估对象在评估过程中确认已发生或曾经发生的疾病。

2. 疾病风险评估

疾病风险评估特指对特定疾病患病风险的评估，其主要目的包括：筛查出患有特定疾病的个体，引入需求管理或疾病管理；评估医生和患者对良好临床实践的依从性和有效性；评估特定干预措施的健康效果；评估医生或患者的满意度。

一般健康风险评估所具有的特点，疾病风险评估同样具有。此外，疾病风险评估还具有以下特点：注重评估客观临床指标（如生化试验）对未来特定疾病发病率的影响；以流行病学研究成果为主要依据和科学基础；评估模型采用严谨的统计学方法和手段；适用于医院、体检中心及人身保险中的核保产品研发。

作为健康风险评估的主要类型之一，疾病风险评估与健康管理措施密切相关。通过疾病风险评估，可以对人群进行分类，并对不同类型和等级水平的个人或人群实施不同的健康管理策略，从而实现有效的全人群健康管理。疾病风险评估的方法源于流行病学研究成果，主要包括前瞻性队列研究（如生存分析法、寿命表分析法等）和对以往流行病研究成果的综合分析及循证医学（如 Meta 分析、合成分析法等）。

疾病风险评估主要包括以下四个步骤：①选择要预测的疾病（病种）；②不断发现并确定与该疾病相关的危险因素；③应用适当的预测方法建立疾病风险评估模型；④验证评估模型的正确性和准确性。

需要注意的是，通常选择人群高发且危害严重的疾病病种，也可选择干预和控制效果较好的疾病。流行病学研究成果对发现和确定与某疾病相关的危险因素，并建立有效的疾病风险评估模型至关重要。同时，健康危险因素的数量及其作用应随着医学研究的进展和新发现体现在评估模型中。建立的模型应具有较高的正确性和准确性，即评估结果应与实际观测结果在方向上一致，并具有较好的相关性和敏感性。不同的评估工具可能采用不同的患病危险性表示方法，最基本的方法是以未来若干年内患某种疾病的概率值表示，也可以用与同龄、同性别人群平均水平相比的百分数表示。

3. 生命质量评估

生命质量（quality of life，QoL），又称生存质量或生活质量，是在特定社会经济、文化背景和价值取向基础上，人们对身体状态、心理功能、社会能力及个人整体情形的主观感受。生命质量反映了人们对自身生活状态的理解，涵盖生理健康、心理健康、自立能力、社会关系、个人信念等多方面内容。由于文化观念和价值观的差异，每个人对生命质量的理解不同。健康相关生命质量是指在疾病、医疗干预、老龄化和社会环境变化的影响下，人们的健康状态及其与经济、文化背景和价值取向相关的主观体验。

生命质量评估的基本内容包括躯体健康、心理健康、社会功能、疾病状态和总体感受等。生命质量评估多采用以下方法。

（1）一般性生命质量调查问卷。这是一种通用的生命质量调查表，适用于不同类型和程度的疾病治疗，与疾病的特异性无关。常见的主要是 SF-36 健康量表（short form 36 health survey，SF-36）和诺丁汉健康量表（Nottingham health profile，NHP）。其中，SF-36 健康量表应用最为广泛，它是在 1988 年 Stewarts 研制的医疗结局研究量表（medical outcomes study，MOS）的基础上，由美国波士顿健康研究所发展而来的。与其他生命质量评估量表相比，SF-36 健康量表具有短小、灵活、易管理、信效度好、敏感性较高的优点。1998 年，浙江医科大学公共卫生学院社会医学与卫生管理教研室（现为浙江大学社会医学与全科医学研究所）翻译了中文版的 SF-36 健康量表。

（2）临床生命质量测定方法。这种方法专注于评估特定疾病、医疗干预或健康状况下个体的生命质量，目的是了解患者在疾病状态下的生命质量变化，评估治疗效果并指导临床决策。临床生命质量测定通常包括与特定疾病相关的症状、功能状态、治疗副作用等方面的评估，主要适用于患有特定疾病或处于特定健康状况的个体。临床生命质量测定方法主要包括 quality of well-being scale（QWB）、index of health related quality of life（IHRQL）、quality of life & health questionnaire（QLHQ）、EQ-5D（EuroQol five dimensions questionnaire）等。

（3）特殊疾病生命质量调查表。这类调查表专门针对特定疾病，如帕金森病生命质量调查表、慢性心力衰竭生命质量调查表、严重心力衰竭生命质量调查表、糖尿病患者生命质量特异性量表、肝癌患者生命质量测定量表等。

4. 生活方式和行为评估

生活方式是一种特定的行为模式，在一定的社会经济条件和环境等因素的相互作用下形成，并受个体特征和社会关系的制约。建立在文化传承、社会关系、个性特征和遗传等综合因素基础上的稳定生活方式，包括社会生活习惯等。不良生活方式和行为会直接或间接影响健康，例如吸烟与肺癌、慢性阻塞性肺疾病等密切相关。慢性疾病的三大行为危险因素是膳食不合理、身体活动不足和吸烟。WHO 于 2020 年指出，如果全球人口增加身体活动，每年可避免多达 500 万人死亡。据估计，全球四分之一的成年人和五分之四的青少年身体活动不足，导致 540 亿美元的直接卫生保健费用和 140 亿美元的生产力损失。规律的身体活动是预防心脏病、2 型糖尿病和癌症的关键，并能减轻抑郁和焦虑症状，延缓认知能力下降，改善记忆力，促进大脑健康。

行为生活方式评估与疾病风险评估明显不同，它仅对现状进行评估，不预测未来，评估的重点领域主要包括体力活动、膳食和精神压力；评估的主要目的是帮助个体识别不健康的行为方式，并有针对性地提出改善建议。

（四）应用

1. 个体健康评估

个体健康评估主要通过比较实际年龄、评价年龄和增长年龄三者之间的差异来进行。它以直观的方式告知被评估者现存危险因素的危害，以及根据建议降低危险因素危险度后死亡风险的降低程度，从而增强行为干预的效果。一般来说，评价年龄高于实际年龄，说明被评估者的危险因素高于平均水平，死亡率可能高于当地平均水平。增长年龄与评价年龄的差值，反映了降低危险因素危险度后以年龄表示的死亡概率降低水平。年龄之间的差值通常以 1 岁为标准，大于 1 岁为大（或多），小于或等于 1 岁为小（或少）。

根据实际年龄、评价年龄和增长年龄三者之间的关系不同，一般可将个体分为四种类型。

（1）健康型。健康型个体的评价年龄小于实际年龄。例如，个体的实际年龄为 48 岁，评价年龄为 44 岁，说明个体的危险因素低于平均水平，预期健康状况良好，即 48 岁的个体可能处于 44 岁年龄者的死亡概率水平，健康水平优于同龄人群。当然，进一步降低危险因素危险度并非不可能，但由于危险因素较少，健康状况的改善空间有限。

（2）自创性危险因素型。这一类型的个体，评价年龄大于实际年龄，且评价年龄与增长年龄的差值较大，危险因素高于平均水平。例如，个体的实际年龄为 42 岁，评价年龄为 44.5 岁，增长年龄为 37 岁，个体评价年龄大于实际年龄，且评价年龄与增长年龄相差较大，表明个体危险因素高于平均水平。这些危险因素由于多为自创的，因而是可以去除的。通过降低危险因素危险度，个体的健康状况可得到显著改善，死亡率大幅降低，预期寿命也能较大程度延长。

（3）难以改变的危险因素型。这类个体的评价年龄大于实际年龄，但评价年龄与增长年龄的差值较小。例如，个体实际年龄为 42 岁，评价年龄为 48 岁，增长年龄为 47 岁，评价年龄与增长年龄之差为 1 岁。这类个体的危险因素主要来自既往病史或生物遗传因素，难以降低其危险度，即使危险度有所降低，效果也不显著，死亡风险不会明显降低。

（4）一般危险型。这类个体的评价年龄接近实际年龄，死亡水平相当于当地平均水平，危险因素接近当地人群的平均水平。由于降低危险因素危险度的可能性较小，因此增长年龄与评价年龄也较接近。

2. 群体健康评估

群体健康评估包括以下过程：

（1）不同人群的危险程度。首先进行个体评价，根据实际年龄、评价年龄和增长年龄三者之间关系将被评价者划分为健康型、自创性危险因素型、难以改变的危险因素型和一般性危险型四种类型。进行不同人群的危险程度分析时，可以根据不同人群危险程度性质区分为健康组、危险组和一般组三种类型。然后，根据人群中上述三种类型人群所占比重大小，确定不同人群的危险程度，将危险水平最高的人群列为重点防治对象。一般而言，某人群处于危险组的人越多，危险水平则越高。可以根据不同性别、年龄、职业、文化和经济水平等人群特征分别进行危险水平的分析。

（2）危险因素的属性。慢性疾病的很多危险因素属于行为生活方式，是后天习得的，因此这一类危险因素是可以改变的。通过计算具有危险因素人群中能去除和不能去除危险因素人群所占比重来分析人群中的危险因素是否可避免，若具有能去除危险因素的人群比例较高，则可通过健康教育和健康促进来改变危害健康的行为生活方式，降低死亡或疾病风险，提高人群健康状况。

（3）分析单项危险因素对健康的影响。当人群具有危险因素较多时，可以通过分析各种危险因素对健康的危害情况，首先选择对当地人群影响最大的危险因素进行干预。其分析方法是：将各个体扣除某一项危险因素后计算出的增长年龄与评价年龄之差的均数作为单项危险强度，同时将这一单项危险因素在调查人群中所占的比重作为危险频度，危险强度×危险频度＝危险程度，用危险程度的大小反映危险因素对健康状况的影响。某一项危险因素对整个人群健康状况影响的大小，不但与它对具体的个体影响大小有关，还与它在人群中影响的范围有关。有些因素虽然对个体影响很大，但受这一因素影响者有限。通过对不同人群的危险程度分析，可以发现应该加以干预的重点人群；通过对危险因素属性的分析，有助于制订针对不同人群的疾病的干预措施；通过对单项危险因素影响的分析有助于确定重点干预的危险因素。

总之，对健康危险因素的群体评价，有助于疾病控制工作的开展。

3. 健康保险领域的应用

作为健康管理的重要组成部分，健康风险评估在健康保险领域的应用非常广泛，同时也对健康保险，尤其是商业健康保险的经营至关重要。健康风险评估收集的相关数据对健康保险机构进行产品的研发具有重要的参考价值，影响着健康保险精算人员对健康风险发生概率的预测和健康保险产品费率（价格）的确定。一旦风险实际发生概率高于预测概率，将导致预计利润无法实现，甚至出现保费收入不足以弥补赔付支出的经营危机。而风险实际发生概率低于预测概率，意味着产品费率过高，损害了参保人的利益。另外，健康风险评估是健康保险机构，尤其是商业健康保险机构核保的重要工具。为了避免（潜在的）被保险人的逆向选择控制经营风险和不必要的合同纠纷，商业健康保险公司必须进行风险选择，即对（潜在的）被保险人的健康风险进行评估，以确定是否承保,以及保费、保额等。

4. 其他应用

健康危险因素评估作为一种健康促进的技术、预防疾病的一项有效手段,广泛应用于各个领域。如传染病风险评估、职业病风险评估、卫生服务需求与利用评估、健康危险因素与降低医疗费用关系的评估。在公共卫生等方面也发挥了十分显著的作用,如对吸烟、酒精滥用伤害风险的评估。信息技术的迅速发展给健康风险评估发展提供了新活力。通过计算机技术建立社区居民的健康档案和居民健康管理系统,实现健康数据资源共享,有利于对居民健康风险的监测统计、危险因素分析和居民的健康服务咨询。

(五) 常用的健康风险评估指标及其意义

1. 体重与体质指数（body mass index，BMI）

超重（肥胖）的人罹患高血压、高胆固醇或其他脂质代谢紊乱、2型糖尿病、心脏病、卒中和某些癌症的危险性较大。

2. 血压

高血压是一种严重疾病,它会导致卒中、心脏病、肾衰竭和其他疾病。收缩压超过140mmHg,或者舒张压超过90mmHg,就可以诊断为高血压。经常参加运动、减肥、减少食盐和钠的摄入以及避免酗酒能有效地降低血压。如果改变生活方式还无法使血压下降,就需要药物治疗。

3. 总胆固醇

胆固醇是一种类似于脂肪的物质,它由肝脏经脂肪、碳水化合物和蛋白质合成。胆固醇在人体代谢中具有重要作用,是一种"接合剂",作用于细胞膜的相互结合。它还是性激素合成的原料。胆固醇能被人体实际有效利用的量非常有限。过多的胆固醇会造成血管壁上脂肪斑块的积累。总胆固醇是高密度脂蛋白胆固醇（HDL-C）、低密度脂蛋白胆固醇（LDL-C）和极低密度脂蛋白（VLDL）的总和。胆固醇的正常值是 2.3～5.7mmol/L,超过为胆固醇高。胆固醇高的危害主要有：①会加快前列腺癌的生长速度,会引发肾衰竭之类的肾脏疾病；②会减少寿命,尤其是男性的寿命,同时,会增加和血管有关的中风概率；③会阻塞心脏动脉,使其变窄而引发心脏病；④会使骨质疏松症发生的可能性变高,同时过多摄入胆固醇可导致牙周病、牙和牙龈之间的沟隙会扩大。

4. 高密度脂蛋白胆固醇（HDL-C）和低密度脂蛋白胆固醇（LDL-C）

HDL-C被称为"好胆固醇",LDL-C被称为"坏胆固醇"。HDL-C正常值为0.8～1.8 mmol/L,是运输内源性胆固醇到肝脏处理的载体,故有抗动脉粥样硬化作用。HDL-C越低,动脉粥样硬化的危险性越大。降低常见于急性感染、糖尿病、慢性肾功能衰竭、肾病综合征。LDL-C 正常值 1.9～3.3mmol/L，向组织及细胞内运送胆固醇，能直接导致动脉粥样硬化，为判断心脏病的灵敏指标。升高见于高脂饮食、运动少、年龄增大、遗传性高脂蛋白血症、甲减、肾病综合征、慢性肾功能衰竭、梗阻性黄疸、精神紧张等；降低见于 β-脂蛋白血症、甲亢、消化吸收不良、肝硬化、恶性肿瘤。1983 年，Fisher 等首次提出 LDL 具有异质性，可分为大而轻型和小而密型。小而密低密度脂蛋白为 LDL 的亚型，因颗粒小、低 LDL 受体亲和力及易被修饰等特性，于 2002 年首次被国家胆固醇教育计划成人治疗组认为是 LDL 颗粒中更易导致动脉粥样硬化发生的主要"坏胆固醇"。正是这些小颗粒的 LDL 对动脉斑块的形成具有很强的促进作用，在高浓度情况下，LDL 颗粒很容易在动脉壁上附着，并与免疫细胞结合而形成斑块。它是一种黏性物质，黏附在流向心脏的血管内。

5. 总胆固醇与 HDL 之比（TC/HDL）

TC/HDL 是将总胆固醇浓度除以 HDL-C 浓度计算求得。TC/HDL 同时包括了两项生物学指标的信息，可用于衡量发生心血管疾病的危险性。这一比值越高，说明罹患心血管疾病的危险性也越大。

6. 甘油三酯

甘油三酯是血液中另外一种脂质。人们在用餐后，机体将来源于食物的脂肪消化、吸收，并在"载体"蛋白质-脂蛋白的作用下转运至机体各部位。正常值为 0.5～1.7mmol/L，在肝、脂肪组织及小肠合成，主要作用是参与胆固醇的合成、为细胞提供和储存能量。甘油三酯经血液转运后可在多种组织中储存。甘油三酯水平高的人罹患心脏病的危险性极大。若胆固醇水平保持正常，仅是单纯性的甘油三酯升高，则危险性就要低得多。甘油三酯水平升高还与糖尿病有密切关系，尤其是对已有心脏病的糖尿病患者。饮酒和胰腺疾病也会使甘油三酯水平升高。升高见于原发性或继发性高脂蛋白血症、动脉粥样硬化、糖尿病、酒精中毒以及妊娠、口服避孕药等，刚进食后血清甘油三酯可大量增加。降低见于甲减、肾上腺皮质功能减退、严重肝衰。

7. 脂蛋白（a）

脂蛋白（a）也是心脏病和卒中的一项危险因素，血中脂蛋白（a）的水平根据遗传和膳食的不同而变化。正常人群中脂蛋白（a）水平呈明显偏态分布，虽然个别人可高达 1000mg/L 以上，但 80% 的正常人在 200mg/L 以下。通常以 300mg/L 为切点，高于此水平者患冠心病的危险性明显增高。此外，脂蛋白（a）增高还可见于各种急性时相反应、肾病综合征、糖尿病肾病、妊娠和服用生长激素等。

（六）健康危险因素

健康危险因素（health risk factors）是指能使疾病或死亡发生的可能性增加的因素，或是能使健康不良后果发生概率增加的因素。健康风险评估是进行健康风险管理的基础和关键。开展健康风险评估，首先要建立健康风险评价指标体系，而影响健康的相关危险因素与健康风险评价指标相对应，健康危险因素的危险程度决定了健康风险指标的高低。

常用的健康危险因素信息的采集方式包括以下两种：

1. 生活方式评估问卷

收集大量的个人健康相关信息，如个人健康史、疾病家族史、生活方式、心理状态等问卷获取的资料以及健康体检的结果，分析建立生活方式、环境、遗传等危险因素与健康状态之间的量化关系，确定服务对象的主要健康危险因素，并预测个人在一定时间内发生某种特定疾病或因为某种特定疾病导致死亡的可能性，为服务对象提供一系列的评估报告。

2. 健康体检与预防性筛查

健康体检是以服务对象的健康需求为基础，按照早发现、早干预的原则来选择体检的项目，应该根据个体的年龄、性别、当前健康状况、居住生活环境和疾病家族史等进行适当调整。

（七）功能性健康形态评估

功能性健康形态（functional health patterns，FHPs）是 Marjory Gordon 于 1987 年提出的，为组织问诊内容的框架，该形态从独特的专业视角制定了整体护理评估所涉及的人类身体功能、生理健康、心理健康和社会适应等 11 个方面的具体内容，从而使病史的内容带有明显的护理专业特征。功能性健康形态评估与健康风险评估之间紧密联系，它们都是健康管理和疾病预防的重要手段。两者都旨在全面了解个体的健康状况，为制订个性化的健康管理方案提供依据。功能性健康形态的评估提供了个体在多个健康维度上的详细信息，而健康风险评估则通过量化分析进一步揭示了潜在的健康风险。两者相互补充，共同构成了全面的健康评估体系。在实际应用中，功能性健康形态的评估与健康风险评估可以协同进行。通过综合两者的评估结果，医生或健康管理专家可以更加精准地制订健康管理方案，提高健康管理的有效性和针对性。护士在护理实践中通过评估确认患者的问题并在此基础上作出护理诊断。11 种功能性健康形态如下：

（1）健康感知与健康管理形态（health perception-health management pattern）：涉及个体的健康观念与如何管理自己的健康，主要包括个体对健康的认识及其维持健康的行为和能力水平。

（2）营养与代谢形态（nutritional and metabolic pattern）：涉及个体食物和液体的摄入与利用，以及可能影响食物和液体的摄入与利用的因素，包括营养、液体平衡、组织完整性和体温调节 4 个方面。

（3）排泄形态（elimination pattern）：涉及个体排便和排尿的功能和形态。包括个体自觉的排泄功能状态、排泄时间、方式、量和质的改变或异常以及泻药或排泄辅助器具的使用情况（各种引流装置亦包括在其中）。

（4）活动与运动形态（activity-exercise pattern）：涉及个体日常生活活动、休闲娱乐、锻炼方式及与之相关的活动能力、活动耐力与日常生活自理能力。

（5）睡眠与休息形态（sleep-rest pattern）：涉及个体睡眠、休息和放松的模式，主要包括个体对24小时中睡眠与休息质与量的感知、睡眠与休息是否充分、白天精力是否充沛，以及促进睡眠的辅助手段和药物的使用情况。

（6）认知与感知形态（cognitive-perceptual pattern）：是指个体的神经系统对外界各种感官刺激的感受能力以及大脑对接收到的各种刺激的反应和判断能力。前者主要包括视觉、听觉、味觉、嗅觉、触觉和痛觉，后者主要包括思维能力、语言能力、定向力与意识状态等。

（7）自我概念形态（self-concept pattern）：涉及个体对自己的个性特征、社会角色和身体特征的认识与评价，并受价值观、信念、人际关系、文化和他人评价等因素的影响。

（8）角色与关系形态（role-relationship pattern）：涉及个体在生活中的角色及与他人关系的性质，包括个体对其家庭、工作和社会角色的感知。

（9）性与生殖形态（sexual-reproductive pattern）：主要涉及个体的性别认同、性角色行为、性功能和生育能力。

（10）应对与压力耐受形态（coping-stress tolerance pattern）：涉及个体对压力的感知与处理，包括个体对压力的适应或不适应的反应、对压力的认知与评价及其应对方式。

（11）价值与信念形态（value-belief pattern）：涉及个体的文化和精神世界，主要包括价值观、健康信念、人生观和宗教信仰等。

功能性健康形态的优点在于实用性强，易于理解，按以上11种形态进行资料的收集和组织，能够轻易确定哪种形态发生改变或有改变的危险，从而作出相应的护理诊断。功能性健康形态已在临床上广泛应用，用于指导护士系统地收集、分类和组织护理对象的健康资料，了解护理对象的健康问题以及现存的或潜在的功能障碍，为护理诊断提供依据，保障护理程序的顺利开展和实施。

健康风险评估是实施健康管理的一种技术和方法，在功能上，健康风险评估不是疾病诊断，不提供完整的病历，更不能替代医学检查。健康风险评估也不评估社会或环境危险因素。同时，健康风险评估只是健康管理的一个中间环节，需要结合健康干预、健康教育等才能真正发挥它的作用。全面准确的健康评估是进行健康管理的前提与基础，只有通过完整的健康评估，识别个体或群体的健康风险因素，明确被评估对象目前的健康问题以及疾病的危险因素，才能有针对性地为被评估对象提供健康咨询与指导，有计划地干预和管理健康，实现健康管理的计划。健康管理是健康评估的目的，进行健康评估就是为了找出危害健康的行为，对这些不良生活方式和行为施加干预，从而促进个体或群体的健康。

三、健康管理

"健康管理"（health management）一词由美国密西根大学 Edingtond 于 1978 年提出，并成立了健康管理研究中心，标志着现代健康管理的起步。目前，美国健康管理服务队伍已形成较大的规模，包括医疗集团、医疗机构、健康促进中心、大中型企业、社区服务组织等，为公众提供各种形式、内容的健康管理项目及其相关服务，主要以提高健康生活质量、延长健康寿命、消除健康差距为目标，成为美国医疗保健系统的一支重要力量。进入 20 世纪 90 年代，随着美国健康管理的兴起，英国、德国、法国、日本等发达国家也积极效仿实施健康管理。健康管理研究与服务内容也由最初单一的健康体检与生活方式指导，发展到目前的国家或国际组织全民健康促进战略规划的制定、个体或群体全面健康监测、健康风险评估与控制管理。进入 21 世纪后，健康管理开始在发展中国家逐步兴起与发展。

健康管理在我国最早出现在 20 世纪 90 年代后期，1994 年，在中国科学技术出版社出版的《健康医学》中，将"健康管理"作为完整一章，比较系统地阐述了健康管理的初步概念与分类原则、实施方法与具体措施等。这是迄今为止，国内有关健康管理概念的最早文献。而健康管理在我国的真正兴起是自 2000 年以后，受西方发达国家，特别是美国、日本等国发展健康产业及开展健康管理的影响，以健康体检为主要形式的健康管理行业开始兴起；发达国家健康管理的理念、模式、技术与手段开始传播及引入；相关产品技术开始研发和应用（如体检软件等）。特别是 2003 年后，随着国民的健康意识和健康需求的进一步提高，健康管理（体检）及相关服务机构明显增多，行业及市场化推进速度明显加快，逐步成为健康服务领域的一个新兴朝阳产业。2005 年 12 月，劳动和社会保障部 425 号文件《关于同意将医疗救护员等 2 个新职业纳入卫生行业特有职业范围的函》将健康管理师列为卫生行业特有职业（工种）归入原卫生部进行管理。

健康管理在我国的兴起与快速发展，一方面是国际健康产业和健康管理行业迅猛发展影响的结果；另一方面也是伴随着中国改革开放 30 年以后，社会经济持续发展，国民物质与精神生活不断改善与提高，健康物质文化与精神需求不断增加的结果。目前已成为我国提高国民健康水平，扩大内需，拉动消费，促进社会经济可持续发展的重大举措和有效途径。

（一）基本内容

健康管理是一种前瞻性的卫生服务模式，其目的是以最少的投入获取最大的健康效应。健康管理是指以现代健康理念，即以生物、心理及社会适应能力为基础，在现代医学模式及中医思想指导下，应用医学和管理学知识，对个体或群体的健康进行评估、分析、监测，对健康危险因素进行干预、管理，提供连续服务的行为活动及过程，达到以最小的成本预防与控制疾病，提高人群生存质量的目标。健康管理的基本内容包括认识健康状况、树立健康信念和建立健康行为三部分。

（1）认识健康状况，指运用健康管理理念，使用现代医学和管理学方法，全面地监测、分析、评估个体或群体的健康状况，并及时反馈给服务对象，让服务对象科学全面地了解自身健康状况，找出患病的主要危险因素。

（2）树立健康信念，指根据服务对象的健康状况，健康管理师有针对性地改变服务对象对疾病与健康的认知。通过给服务对象提供健康咨询、交流与健康教育，使其树立正确的健康理念，建立健康的生活方式和习惯。

（3）建立健康行为，指服务对象在健康管理师的帮助下，在认识自身健康状况、树立健康理念的基础上，在生活上采取进一步行动，根据自己的实际健康状况与风险，改变生活方式与习惯，在科学方法的指导下建立健康的生活方式，戒除不良习惯，减少危害健康的风险因素。建立健康行为是健康管理最重要的内容，能对健康产生最大的影响。

（二）基本特点

慢性非传染性疾病具有两个特点。其一是慢性非传染性疾病的发展过程较长。一般来说，慢性病的发展过程是从健康状态转到低危状态，再到高危状态，再到发生早期改变，出现临床症状，需要几年甚至几十年的时间，在此期间的变化多数并不易被察觉，早期阶段也并没有明显的界限。在确诊之前，有针对性地预防干预，可能延缓甚至逆转疾病的形成，从而维护健康。其二是该病危险因素大多是可控制性因素，这是健康管理可行性的又一重要基础。WHO2023年指出，高血压、高血脂、超重及肥胖、缺乏运动、蔬菜及水果摄入不足，以及吸烟、饮酒等是导致慢性非传染性疾病的重要危险因素。慢性非传染性疾病在目前的医学发展情况下虽难以治愈，但却属于可预防与控制的疾病。

健康管理的可行性建立在慢性非传染性疾病的以上特点上，为此，健康管理通过运用临床医学、预防医学、管理学的理论和方法，综合性和前瞻性地干预危险因素、亚健康和疾病，健康管理对被管理对象有普适性和全程性。

（1）前瞻性，即前瞻性地预测、评估及干预疾病的风险因素，从而延缓或防止疾病的发生发展，提高人群生活质量的同时有效降低社会的医疗成本。前瞻性是实现健康管理价值的前提。

（2）综合性，即综合运用已有的医学、管理学知识分析疾病及其危险因素，通过充分调动医疗资源，构建切实可行的健康管理方案，制订安全高效的干预措施，确保资源利用最大化，最终实施准确有效的健康干预。故综合性是落实健康管理的保证。

（3）普适性，即健康管理的服务对象几乎涵盖所有人群，因此健康管理比其他学科有更加广泛的群众基础，其学科具有明显的普适性。

（4）全程性，即对个体的健康实现全程关注，做到未病先防，已病防变，愈后防复，实现健康维护的全过程。

（三）基本步骤

健康管理包括三个基本步骤：了解健康状况、进行健康与疾病风险评估、健康干预。

1. 了解健康状况

首先，通过问卷调查或健康体检等方式收集服务对象的个人健康信息，包括个人一般情况、目前健康状况、疾病家族史、职业特点、生活方式、心理情况、具体体格检查和实验室检查等，找出危险因素，从而为下一步制订健康管理计划、实施有效的健康维护做准备。然后，进行具体服务，具体服务方式包括健康调查与健康体检。健康调查是指健康管理者对管理对象进行问卷调查；健康体检是指管理者根据管理对象的人口学资料特征，有一定疾病预测指向地对个体或人群制订有效、合理的体格检查方案。健康调查与健康体检都是为了高效准确、有指向性地收集健康管理对象的健康信息，建立健康档案，为后续健康管理工作提供指导。

2. 进行健康与疾病风险评估

健康管理者使用生物医学、心理学、社会学和管理学等学科的成果，通过采用统计学、数学模型、现代信息技术等手段，对个体的健康信息（包括个体健康史、既往史、健康家族史、生活方式、心理情况及各项身体检查指标）进行综合的数据分析与处理，根据健康信息评估服务对象的健康状况，同时对疾病发生或死亡的危险性用数学模型进行量化并预测，提供评估、预测和指导报告，包括个人健康体检报告、个人总体健康评估报告和精神压力评估报告等。风险评估目的是帮助个体全面了解自身健康状况，强化个体健康意识，制订个性化健康干预措施并对其效果进行评价。

3. 健康干预

为被管理者提供健康咨询与指导，有计划地干预和管理健康。在上述两个步骤的基础上，以多种形式帮助个人纠正不良的生活方式和习惯，控制健康危险因素，实现个人健康管理目标。健康干预不同于一般的健康教育和健康促进，健康管理中的健康干预是为个体量身定制的，是根据个体的健康危险因素，由健康管理师进行个体指导，设定个体目标，并动态追踪效果，通过个体健康管理日记、参与专项健康维护课程及跟踪随访措施来达到改善健康的效果。健康干预的具体方式包括个人健康咨询、个人健康管理后续服务、专项健康与疾病管理服务。需要明确的是，健康管理一般不涉及疾病的诊断和治疗过程，疾病的诊断和治疗属于临床医学，不属于健康管理的工作范畴。

（四）组织形式

健康管理的组织形式主要包括社区健康管理组织、学校健康管理组织、工作场所健康管理组织及医院健康管理组织等。无论哪种组织形式，都需要个体的配合，只有个体拥有正确的健康管理理念和共识，并融合到各种健康管理的组织形式里，才能实现真正有效的健康管理。

1. 社区健康管理

以社区全体居民为服务对象，对全体社区居民的生命过程进行系统的监控、指导和维护服务。社区健康管理的特点是人群类型较为广泛，提供的服务较为基础。其优点在于跟踪随访方便，所需医疗成本较低，但缺点是具有专业性和针对性低等。以社区为基础的健康管理模式针对社区健康人群、亚健康人群、慢性病患者、残障人士、心理疾病患者等各类人群，人群复杂、内容丰富，可实行社区健康管理模式及急性流行病期间的健康管理。社区健康管理还可采用分年龄、分片区、分家庭情况等方式进行。融合预防保健、健康教育和疾病治疗，落实"小病在社区、大病进医院、康复回社区"的服务模式，真正实现"治未病"的目标。

2. 医院健康管理

医院健康管理的优点在于服务具有较高的专业性和针对性，缺点在于其可接纳服务对象较少，成本较高。医院健康管理的目的为控制慢性疾病，为患者开展健康教育，降低人群危险因素，减少慢性病的患病率和死亡率，改善社会致病因素，减少医疗费用等。应倡导文明科学的生活方式，使疾病防治达到最佳的服务水平，如高血压、糖尿病的健康管理等。

3. 体检中心健康管理

体检中心健康管理的特点是人群类型有较明显的共同健康影响因素，适合针对群体制订健康管理方案。其优点在于其监测服务人群类型相对集中，适合对特定人群健康信息的收集分析，且提供的服务较为专业，缺点在于跟踪随访性较低。以体检中心为基础的健康管理，可为参加体检的个人或单位提供全方位的健康资料，对健康状况作出评估，对健康危险因素作出评价，建立完整的健康档案，而不再是传统的单纯为单位或个人提供招生招工年检、个人体检和婚检的服务。

4. 工作场所健康管理

工作场所健康管理的特点是人群共同因素较多，特征性较强。其优点在于便于针对群体制订健康管理方案，具有跟踪随访性强等特点。缺点在于提供的服务专业性较为有限。工作场所健康管理是促使工作场所提高对影响健康的因素的控制能力，以及改善工作场所所有成员健康的过程。

5. 学校健康管理

学校健康管理的特点主要以教育为主，旨在培养学生的健康观念。其优点在于具有较强的可行性和可操作性，成本低；缺点在于提供的服务专业性较低。学校健康管理是对学生的健康危险因素进行全面管理的过程，其宗旨是调动学生的积极性，有效地利用有限的资源达到最佳的健康管理效果。

第三节 健康评估

一、健康评估的范围

健康是一个多维度的概念,不仅指没有疾病,还包括精神健康、心理健康以及社会适应良好。健康评估(health assessment)是一种系统的健康检查和评估过程,旨在评估个体的整体健康状况、风险因素和潜在健康问题。它通过收集和分析个人的生理、心理、社会等多方面的信息,为制订个性化的健康管理方案提供依据。健康评估、健康评价及健康风险评估三者之间的侧重点不同:健康评估更侧重于全面的健康信息收集和分析,为健康管理提供依据;健康评价则侧重于对健康状态的量化评估和预测;而健康风险评估侧重于对可能存在的健康风险进行预测和评估。健康评估的范围不仅包括生理状况,还包括心理及社会状况的评估。健康评估的目的是了解个体在健康和生命过程中的经历,探索促进健康或增进最佳身体功能的有利因素,识别健康需求、健康问题,从而制订合理的健康促进计划。该部分的教学任务是使学生掌握以人的健康为中心的健康评估的原理和方法,既包括身体评估,也包括心理和社会评估,培养学生的整体评估观念,增强学生的专业意识。

(一)临床护理评估

从临床护理的角度,健康评估是系统地收集和分析护理对象的健康资料,以明确其健康状况、所存在的健康问题及可能的原因,确定其护理需要,进而做出护理诊断的过程。随着"生物-心理-社会"医学模式的兴起,护理模式已经发生根本性的转变。目前,临床已经形成以人的健康为中心,以护理程序为基础的现代化整体护理模式。护理程序包括评估、诊断、计划、实施、评价五个步骤。健康评估是实施护理程序的首要环节,正确恰当的健康评估能够帮助决策者做出准确的护理诊断,保证接下来的护理环节顺利有效开展,帮助护理对象在最短时间内恢复到最佳健康状态。

(二)社区护理评估

从社区护理的角度,健康评估从建立家庭健康档案开始,社区护士有目的、有计划系统地收集护理对象及社区的资料,运用观察、实地考察、沟通交流技巧及身体检查等方法对社区、家庭及护理对象进行全面评估,作为确定问题、提出护理诊断的依据。社区护士通过对社区进行评估,能够了解社区环境状况、居民健康状况、保健资源以及影响社区健康的因素;明确社区改善居民生活条件所具备的能力及对居民健康保健需求关注的程度;确认社区的健康需求,排列优先顺序,制订护理计划。

社区健康评估的内容主要包括地理环境特征、人口群体特征、社会系统特征。

1. 地理环境特征

社区的健康会受地理位置、自然或人为环境以及资源多寡的影响。主要包括：

（1）地域。在进行社区评估时，首先应明确社区的大小。通常以地理范围来界定社区，但并非所有社区都有明确的地理划分。WHO提出的社区范围是面积在5000～50000平方千米。

（2）环境与气候。社区环境包括物理环境、生物环境及社会文化环境，这些环境使每一个社区都有其独特性，并对社区居民的健康有一定的影响，如社区是否靠近河川；气温是否过冷或过热、湿度如何；社区周围是否有污染源；文化生活是否丰富多彩等。

（3）人为环境。厂房、桥梁的建造，垃圾处理，动、植物生态环境的改变等是否会破坏自然环境，威胁居民健康，增加还是减少社区的资源，这些都是护士在评估社区时应考虑的内容。

2. 人口群体特征

人是社区护士服务的对象，所以人群特征是评估的重要部分，居民的健康直接影响社区的健康。主要包括：

（1）人口基本特征。人是社区中最主要的组成部分，是构成社区的基础。人对社区的事务负有责任，反之亦然。构成社区的人口数尚无定论，可由小区域的1万～2万至大城市的10万～30万不等。在评估社区健康时，需收集社区人口的年龄、性别、婚姻、种族、职业及所受教育程度，以了解所需的保健服务。人口密度是影响健康的因素之一，密度过大将增加环境污染的概率，人员拥挤的地方容易传播疾病，人口稀少则不利于充分利用卫生资源。

（2）人口健康状况。辖区居民的平均寿命、主要健康问题、罹患疾病的原因、死亡原因，所从事的职业、失业率、低收入人数、暴力事件发生情况等都可反映出该区居民整体健康水平。

3. 社会系统特征

人在一定的区域生活，在人们互动的过程中形成了不同的社会系统，如保健、教育、娱乐等。因此，在评估社区时，需评估这些社会系统是否健全，主要包括以下五个系统：

（1）保健系统。社区中的保健服务机构可帮助居民满足基本的保健护理需要。机构的地理位置、分布情形、交通便利与否等因素直接影响到居民的就医及保健。卫生人力资源如医护人员的数量、素质、提供保健服务的能力、设备与人口比例、卫生经费的多寡也影响居民的健康水平。

（2）福利系统。福利系统的健全与否与社区的稳定性有很大关系，这包括社区安全与保卫措施、住房、商品供应、交通运输等。

（3）教育系统。教育系统包括正规学校机构（幼儿园至大学）、图书馆、文化中心及接受特殊教育可利用的资源。

（4）娱乐系统。社区内娱乐设施的种类、数量及可利用的程度会影响社区居民的生活。护士在评估时，应了解社区内是否具备公共休闲设施，如公园、街心花园、儿童游戏区、电影院、游乐场以及居民对社区所提供的休闲设施是否满意。

（5）宗教系统。宗教信仰与社区居民的生活方式、价值观、健康行为有密切关系，甚至影响罹病率和致死率。

在进行社区健康评估时，可采用以下四种方法：

（1）查阅文献。通过全国性或地方性的调查、其他机构的卫生统计报告判断社区整体状况。还可通过了解社区组织机构种类、数量，家（居）委会数量、负责人，社区人口特征，人员流动等情况收集社区有关资料。

（2）实地考察。对社区进行实地调查，观察社区中人们的生活形态、互动方式，了解不同地区地理、人文、社会、环境、经济发展等情况。

（3）访谈。访谈居住或工作在社区、对社区非常了解的人，调查其对社区的看法及对健康、保健的期望。

（4）参与性观察。直接参与社区活动，此时的社区护士以社区成员的角色出现，通过直接观察或间接观察，收集社区居民目前健康状况资料，了解社区活动安排及居民参与的情况。

（三）家庭评估

家庭是构成社会的基本单元，也是最基本的社会机构。家庭对其成员的影响远胜过任何社会单元。家庭是一个系统，在这个系统中，其成员演绎着社会的价值观和行为标准。但许多健康问题也源自家庭，家庭任何一个成员有了健康问题，其他成员亦会受到影响。社区护士应具备家庭评估的能力，找出健康问题，做出正确的护理诊断，采取适当的措施。

1. 家庭的概念

个人的生存、种族的繁衍、社会的安定，无一不以家庭为依归。家庭是以婚姻和血缘关系为基础的一种社会生活组织形式，是夫妇因婚姻关系而组成的团体，成员共同居住在一起，且成员数因孩子的诞生而增加。

2. 家庭的功能

每一家庭都有其特定的功能，以满足家庭成员的需求，使家庭成员的行为符合社会的期望。家庭功能包括情感、社会化、生殖、经济及健康照顾等五项功能。

（1）情感功能。情感是维系家庭的重要基础，家庭成员间情感的需要包括建立自尊、道德观及营造一个有爱的环境，使每个成员有归属感、安全感。

（2）社会化功能。家庭是孩子接受教育的第一课堂，家庭为子女提供社会教育，帮助其完成社会化过程，根据社会标准管制其行为表现，传递文化，提高技能。孩子在家庭为其提供的环境中学习语言、知识，承担角色，明辨是非。社会同时也为家庭提供法律保障，承认夫妻身份，保障婚姻关系，维护家庭利益，使家庭在良好的社会环境里发挥其生活功能。

（3）生殖功能。家庭的主要功能之一是生养子女，传宗接代，这是生物世代延续的本能。

（4）经济功能。家庭的功能之一是经营生活，为其成员提供物质文化方面的供应，如食物、住所，以解决衣、食、住、行、教育、娱乐等各方面的生活需要。

（5）健康照顾功能。健康照顾是用以保护家庭成员的健康，在有人生病时能提供支持、营养、护理等多方面长（短）期照料。

3. 家庭评估内容

家庭护理的第一步即为对家庭进行评估，确立家庭的护理需要。评估需要获取以下信息：

1）家庭类型

（1）核心家庭，由夫妇和婚生子女或养子女组成的家庭。

（2）传统家庭，由血缘、婚姻或收养关系组成并生活在起的一组人，包括父母、子女、夫妇一方或双方的父母、兄弟姊妹。

（3）单亲家庭，家庭中包括离异、丧偶、未婚的单身父亲或母亲及其子女或领养的子女。

（4）重组家庭，家庭中的夫妇双方至少有一人曾经结过婚，也可有一个或多个前次婚姻的子女及夫妻重组后的共同子女。

（5）无子女家庭又称丁克家庭，夫妇双方均有收入，但不孕育子女。

2）家庭结构

家庭结构指家庭的组织结构及成员之间的相互关系，包括四个方面：

（1）角色，即家庭中每一成员在家中都占有特定的位置，有应享有的权利和应尽的义务。一个人在家中所占的位置及所扮演的角色随时间的推移而有所改变，简而言之，角色就是行为方式。

（2）价值观，指人对一种观念或一件事所持的态度，家庭的价值观是指这个家庭所秉持的一种信念及生活态度。其观念和态度受风俗习惯、文化、宗教信仰及社会价值体系的影响。

（3）沟通形态。维持家庭成员关系的一个重要因素是彼此间的沟通，有语言和非语言两种方式。借此成员间进行情感、愿望、需要、意见及信息的交换。

（4）权利，家庭权利是指个人具有实际或潜在能力去改变家庭其他成员的行为，即个人的影响力、控制权和支配权。家庭权利结构包括三种类型：第一种类型是传统权威型，权威来自传统，如母系社会，母亲是家庭的主宰，父系社会，父亲决定家庭的一切活动；第二种类型是情况权威型，视家庭的情况和变化而发生权力的转移；第三种类型是分享权威型,又称民主家庭。家庭成员权利相等,遇事互相商量,共同参与做决定。

(四) 个人评估

对家庭成员的个体或护理对象进行健康评估称为个体评估,包括收集资料、组织资料、核实资料和记录资料四种活动。

1. 收集资料

收集资料是对护理对象各方面情况系统了解的过程,是护理的起点,以判断他(们)存在的健康问题,从而提出正确的护理诊断。

资料可分为主观资料和客观资料。主观资料是指护理对象对其健康状况的主观感觉,只能自己感受并描述出来,包括对自身各种症状的感受和诉说、对疾病的反应、对目前健康状态的认识。从主观资料还可以了解患者的生活方式,如个人习惯(吸烟、饮酒、服药);饮食;睡眠休息;活动/运动;娱乐;心理活动;对健康的看法以及社会方面的情况。客观资料是护理人员通过观察(视、听、触、嗅)或借助医疗仪器及实验室检查所得的资料,如生命体征(体温、脉搏、呼吸、血压)的变化;心电图检查结果;症状表现(面色苍白、四肢厥冷、行为躁动、流脓性或血性液体)等。

资料依时间顺序又可分为现存资料和既往资料。现存资料是指现在发生的有关疾病的症状及表现,如现在的感受、自觉症状、生命体征、检查结果等。既往资料是指在现病史发生之前的有关疾病的状况,包括既往病史、治疗史、既往生活习惯、过敏史等。所收集的资料一般包括:①一般资料,包括家庭成员姓名、性别、出生日期、民族、信仰、婚姻状况、职业、社会经济状况等;②家庭健康史,如家族病史、传染病史等;③护理对象现病史、既往史、心理社会状况等;④居家环境状况;⑤社区保健服务资源。

资料的来源包括:①护理对象,若护理对象意识清醒,能用语言交流,就可作为收集资料的来源;②家属或其他人,当护理对象病情危重、语言障碍、神志不清或有精神问题时,家属或其他人提供的资料可反映护理对象生病前的一般情况和发病时的表现等;③健康档案及辅助检查结果,档案可提供患者的基本资料,如患者以往及现在的健康状况、医生对患者所患疾病的治疗方案、各种实验室报告,如化验结果、病理报告、X线检查等;④保健人员,在社区工作的其他保健人员也是极佳的资料来源,护士通过他们收集资料,可不断地对护理对象进行评估;⑤文献查阅,文献可提供护士专业理论知识,并作为判断护理对象身体状况、提供护理措施的依据。

护士在评估阶段收集护理对象资料的方法有三种:

1) 交谈

护士与护理对象的交谈是有计划、有特定目的,通过交谈,明确双方关心的问题,提供相关的信息。

2) 观察

在护士进行评估过程中,观察是一种基本且关键的方法,它指的是护士利用感官或借助简单的诊疗器具，系统地、有目的地收集病人的健康资料的过程。观察方式主要包括视觉观察、触觉观察、听觉观察和嗅觉观察四种。视觉观察是指通过护士的眼睛，观察护理对象的外表、精神状态、身体姿势、营养发育状况、面部表情、皮肤颜色、四肢活动、清洁卫生及自理情况。触觉观察是指通过护士的触觉，了解护理对象皮肤的温度、湿度、弹性、肌肉紧张度、肿物的大小及软硬度等。听觉观察是指护士可用耳直接听到患者说话、咳嗽的声音、病儿的哭声，借助听诊器，护士听到护理对象呼吸音、心音、肠鸣音。嗅觉观察是指通过嗅觉，护士可闻到护理对象散发出的体味（汗味）、口腔（异）味、排泄物的气味。

3）护理体格检查

体格检查是护士系统收集资料的过程，以评估患者的健康状况。体格检查可按从头至脚的顺序进行。护士先观察患者的外表及一般健康状况，测量患者身高、体重、生命体征，再检查头部、眼、耳、鼻、喉，并依次检查颈部、胸部、腹部、四肢。体格检查也可按检查身体各系统（呼吸系统、循环系统、消化系统、神经系统等）的方法进行。视诊是指用眼睛或借助仪器检查护理对象身体各部位，通过视诊确定以下特征，如颜色、大小、位置、对称性、形状、外观等。触诊是用手对患者的身体做检查。通常用手指触摸身体各部位，辨别和检查皮肤温度、组织结构、位置、大小、软硬度等；手掌对颤动比较敏感，可用来检测心跳、触觉语颤。叩诊是用手指在患者身体表面轻叩，借指下振动感来判断病变情况，辨别不同的声音，即清音、浊音、实音、鼓音。听诊是指借助听诊器听身体内发出的声音，如心脏瓣膜音、呼吸音、肠鸣音，辨别声音的持续时间、音调、速率、节律等。

2. 组织资料

资料收集后，护士可按北美护理诊断协会（North American Nursing Diagnosis Association，NANDA）或 Gordon 健康形态的评估表格整理、归纳护理对象的资料，也可按马斯洛的层次需要论归类资料。

NANDA 归纳了 9 种人类反应形态包括：①交换，即相互给予与索取；②沟通，即传递信息；③关系，即彼此联络或建立联系；④赋予价值，即赋予相关价值；⑤选择，即自主性的决定；⑥活动，即活动能力或活动量；⑦感知，即对感觉或知觉的态度；⑧认识，即对知识及信息的了解；⑨感觉，即对身体或心理感受的了解。

Gordon 的 11 种功能健康形态包括：①健康感知-健康维持形态，即患者对健康及舒适的感受以及如何处理健康问题；②营养-代谢形态，即食物和液体的摄入与排出，反映局部营养供应与代谢；③排泄形态，即肠道、泌尿道及皮肤的排泄功能；④活动-运动形态，即运动、运动量及娱乐活动；⑤认知-感觉形态。感觉、知觉及认知；⑥睡眠-休息形态，即睡眠、休息；⑦自我感知-自我概念形态，即对自我的认识及自我感受，如身体形象；⑧角色-关系形态，即角色职责与角色关系；⑨性-生殖形态，即患者对性生活的满意度及生育观点；⑩应对-压力耐受形态，即以对压力的容忍程度来描述适应及效果；⑪价值-信念形态，即价值观或信念的描述。

马斯洛层次需要论包括：①生理的需要，包括食物、氧气、水、休息、排泄等；②安全的需要，即安全、保护，对人、事物的信任；③爱与归属需要，即情感、热情、与他人和谐相处；④自尊的需要，即尊重自我，良好声誉；⑤自我实现的需要，即个人能力最大程度地发挥。

3. 核实和记录资料

护士需将已收集的资料进行核实，以保证资料的真实性和准确性，确保所需资料全部收集，确保主客观资料相符。护士记录所收集到的资料，是完成护理评估的最后阶段，护士应翔实准确地记录有关患者健康问题的全部资料。

二、健康评估的内容及方法

（一）问诊

问诊是护士通过对护理对象有目的、有计划地系统询问，从而获得护理对象健康相关资料的交流过程。通过问诊，可获得护理对象的主观资料，这些资料又被称作健康史。健康史有助于护士明确护理对象的健康问题，为护理诊断的确定提供依据，同时有助于随后的体格检查、实验室检查等辅助检查的选择。问诊是建立良好护患关系的重要时机，把握这一时期，与护理对象建立友好关系有利于护理工作的顺利开展和实施。问诊是启动护理的第一步，虽然看似简单，但系统全面、准确真实的问诊需要丰富的临床经验、扎实的理论基础以及大量的问诊技巧。

1. 问诊的基本原则

不论问诊的对象是患者本人，抑或家属或其他知情者，都应遵循以下基本原则：

（1）尊重、关心和爱护问诊对象。这是最基本也是最重要的原则。一定要站在患者或其知情者的角度考虑问题，理解其心理情绪反应，采取适宜的问诊方法和创造适宜的问诊环境等。问诊前需进行必要的解释和说明，征得患者同意后再进行，如为患者家属或其他知情者，在征得同意的同时应明确其与患者的关系。

（2）环境须安静、舒适和具有私密性。问诊过程中注意保护患者隐私，不在有陌生人在场时询问患者，必要时应注意回避家属或其他相关人员。

（3）努力营造一个宽松、和谐的问诊氛围，消除患者紧张不安的情绪。

（4）恰当地运用不同的沟通技巧，以确保资料的全面性、真实性和准确性。如为急重症患者，则需进行重点评估，同时开展抢救。

2. 问诊的内容

1）主诉和现病史

主诉（chief complaint）是患者感觉最主要、最明显的症状或体征及其持续的时间。

主诉是对患者此次就诊原因的高度概括，用词要求简明扼要，常采用"症状/体征＋时间"的形式进行描述。记录主诉时应尽可能使用患者的语言，而不是诊断用语。对当前无明显症状或体征，诊断和入院目的十分明确者，也可以采用以下记录方式，如"肺癌术后半年，第6次化疗"。

现病史（history of present illness）围绕主诉详细描述患者自患病以来健康问题的发生、发展、演变和诊疗、护理的全过程，是健康史的主体部分。

现病史的内容包括：

（1）起病与患病时间。起病的情况包括起病的缓急以及在什么情况下发生。不同疾病的起病或发生特点不同，有些疾病起病急骤，如心肌梗死、急性胰腺炎、阑尾炎等；有些疾病起病缓慢，如糖尿病、高血压、肿瘤等。患病时间是指自起病至就诊或入院的时间。起病急骤者，患病时间可按小时、分钟计算；起病缓慢者，患病时间可按数年、数月或数日计算。

（2）病因与诱因。病因即疾病发生的原因，又可称为致病因素，它决定疾病的特异性，如外伤、中毒、感染等；诱因即疾病的诱发因素，如气候变化、环境改变、情绪、饮食起居失调等。

（3）主要症状的特点，包括症状出现的部位、性质、持续时间和发作频率、严重程度及有无使其加重或减轻的因素等。这些症状除可为寻找病因提供重要依据，同时也是确定护理诊断及制定相应护理措施的重要依据。如右下腹痛多为阑尾炎所致；心绞痛和心肌梗死所致疼痛多在心前区与胸骨后或剑突下，可向左肩或左臂内侧放射。

（4）伴随症状，指与主要症状同时或随后出现的其他症状。伴随症状可为确定病因、完善护理措施提供重要线索，因此，对伴随症状也应详细询问其特点，并提出相应的护理诊断。

（5）病情的发展与演变，是指患病过程中主要症状的变化或新症状的出现，如有心绞痛病史的患者本次发作性疼痛加剧且持续时间较长，应考虑急性心肌梗死的可能。

（6）诊疗和护理经过，疾病发生后，患者曾接受过哪些诊疗及护理措施，效果如何。对曾经服用的药物应明确药物名称、用药途径、剂量及时间等。记录时，所提及的药物名称、曾做的诊断应以双引号进行标注。

2）日常生活状况

了解患者的日常生活状况有助于发现其可能存在的不良生活行为，并可根据患者的生活习惯找出合适的方法帮助其维持和恢复健康。收集资料的主要内容如下：

（1）饮食与营养。基本膳食情况，包括每日进食量、次数、食物种类；特殊饮食情况，如软食、流食、半流食、高蛋白饮食、低脂饮食等；进水量和营养状况；体重、BMI等指标。

（2）排泄形态。排泄形态包括大小便次数、量、性状和颜色，有无异常及可能的原因，有无辅助排便、留置导尿等特殊情况。

（3）休息与睡眠形态。休息与睡眠形态是指睡眠、休息及放松的方式与习惯，主要包括作息是否规律、睡眠时长、是否午睡、是否需要药物或其他方式辅助睡眠、醒后是否感觉精力充沛、此次患病后有无睡眠规律及睡眠质量的改变等。

（4）日常生活活动与自理能力。日常生活活动是指主要的日常活动形式、有无规律的身体锻炼活动、活动的强度及持续时间等。自理能力是指能否独自完成包括进食、穿衣、洗漱、如厕、做饭、购物等日常活动。注意患者有无自理能力受限，受限的程度、范围、原因及表现，有无使用辅助器具等。

（5）个人嗜好。主要询问有无烟、酒、毒品或其他特殊嗜好。若有，应详细询问使用的时间与摄入量，以及有无戒除等。

3）既往史

既往史（past history）是指患者既往的健康状况及患病住院的经历等。收集既往史的主要目的旨在了解患者过去所存在的健康问题、就医经验及其对自身健康的态度等。患者过去所患疾病可影响其目前健康状况及需求，同时，通过了解其对过去健康问题的反应可预测其对目前及将来健康问题的可能反应。因此，既往史的收集可以为制订和选择今后的治疗与护理方案提供重要依据。

既往史包括以下内容：

（1）既往的健康状况。

（2）曾患疾病的时间、主要表现、诊疗经过及转归情况等。对于糖尿病、冠心病等慢性病，应注意询问其自我管理行为及疾病控制情况。

（3）有无外伤史、手术史以及住院经历等，应详细询问时间、原因、手术的名称、外伤的诊疗与转归等。

（4）过敏史。有无对食物、药物或其他接触物的过敏史。若有，应详细询问并记录发生时间、过敏原和过敏反应的具体表现。

4）个人史

个人史（personal history）主要是患者的生长发育过程，对于儿童来讲，尤其是婴幼儿，其出生及成长情况，包括母孕史、出生、喂养、生长与发育情况等都非常重要，具体可参照儿童评估的相关内容。而对于成年人，则主要了解其出生与成长环境中有无对健康不利的因素存在，包括疫区及传染病患者接触史、预防接种史等、婚育史、女性的月经史等。

5）家族史

家族史（family history）主要是患者其直系亲属包括父母、兄弟、姐妹及子女的健康状况、患病及死亡情况。特别应注意询问有无遗传性、家族性、传染性疾病或同样疾病病史，以及直系亲属死亡年龄及死因等，以明确遗传、家庭及环境等因素对患者目前的健康状况与需求的影响。

（二）体格检查

体格检查（physical examination）是护士运用自己的感官或借助听诊器、电筒、体温计、血压计、叩诊锤等简单的辅助工具对检查对象进行细致的观察和系统的检查，以了解其身体健康状况的最基本的检查方法。通过体格检查所发现的异常征象称为体征，如淋巴结肿大、湿啰音和心界扩大等。

1. 注意事项

体格检查不需要复杂的设备和程序，它经济实用、易于实施，但具有很强的技术性，并需要有扎实的解剖学、生理学以及病理学等医学知识作为基础。初学者必须经过系统严格的训练，反复实践才能熟练掌握；否则，不仅难以发现检查对象可能存在的异常体征，还会因动作不协调、手法不规范而给检查对象带来或增加不必要的痛苦。除检查前要准备好所需的检查器具、剪短指甲、洗手外，还应注意以下事项：

（1）尊重、关心和爱护检查对象。检查者应仪表端庄、举止大方、态度和蔼；检查前应说明目的，争取其合作；检查的环境应具有适当的光线和室温、安静舒适和具有私密性；适当的交谈可以转移被检查者的注意力、消除其紧张情绪，有助于更好地配合检查。

（2）检查方法要规范。充分暴露被检查部位；观察要细致、精确、全面而又重点突出；操作要规范，动作要轻柔。若病情危急，应在做重点评估后先行抢救，待病情平稳后再做补充。

（3）按一定的顺序依次进行。通常先观察一般状况，然后依次检查头、颈、胸、腹、脊柱、四肢、肛门、生殖器及神经系统，以免不必要的重复或遗漏；检查过程中，应避免反复改变被检查者的体位。

（4）手脑并用。根据患者的健康史提供的信息，预测可能的异常体征以及检查的重点；边检查边思考其解剖位置关系及可能的病理生理意义。

（5）动态观察。根据病情变化，随时复查，不断补充和修正检查结果。

2. 基本方法

体格检查的基本方法包括视诊、触诊、叩诊、听诊和嗅诊。

1）视诊

视诊（inspection）是护士通过视觉来观察被检查者的全身及局部状态的评估方法。全身一般状态如年龄、性别、发育、营养状况、姿势等，局部表现如皮肤颜色、胸廓外形、心尖冲动等。

在多数情况下，视诊可以通过检查者的眼睛直接观察，但对于眼底、鼓膜等特殊部位，则需要借助检眼镜、耳镜等仪器的帮助。视诊时，一定要有适宜的光线。最好在自然光线下进行。此外，侧面光线有助于对搏动及轮廓的观察。视诊方法简单，适用范围广，但必须有丰富的医学知识和临床经验，否则，会出现视而不见的情况。

2）触诊

触诊（palpation）是检查者通过手的感觉来感知身体某部有无异常的检查方法。手的不同部位对触觉的敏感度不同，其中以指腹和掌指关节的掌面最为敏感，而对于温度的分辨则以手背较为敏感。触诊的适用范围很广，可遍及全身各部，尤其是腹部评估的重要方法。

触诊时，由于目的不同而施加的压力不同，由此可分为浅部触诊（light palpation）和深部触诊（deep palpation）。由于触诊可能会造成一定的不适，检查前应做好说明。协助被检查者取舒适的体位，触诊的手应温暖干燥，由健侧开始，渐及疑有病变处，动作深入浅出，并耐心指导被检查者做好配合动作。检查时，边注意手下的感觉，边询问有无不适，并注意观察被检查者有无痛苦表情。触诊腹部时，被检查者一般取仰卧位，双手置于身体两侧，双腿稍屈，以使腹肌放松。触诊脾或肾时可取侧卧位。

3）叩诊

叩诊（percussion）是指检查者通过手指叩击或手掌拍击被检查部位的体表，使之震动而产生音响，根据感到的震动和听到的音响特点评判被检查部位脏器状态的检查方法。叩诊可用于分辨被评估部位组织或器官的位置、大小、形状及密度，如确定肺下界、心界大小、腹水的有无及量等。

临床上使用较为广泛的是间接叩诊法（indirect percussion），而对于病变范围较大者，如大量胸腔积液等，可以采取直接叩诊法（direct percussion）。其中间接叩诊法是需要掌握的重点和难点。叩诊时，尤其要注意以腕关节与掌指关节的活动为主，避免肘关节及肩关节参加活动，这样才能保证叩击动作灵活、短促而富有弹性。其次，要注意手的姿势、叩击的方向与叩击的力量等。

由于叩诊部位的组织或器官的密度、弹性、含气量及其与体表的距离不同，叩诊时产生的音响强度（振幅）、音调（频率）及持续时间不同。临床上，根据叩诊音性质的不同而将其分为清音、浊音、实音、鼓音和过清音五种。换言之，不同叩诊音所反映的是叩诊部位组织脏器的状态不同。例如清音为正常肺部的叩诊音，提示肺组织的弹性、含气量、致密度正常。若肺组织的弹性下降，含气量增加，则其叩诊音为过清音。而含气的空腔脏器叩诊时所产生的叩诊音为鼓音，正常人主要见于腹部及胃泡区。若在胸部叩诊鼓音，则常见于胸腔积气、肺内空洞的患者。根据组织脏器的密度由高到低，含气量由无到有、由少到多所产生的叩诊音依次进行排列为：实音、浊音、清音、过清音、鼓音。

叩诊过程中，应注意尽量保持周围环境安静，以免噪音干扰对叩诊音的辨别；根据叩诊部位的不同，选择适宜的体位；病灶范围小、部位表浅者宜轻叩；病灶范围大、部位深者叩诊力量要稍重些；充分暴露被评估部位，放松肌肉，并注意对称部位的比较；除注意辨别叩诊音的变化外，还要注意指下振动感的差异。

4）听诊

听诊（auscultation）是检查者用耳直接或借助听诊器听取身体各部位发出的声音进行检查的方法。广义的听诊包括听取被检查者发出语音、咳嗽、呃逆、嗳气、呼吸音、肠鸣音、关节活动音、呼叫等任何声音，这些声音均可为检查者提供有价值的线索。一般而言，借助听诊器或直接用耳经被检查者体表听取体内或有关部位所发出的声音为狭义的听诊。直接听诊（direct auscultation）听得的体内声音微弱，目前仅用于某些特殊或紧急情况。间接听诊法（indirect auscultation）除可用于心、肺、腹部听诊外，还可听取血管音、关节活动音、骨摩擦音等，使用范围很广。

在听诊前，应注意检查听诊器是否完好，连接管路是否通畅，同时应注意根据听诊音的不同特点选择适宜的体件。膜型体件适于听取高调声音，如呼吸音、心音、肠鸣音等，听诊时应贴紧听诊部位的皮肤；钟型体件适于听取低调的声音，如二尖瓣狭窄时的舒张期隆隆样杂音，听诊时应注意不要贴紧皮肤，否则，由于绷紧的皮肤将发挥膜型体件的作用而影响对低调声音的听取。

为保证听诊效果，还应注意环境要安静、温暖，避免因肌束震颤而影响听诊效果；采取适当体位，充分暴露被检查部位，并使肌肉放松；听诊器耳件方向是否正确；注意力要集中，听肺部时要摒除心音的干扰，听心脏时要摒除呼吸音的干扰。

5）嗅诊

嗅诊（smelling）是用嗅觉来辨别发自被检查者的各种气味及其与健康状况关系的检查方法。这些气味可来自皮肤、黏膜、呼吸道、胃肠道、分泌物、呕吐物、排泄物、脓液或血液等。嗅诊时，检查者用手将发自被检查者的气味轻轻扇向自己的鼻部，仔细辨别气味的特点和性质。通过嗅诊可为临床护理提供有价值的线索，如酸性汗味见于服用水杨酸、阿司匹林等解热镇痛药者，呼出气有烂苹果味见于糖尿病酮症酸中毒者，脓液有恶臭者提示气性坏疽的可能等。

3. 主要内容

全身体格检查主要包括一般状态、头颈部检查、胸廓与肺部检查、乳房检查、心脏与血管检查、腹部检查、肛门与直肠检查、外生殖器检查、脊柱与四肢检查、神经系统检查。肛门与直肠检查、外生殖器检查的专科性比较强，不作为常规检查项目。此外，体格检查时，不同专科有不同的侧重点，检查的项目更加详细，常以"专科检查"而单独进行描述，如眼科的专科检查、神经系统的专科检查等。

尽管检查的基本方法是相同的，但多数护理学者希望在检查项目的选择上能够与医生的有所不同，尽量体现护理的专业特点，然而在具体的实施过程中很难实现。因此，体格检查与辅助检查内容与临床医学专业的要求是基本一致的。

（三）辅助检查

辅助检查是指利用医疗仪器设备进行的实验室检查、心电图检查以及影像检查等。过去由于医疗检查技术和手段有限，检查结果的可靠性及准确性难以保证，主要通过问诊和体格检查进行疾病的诊断，而实验室检查等仅作为辅助的检查手段，故而称为"辅助检查"。然而，随着医学技术的不断发展，实验室检查等所谓的"辅助检查"技术取得了迅猛的发展，业已成为疾病诊断不可或缺的客观依据来源。因此，在目前的许多教科书中，常以"实验室检查"等代替"辅助检查"。尽管这些检查的意义在很多情况下已不再是辅助作用，但所涵盖的内容范畴是没有变化的。为此，本教材依然沿用"辅助检查"

一词用以表示问诊及体格检查以外的，通过医疗仪器设备等进行的相关检查。

1. 实验室检查

实验室检查是运用物理学、化学、生物学等实验技术，对检查对象的血液、体液、分泌物、排泄物及组织细胞等标本进行检验，获得反映机体功能状态、病理生理变化等资料，是健康评估的重要客观资料来源之一。由于实验室检查技术的不断更新，不同的检查仪器和设备之间存在差异，不同实验室采用的参考范围会有所不同。此外，环境等因素的变化也会对正常参考范围产生一定的影响。在分析相关检查结果的临床意义时，应注意同时结合其他方面的资料进行综合分析。

2. 心电图检查

进行心电图检查和心电监护是护理工作的内容之一，护理人员除正确完成心电图检查操作、准确记录被检查者的心电图以外，还需要准确识别临床常见的异常心电图，以便能够及时采取相应的处理措施。除常规的心电图检查外，还需了解和掌握动态心电图、运动负荷试验等其他心电图检查。

3. 影像学检查

影像学检查主要包括放射学检查、核医学检查和超声检查等，是运用 X 线、计算机体层摄影（CT）、血管造影、磁共振成像（MRI）、超声、核医学等各种成像技术使人体内部结构和器官成像，借以了解人体解剖结构、生理功能状况和病理变化。不同的影像学检查方法有不同的要求和适用范围，在对相关结果的判读和分析过程中，应充分考虑其各自的优势和局限，以便做出更准确的判断。

（四）相关评估量表

通过问诊、体格检查、实验室检查、心电图检查以及影像学检查等获得的资料都是一个个分散的证据。为了便于将这些证据综合起来，形成对患者某方面问题的准确判断，各种不同的评估量表应运而生。评估量表在临床实践中得到了越来越广泛的使用，如自理能力评估、压疮风险评估、跌倒/坠床风险评估等方面的评估工具。这些评估量表不仅有助于初学者快速、准确地找到患者可能存在的问题，同时也有助于量化评价和比较。其中有些评估结果可以呈现在健康史的相关内容中，如日常生活活动能力评估（常用的 Barthel 指数）可以放在日常活动与自理能力中，焦虑自评量表、抑郁自评量表等可以放在心理状况的情绪评估中。但有些评估结果无法对应到目前的资料组织框架中。如前所述，这些评估工具往往都是根据问诊（或者自评）、体格检查、辅助检查等结果进行综合后所得出的评分结果。

为了适应今后的发展需要，建议将相关的评估量表结果作为单独的一项置于"辅助检查"之后。由于这些量表主要由护士进行评估，因而不同于辅助检查是来自其他相关检查部分的结果，因此，也可将其置于"体格检查"之后。我国的护理事业还处于不断发展和完善的阶段，有关健康评估的内容、资料的组织形式等仍存在较大的提升空间。未来，广大护理学者和实践者将在临床实践过程中不断积累经验，在发现问题的同时提出改进方案，以使健康评估理论与实践越来越符合护理专业的特点和需要，促进护理事业的不断发展，从而更好地满足人们的健康需求。

第二章

身体活动评估

 学习目标

知识

1. 概述与身体活动有关的解剖和生理;
2. 阐明活动评估的主要框架、相关概念及子概念、评定标准。

能力

1. 识别活动异常导致的潜在或现存健康问题;
2. 运用活动评估框架和工具,对不同人群或疾病人群进行针对性的评估;
3. 分析身体活动与其他概念间的区别及联系。

价值

1. 提升学生的评判思维和问题解决能力,使其在健康评估过程中能够全面、准确地分析和解决实际问题;
2. 增强学生的合作意识和团队合作能力,与他人共同完成健康评估、相关诊疗及护理过程,能够开展有效沟通和临床协作;
3. 体现人文关怀精神、尊重人类生命的态度及价值观。

> **情景导入**
>
> 张某，男，65岁，突发右侧肢体无力和言语不清半小时。既往有高血压、高血脂、糖尿病病史。长期口服降压药、降脂药和口服降糖药。家属诉半小时前突然出现右侧肢体无力和言语不清。无头痛、晕厥、意识丧失或癫痫发作等。家属立即将他送往医院就诊。
>
> 体格检查：患者意识清醒、表情淡漠、言语不清。右侧肢体肌力减弱，肌力四级，左侧肢体肌力正常，右侧肢体感觉正常，右侧口角歪斜，语言不流利，右侧膝腱反射、跟腱反射减弱。头部 CT 示左侧脑半球内出血，提示左侧脑卒中。
>
> 你是主管护士，需要负责患者入院。
>
> 问题 1. 目前患者的活动功能出现什么问题？
> 　　 2. 护理评估目标、内容和方法如何？

第一节　身体活动的生理机制及常见健康问题

一、身体活动的生理机制

身体活动（physical mobility）是指身体肌肉、关节和神经系统协同工作以控制身体运动或姿势的能力。这是受神经系统、内分泌体液系统相互配合和调节，由骨骼-关节-肌肉具体完成以实现躯体运动的过程。

（一）运动系统的构成

运动系统由骨骼和骨骼肌组成，骨和骨连结（关节）构成骨骼。成人骨有 206 块，可分为颅骨、躯干骨和四肢骨。按骨的形态可分为：长骨、短骨、扁骨、不规则骨。骨骼肌是运动系统的动力部分，全身共有 600 多块，约占体重的 40%。全身骨骼肌可分为头肌、颈肌、躯干肌和四肢肌。骨骼肌是由成束平行排列的骨骼肌细胞组成。肌细胞呈细长纤维状，又称肌纤维。

（二）活动产生的机制及过程

活动的产生机制是身体内部各系统和器官之间相互配合和调节以实现躯体运动的过程。机体在受到内外感觉刺激后，感觉冲动通过感觉神经（传入神经元）传递到大脑的感觉中枢，进而被处理和解释。大脑皮层对这些感觉信息进行整合分析，并通过传出神经元将相应的指令发送到特定的骨骼肌，以引发肌肉收缩。肌肉收缩是通过神经和肌肉连接实现的，当神经冲动到达肌肉时，它会引发肌肉纤维的收缩。肌肉纤维是由许多小肌纤维组成的,当它们收缩时,整个肌肉就会产生力量。这个力量可以通过肌腱传递到骨骼上,牵引关节的弯曲和运动。

主要过程如下:

(1) 中枢神经系统的控制:躯体活动的执行主要由中枢神经系统(大脑和脊髓)发出的指令进行控制。大脑通过感觉系统接收来自外部环境和体内的感觉信息,并通过运动系统将运动指令发送到肌肉,从而实现躯体活动。

(2) 运动神经元的活动:运动神经元是中枢神经系统中的特殊神经元,负责向肌肉发送运动指令。大脑运动皮层发出的指令,通过脊髓的运动神经元传递到肌肉。

(3) 肌肉的收缩:肌肉是躯体活动的执行者。当神经系统发出运动指令时,神经冲动到达肌肉,引起肌肉纤维中的肌动蛋白和肌球蛋白之间的相互作用,导致肌纤维的收缩,最终导致肌肉的收缩。

(4) 骨骼的作用:骨骼系统为肌肉提供支持和刚性框架,使肌肉的收缩能够产生运动。通过骨骼关节的运动,肌肉的收缩可使骨骼产生相对移动,从而实现不同部位的运动。

(5) 调节和协调:躯体活动通常需要多个肌肉同时协同进行。神经系统通过调节运动神经元的活动和发放模式,使不同肌肉的收缩协调和同步进行。

(6) 感觉反馈:神经系统通过感觉器官接收来自外部环境和体内的感觉信息,以及肌肉和关节的位置和运动状态的反馈信息。这些反馈信息使神经系统能够监测和调节躯体活动,以保持平衡、维持姿势和动作的稳定性。

总之,躯体活动的产生机制是一个复杂的过程,涉及中枢神经系统、肌肉系统和骨骼系统之间的相互作用和调节。这种机制使我们能够进行各种躯体活动,如行走、跑步、举重等。

(三) 运动的分类

运动可以分为反射运动、随意运动和节律性运动三类。它们的区别在于运动的复杂程度和受意识控制程度的不同。

(1) 反射运动 (reflex movement):是最简单、最基本的运动形式,一般由特定的感觉刺激引起,并有固定的运动轨迹,如叩击股四头肌肌腱引起的膝反射和食物刺激口腔引起的吞咽反射等。反射运动一般不受意识控制,其运动强度与刺激大小有关,参与反射回路的神经元数量较少,因而所需时间较短。

(2) 随意运动 (voluntary movement):较为复杂,是指在大脑皮层控制下,为达到某一目的而有意识进行的运动,其运动的方向、轨迹、速度和时程都可随意选择和改变。

(3) 节律运动 (rhythmic movement):介于随意运动和反射运动之间并兼具这两类运动特点的一种运动形式,如呼吸、咀嚼和行走。这类运动可随意地开始和停止,运动一旦开始,便不需要有意识地参与而自动地重复进行,但在进行过程中能被感觉信息调制。

(四) 身体活动的神经调控

运动需要神经系统对肢体和躯干各肌群进行精巧的调控来实现,一旦骨骼肌失去神经系统的调控,就会出现相应的运动障碍。人的中枢运动调控系统由三级水平的神经结构组成:其中大脑皮层联络区、基底神经节和皮层小脑居于最高水平,负责运动的总体策划;运动皮层和脊髓小脑处于中间水平,负责运动的协调、组织和实施;而脑干和脊髓则处于最低水平,负责运动的执行。三个水平对运动的调控作用不同。具体包括:

1. 大脑皮层对躯体运动的调控

大脑皮层是运动调控的最高级也是最复杂的中枢部位。它接收感觉信息的传入,并根据机体对环境变化的反应和意愿,策划和发动随意运动。大脑皮层运动区包括初级运动皮层(primary motor cortex)和运动前区(premotor area)[或称次级运动皮层(secondary motor cortex)],是控制躯体运动最重要的区域。皮层脊髓束和皮层脑干束由皮层发出,经内囊、脑干下行,到达脊髓前角运动神经元的传导束,称为皮层脊髓束(corticospinal tract)。而由皮层发出,经内囊到达脑干内各脑神经运动神经元的传导束,称为皮层脑干束(corticobulbar tract)。它们在调节躯干、四肢和头面部运动中发挥重要作用。

2. 小脑对躯体运动的调控

小脑不仅与大脑皮层形成神经回路,还与脑干及脊髓有大量的纤维联系,在维持身体平衡、调节肌紧张、协调和形成随意运动中起重要作用。根据小脑的传入、传出纤维联系,可将小脑分为前庭小脑、脊髓小脑和皮层小脑三个功能部分。前庭小脑(vestibulo cerebellum)是小脑中最原始的部分。前庭小脑与前庭核之间有双向纤维联系,它可直接或间接通过前庭核接收前庭器官的感觉传入,其传出纤维又经前庭核换元,再通过前庭脊髓束抵达脊髓前角内侧部分的运动神经元,控制躯干和四肢近端肌肉的活动。因此,前庭小脑参与身体姿势平衡功能的调节。

脊髓小脑(spino cerebellum)由小脑前叶和后叶的中间带区(包括蚓部和半球中间部)组成。脊髓小脑主要接收脊髓(主要是来自躯干和四肢皮肤、肌肉和关节的感觉)和三叉神经(头面部躯体感觉)的传入信息,也接收视觉和听觉的传入信息。蚓部发出的传出纤维经顶核投射到达大脑皮层和脑干,再经皮层脊髓束、网状脊髓束和前庭脊髓束下行至脊髓前角内侧部分的神经元,控制躯干和四肢近端的肌肉运动。小脑半球中间部的传出纤维向间位核投射,再经皮层脊髓束下行至脊髓前角外侧部分的神经元,控制四肢远端肌肉的运动。

皮层小脑(cerebro cerebellum)是指半球外侧部,它不接收外周感觉的传入,而是通过与大脑皮层运动区、感觉区、联络区之间的联合活动参与运动的策划和运动程序的编制。

3. 基底神经节对躯体运动的调控

基底神经节（basal ganglia）是大脑皮层下的一组神经核团，包括尾状核（caudate nucleus）、壳核（putamen）和苍白球（globus pallidus）。尾状核和壳核又称为新纹状体。对于人和哺乳动物，基底神经节是皮层下与皮层构成神经回路的重要脑区之一，参与躯体运动的策划和运动程序的编制。

4. 脑干对躯体运动的调控

在运动调控系统中，脑干在功能上起"上下沟通"的作用。脑干内存在抑制和加强肌紧张的区域，在肌紧张调节中起重要作用，而肌紧张是维持姿势的基础。脑干通过对肌紧张的调节可完成复杂的姿势反射，如状态反射、翻正反射等。

5. 脊髓对躯体运动的调控作用

脊髓是许多躯体运动反射的初级中枢，其反射活动受高位中枢的控制。脊髓灰质前角中存在支配骨骼肌运动的 α、γ 和 β 三类运动神经元。α 运动神经元有三种传入来源：第一种传入来源于背根神经节细胞，其外周突通过感受装置肌梭提供关于肌肉长度的反馈信息；第二种传入来源于运动皮层和脑干的上运动神经元，此种传入对发起和控制随意运动是很重要的；第三种传入来源于脊髓的中间神经元，此类传入对 α 运动神经元可以起兴奋作用，也可以起抑制作用。

脊髓对姿势反射的调节包括对侧伸肌反射、牵张反射和节间反射。姿势（posture）是指身体各部分之间以及身体与空间的相对位置。中枢神经系统通过反射改变骨骼肌的肌紧张或产生相应的动作，以保持或改变身体的姿势避免发生倾倒，称为姿势反射（postural reflex）。如人站立时，对姿势的正确调控能对抗地球重力场的引力，将身体重心保持在两足支撑面范围内而不至于倾倒。

二、身体活动的常见健康问题

身体活动指人体在日常生活中进行的基本活动，如步行、做家务，也包括各种运动，如快走、跑步、爬楼梯、举重等，对健康和身体功能的维持起着重要的作用。运动是一种重要生理刺激，可以保持中枢神经系统的紧张性与兴奋性，维持正常功能，从而发挥其对全身脏器的调节作用。由于所有运动都是体内一系列生理性条件反射的综合，当运动达到一定强度与难度时，可以促使大脑皮质形成更多、更复杂的条件反射，从而提高神经活动的兴奋性、灵活性和反应性，强化中枢神经系统对全身脏器功能的调整与协调能力。

适度运动可对精神和心理产生积极影响，可改善病人情绪，降低抑郁、悲观和失望等负面心理。运动时人体肌肉收缩做功，消耗大量体内能源，使机体新陈代谢水平相应升高，已成为糖尿病、骨质疏松症等疾病的基本治疗方法。合理和系统的运动也是维持运动器官形态与功能的必要因素，长期适量运动可以预防和延缓骨质疏松、软骨变性退化、肌肉萎缩、关节挛缩甚至关节形态破坏等情况的发生。然而，由于现代生活方式的改变，很多人的身体活动水平不足，导致了一系列健康问题。

(一) 肥胖

久坐不动、缺乏运动会使体内能量消耗不足，过多的能量储存为脂肪，导致体重增加。肥胖不仅会影响体型美观，还会增加患心血管疾病、糖尿病等慢性疾病的风险。

(二) 心血管疾病风险

躯体活动可以增强心肺功能，提高心肺耐力，降低血压和胆固醇水平，减少心血管疾病的风险。而长期缺乏躯体活动则会使心血管系统负担过重，易患高血压、冠心病、心肌梗死等疾病。

(三) 肌肉骨骼问题

躯体活动可以增强骨骼稳定性和肌肉的力量，有助于预防骨质疏松症、骨折、关节炎等问题。而长期缺乏躯体活动则会导致肌肉萎缩、骨量减少，增加骨折的风险。

(四) 代谢问题

躯体活动可以促进新陈代谢，增强身体对营养物质的吸收和利用。而缺乏躯体活动会使代谢减慢，容易导致体内脂肪、胆固醇的积累，增加患糖尿病、高血脂等代谢性疾病的风险。

(五) 精神健康

躯体活动可以释放压力，改善心理状态，提高身体的抗压能力。而长期缺乏躯体活动会导致情绪低落、焦虑、抑郁等心理问题。

第二节 身体活动的评估

一、评估过程

身体活动评估是评估个体在日常生活各种活动中的能力和功能状况。评估活动能力有助于确定个体的功能水平，识别可能存在的问题和障碍，并制订适当的康复计划和干预措施。

(一) 评估目标

根据患者住院前、中、后的不同时段，明确具体评估目标，如确定患者住院期间的自理能力，能否独立完成盥洗、穿脱衣服等日常生活活动，以确定他们需要何种生活支持；分析患者的活动能力，确定其功能损害、影响因素及需求，提出个性化的护理或康复计划，包括适当的治疗、康复训练、辅助设备和社会支持。

(二) 评估策略

通过会谈采集患者病史，包括现病史、既往史、外伤手术史、家族史等。询问主要的症状及特点、病情发展经过、治疗检查及用药、对个体的影响等；收集实验室检查、影像学检查、心肺功能检查等异常结果；选用血压计等设备或视、触、叩、听等体格检查手段获取相关的客观资料。此外，临床也常用标准化量表对患者功能（如肌力、心肺功能、自理能力等）进行分级评定；询问患者的生活方式、对疾病知识的了解、社会支持等；

(三) 评估内容

1. 肌张力

肌张力（muscle tone）是指肌肉静息状态下的紧张度，由肌肉组织的持续、微小的收缩产生。它对于维持身体姿势和执行正常运动至关重要。检查时以触摸肌肉的硬度及伸展肢体时感知的阻力作为判断依据。神经肌肉反射弧上的病变可导致肌张力的变化。

1) 肌张力评定方法

（1）静止性肌张力评定：观察肌肉在静息状态下的外观；通过触摸评估肌肉的硬度；检查被动牵伸肢体时关节活动受限的程度及阻力。

（2）姿势性肌张力评定：观察患者变换姿势时肌肉的运动状态，如站立或坐位时肌肉的紧张度。

（3）运动性肌张力评定：在患者完成特定动作时，如伸展、弯曲，检查关节运动的阻力。

（4）被动运动检查：通过检查者的手来感觉肌肉的抵抗，评估肌肉对牵张刺激的反应。

（5）摆动检查：使远端肢体快速摆动，观察摆动幅度的大小，评估肌张力的高低。

（6）其他检查方法：伸展性检查，观察肌肉缓慢被动伸展时的最大伸展度；生物力学评定方法，如等速测力技术评价痉挛的严重程度；电生理评定方法，如通过刺激胫神经引出 H 反射定量评价运动神经元的兴奋性。

2) 评定注意事项

（1）详细收集患者的病史，神经肌肉反射弧上的病变、肌腱的挛缩等会影响肌张力的检查。

（2）检查必须在温暖的环境和舒适的体位中进行。

（3）嘱被测试者尽量放松。

(4) 检查者活动受试者肢体时，应以不同速度和幅度来回活动，并比较两侧肢体。

3）肌张力分级标准

0级（弛缓性瘫痪）：被动活动肢体无反应。

1级（低张力）：被动活动肢体反应减弱。

2级（正常）：被动活动肢体反应正常。

3级（肌张力轻中度增高）：被动活动肢体有阻力反应。

4级（肌张力重度增高）：被动活动肢体有持续性阻力反应。

4）肌张力异常分类

肌张力增高：①痉挛（spasm）：在被动屈伸其肢体时，起始阻力大，终末突然阻力减弱，又称折刀现象，为椎体束损害现象。②强直（rigidity）：屈伸肢体时始终阻力增加，又称铅管样强直，为椎体外损害表现。

肌张力降低：表现为肌肉松软、屈伸肢体时阻力低，关节运动范围扩大，表现为迟缓型麻痹，见于周围神经病变、小脑病变等。

2. 肌力

肌力（muscle strength）是指肌肉在收缩或紧张时所表现出来的能力，以肌肉最大兴奋时所能负荷的重量来表示。肌力评定是测定受试者在主动运动时肌肉或肌群的力量，以评价肌肉的功能状态。

1）常用评定方法

■手法肌力检查

手法肌力检查（manual muscle testing，MMT）：评估者根据受检者肌肉或肌群的功能，让患者处于不同的受检位置，嘱患者在减重、抗重力或抗阻力的状态下做一定的动作，并使动作达到最大的活动范围（肌力分级见表2.1）。

表 2.1 手法肌力检查评定分级

级别	名称	标准	相当于正常肌力的百分数（%）
0	零（zero，O）	无可测知的肌肉收缩	2
1	微缩（trace，T）	有轻微收缩，但不能引起关节活动	10
2	差（poor，P）	在减重状态下能做关节全范围活动	25
3	尚可（fair，F）	能抗重力做关节全范围运动但不能抗阻力	50
4	良好（good，G）	能抗重力、抗一定阻力运动	75
5	正常（normal，N）	能抗重力、抗充分阻力运动	100

■应用简单器械的肌力测试

为了克服 MMT 方法的不足，肌力测试开始向定量肌力测量发展，即使用一些简单的器械，来增加测试的难度和准确性。这些器械可以是手持物品、弹力带或者重力加权装置。

（1）手持物品：使用哑铃、杠铃、水壶或其他手持物品来增加肌肉测试的难度。例如，测试上臂肌肉力量时，被测试者可以持握一个哑铃，在进行肌肉屈曲和伸展动作时进行测试。

（2）弹力带：使用弹力带来提供额外的阻力，从而增加肌肉测试的难度。弹力带可以固定在墙上或其他支撑物上，并与被测试者的身体或四肢相连。通过扩展或收缩弹力带，可以测试不同方向的肌肉力量。

（3）重力加权装置：使用重力加权装置，如滑轮系统或重力机器，来提供额外的阻力。这些装置可以调节阻力的大小，并针对特定肌肉群进行测试。

无论使用何种简单器械，测试者都应确保器械的使用安全可靠，并根据被测试者的能力和适应性来选择适当的器械和阻力。此外，测试者还应该了解每个器械的正确使用方法，以确保测试的准确性和有效性。

■等速肌力测试

等速肌力测试（isokinetic muscle testing）：是将等速运动中肌肉收缩过程通过等速仪器记录下来，经计算机处理，得到力矩曲线及多项反映肌肉功能的参数，作为评定肌肉运动功能的指标。

具体的测试过程包括：

（1）被测试者的准备：被测试者应该先进行热身活动，包括轻度的有氧运动和动态伸展。确保被测试者处于适当的状态，没有受伤或疼痛。

（2）设置测试设备：根据被测试者的需要，选择适当的等速肌力测试设备，如等速动力仪或等速肌力测量机。根据设备的使用说明设置设备的参数，如载荷、速度和测试角度。

（3）测量位置和姿势：根据要测量的肌肉群，确定被测试者的测试位置和姿势。确保被测试者的身体姿势正确，肌肉群完全参与测试，并避免其他肌肉群的干扰。

（4）进行测试：让被测试者根据设备设置的速度进行肌肉收缩或伸展动作。测试期间，被测试者需要保持稳定的动作速度，并在限定的时间内完成预定的动作次数。

（5）记录测试结果：记录测试过程中的数据，如动作次数、完成时间或其他相关指标。可以使用计算机软件或数据记录表来记录和分析数据。

（6）分析和解读结果：根据测试结果，分析被测试者的肌肉力量水平、对称性和改善情况。将测试结果与正常参考值或先前的测量结果进行比较，以评估肌肉力量的变化。

2）肌力评定注意事项

（1）采取正确的测试姿势，注意防止某些肌肉对受试的无力肌肉的替代动作。

（2）疲劳时、运动后或饱餐后不宜进行测试。

（3）测试时，应左右比较，尤其在4级和5级肌力难以鉴别时，更应作健侧的对比观察。

（4）施加阻力时，要注意阻力的方向与肌肉或肌群牵拉方向相反，施加的阻力点应在肌肉附着段的远端部位。在肌力达4级以上时，所做阻抗需连续施加，并保持与运动相反的方向。

（5）肢体运动时，被检查肌肉附着点近段肢体应得到可靠的固定。

3. 关节活动范围

关节活动范围（range of motion，ROM）是指关节活动时所通过的运动弧，常以度数表示，亦称关节活动度。一般分为：

（1）主动关节活动范围（active range of motion，AROM）：作用于关节的肌肉随意收缩时关节运动时所通过的运动弧。测定由患者主动收缩肌肉，在无辅助下完成。

（2）被动关节活动范围（passive range of motion，PROM）：由外力使关节运动时所通过的运动弧。测定通过外力（如检查者辅助）下完全被动完成。

评估关节活动范围的目的是确定是否有关节活动受限，发现影响关节活动的原因，确定适宜的治疗目标，评价康复治疗的效果等。评估关节活动范围时，可使用关节量角器来测量，并记录角度，亦可采用目测方法进行估计，但可能不够准确。评估时，应将量角器的轴对准关节中心，量角器的两侧紧贴肢体，并对准肢体的轴线。

1）常见关节的正常活动范围

颈部：前屈35°~45°，后伸35°~45°，左右侧屈各45°，左右旋转各60°~80°。

腰部：前屈90°，后伸30°，左右侧屈各30°，左右旋转各30°。

肩关节：前屈90°，后伸45°，外展90°，内收40°，内旋80°，外旋30°，上举90°。

肘关节：屈曲140°，过伸0°~10°，旋前80°~90°，旋后80°~90°。

腕关节：腕背伸35°~60°，掌屈50°~60°，桡偏25°~30°，尺偏30°~40°。

髋关节：屈曲145°，后伸40°，外展30°~45°，内收20°~30°，内旋40°~50°，外旋40°~50°。

膝关节：屈曲145°，伸直0°，屈曲时内旋约10°，外旋20°。

踝、足部：踝背伸20°~30°，跖屈40°~50°。

2）ROM评定注意事项

（1）采用正确的测试姿势体位，防止邻近关节的替代动作。

（2）选择好测量工具，调整好参考点（即"0"位），关节活动时要防止量角器固定臂移动。

（3）应与健侧相应关节对比测量。

（4）避免在按摩、运动后立即检查。

(5) 先检查主动活动度，后检查被动活动度。
(6) 注意不同年龄、性别、职业关系的差别。
(7) 注意疼痛、肿胀、手术后不理解、不合作的因素对关节活动度的影响。

4. 步态

步态（gait）评估内容包括：观察运动对称性、协调性、流畅性、步行节奏、步幅、步速、骨盆的运动、重心的转移、上下肢的摆动；头、肩的位置、髋、膝、踝关节的稳定性，足跟着地、足尖离地时的足的状况；疼痛、疲劳，辅助器具（矫形器、助行器、假肢的使用）、行走中的神态表情等；是否存在异常步态，比如蹒跚步态、醉酒步态、剪刀步态和间歇性跛行等。

步态分析（gait analysis）是研究步行规律的检查方法，旨在通过生物力学和运动学手段，揭示步态异常的关键环节和影响因素，从而指导健康评估和治疗，也有助于临床诊断、疗效评估、机制研究等。步态分析主要包括定性分析和定量分析。

(1) 定性分析：不借助仪器和工具，采用目测的方法，观察步行中躯体各部分情况获得资料，然后根据经验进行分析。通过观察、病史询问和全面体格检查进行评估，即让患者以自然和习惯姿势和速度在测试场地来回步行数次，检查者从前方、后方和侧方反复观察，分别观察支撑相和摆动相，注意两侧对比。

(2) 定量分析：利用先进的仪器和技术，如压力传感器、运动捕捉系统、表面肌电图等，对步态的时空参数、关节运动学、肌肉活动等进行精确测量和分析。

步态分析的注意事项：目测观察时，不仅要观察患侧下肢，亦要观察对侧下肢；行走时受试者衣着尽量要少，充分暴露下肢，以便准确观察步态特征；要注意疼痛对步态的影响；定性分析结合定量分析。

5. 其他评估内容

(1) 病史：有无影响躯体活动的疾病如心肺疾病、肢体外伤或骨折、老年退行性病变如腰椎间盘突出、神经系统疾病如帕金森病。

(2) 一般状态：姿势、衣着、精神、意识状态，有无疲劳、疼痛等。如对慢性病或老年患者应评估认知功能有无减退或障碍。

(3) 身体结构及功能：肢体的对称性、完整性、有无畸形；心肺功能状态，如肺活量、体能和运动能力的评估，包括肌肉力量、平衡、灵活性。对于老年患者，注意评估衰弱、跌倒等风险。

(4) 身体活动障碍对心理社会功能的影响：包括自我照顾能力、社交参与、情绪状态、心理健康、社会支持、患者对疾病知识的了解程度及就医态度等。常用的评估工具包括抑郁状况自评量表（patient health questionnaire 9th，PHQ-9）、焦虑自评量表（generalized anxiety disorder，GAD-7）等。

二、相关子概念及评估

(一) 日常生活活动能力

日常生活活动能力（activities of daily living，ADL）是指人们在每日生活中，为了照顾自己的衣食住行，保持个人卫生整洁和独立社区活动所必需的一系列基本活动。这是人们为了维持生存以及适应生存环境而每天必须反复进行的、最基本的、最具有共性的活动。

1. 范围

日常生活活动包括移动、自理、交流、家务活动等。

2. 评估目的

确定患者能否独立及独立的程度、判定预后、制订和修订治疗计划、评定治疗效果、安排返家或就业等。

3. 分类

(1) 基本或躯体 ADL（basic or physical ADL，BADL or PADL）是指每日生活中与穿衣、进食、保持个人卫生等自理活动和坐、站、行、走等身体活动有关的基本活动。

(2) 工具性 ADL（instrumental ADL，IADL）是指人们在社区中独立生活所需的关键性的、较高级的技能，如家务杂事、炊事、采购、骑车或驾车、处理个人事务等，大多需借助或大或小的工具进行。

PADL 与 IADL 的比较如表 2.2 所示。

表 2.2 PADL 与 IADL 的比较

PADL（躯体 ADL）	IADL（工具性 ADL）
反应较粗大的运动功能	反应较精细的功能
常在医疗机构中应用	常在社区老年人和残疾人中应用

注：部分 ADL 量表是将两者相结合进行的。

4. 评定方法

ADL 的评定方法包括直接观察法、间接评定法和量表评定法。评定过程中可以将多种方法结合起来使用。

(1) 直接观察法：可在病人实际生活环境中进行评定，评定人员观察病人完成实际生活中动作的情况，以评定其能力。直接观察法的优点是能够比较客观地反映病人的实际功能情况，缺点是耗时耗力，有时病人不配合。

（2）间接评估法：对于一些不便完成或不易完成的动作，可以通过询问病人本人或照顾者的方式取得结果，如病人的大、小便控制、个人清洁卫生等。间接评定法简单、快捷，但信度较差。

（3）量表评定法：包括PADL评定和IADL评定。

• PADL评定：采用标准化量表如，Barthel指数、Katz指数、Kenny自理评定等。Barthel指数总分100分，其中0～20分为极严重功能缺陷；25～45分为严重功能缺陷；50～70分为中度功能缺陷；75～95分为轻度功能缺陷；100分为ADL完全自理（表2.3）。

表2.3 Barthel指数评定

ADL项目	自理	稍依赖	较大依赖	完全依赖
进食	10	5	0	0
洗漱	5	0	0	0
修饰（洗脸等）	5	0	0	0
穿衣	10	5	0	0
控制大便	10	5	0	0
控制小便	10	5	0	0
上厕所	10	5	0	0
床椅转移	15	10	5	0
行走（平地45cm）	15	10	5	0
上下楼梯	10	5	0	0

• IADL评定：常用的有功能活动问卷（functional activities questionaire，FAQ）、快速残疾评定量表（rapid disability rating scale，RDRS）等。

5. ADL评定注意事项

（1）评定前，应与患者交谈，让患者明确评定的目的，以取得患者的理解与合作。

（2）评定前必须对患者的基本情况有所了解，如肌力、关节活动度等。

（3）应考虑患者生活的社会环境、反应性、依赖性等。

（4）重复进行评定时，应尽量在同一条件或环境下进行。

（5）在分析评定结果时，应考虑有关影响因素，如患者的生活习惯、文化素养等以及评定时的心理状态和合作程度等。

（二）独立生活能力

独立生活能力是指个体在家庭中的自我照顾能力和在社会中的生存能力，是日常生活能力更高层次的表现。它包括躯体功能的评定、认知和社交能力的评定，使康复治疗最终回归社会得到较为客观的评估。

1. 评定方法

常采用功能独立性评定量表（functional independence measure，FIM）进行评定。FIM包括两大类、六个方面。两大类指躯体运动功能和认知功能。其中运动功能包括自我照料、括约肌控制、转移、行走四个方面、十三个项目；认知功能包括交流和社会认知两个方面、五个项目。

FIM共18项，每项7分，总分为126分，最低分为18分（即每个单项得1分），得分越高，表明独立性越好，依赖性越小。根据评定结果可分为以下等级：126分：完全独立；108～125分，基本独立；90～107分：极轻度依赖；72～89分：轻度依赖；54～71分：中度依赖；36～53分：重度依赖；19～35分：极重度依赖；18分：完全依赖。

2. 评定注意事项

（1）在临床上常采用医患问答形式（有言语功能以及听力理解障碍患者可通过与家属进行问答填表）进行。

（2）在填写量表时如某一项内容拿不准，评估者需要嘱患者进行一次该内容的动作作为真实评价标准，不可主观臆断。

（3）如果我们采用功能独立性评测（FIM）量表对患者进行ADL训练前评定，则后续评定建议仍使用该量表，这样可以保证患者训练前后数据对比的科学性。

（三）运动

1. 运动量

运动量需适度。判断标准：最大心率＝170－年龄。通过以下方式达到10000步（熨烫衣服15分钟，照看孩子13分钟，拖地吸尘或太极拳8分钟，中速骑车7分钟，健身操6分钟，中速游泳3分钟，慢跑3分钟等，基本生活起居活动量约2000步/天）。

（1）运动的时间：早上或晚上均可。

（2）运动种类：因人而异，不过度激烈或疲劳。

（3）运动频率：适中。最好4～6次/周，不应少于3次/周；30～60分钟/次，最好应＞30分钟/次。

（4）运动的方式：可采用间歇性的运动方式。

（5）强度分级：

• 基础代谢：维持基本生命活动所消耗的能量。

- 静态状态：有很少量或没有躯体运动的坐立（阅读、书写、进食、驾驶），相当于能量消耗为 0.01 kcal/（min.kg.bw）。
- 轻度活动：坐着或站着，伴上肢和其他肢体的一些运动（准备食物、洗碗），相当于能量消耗为 0.02 kcal/（min.kg.bw）。
- 中等活动：坐着并伴胳膊有力的运动，或站着伴随大量的运动（铺床、擦地板、运动前的热身、保龄球），相当于能量消耗为 0.03 kcal/（min.kg.bw）。
- 较高强度活动：快速的身体运动（打网球、慢跑、举重和团体性运动——棒球、篮球、足球），相当于能量消耗为 0.06 kcal/（min.kg.bw）。
- 高强度活动：用最大能力或接近最大能力运动身体（游泳比赛、跑步、跳绳），相当于运动能量消耗为 ＞0.1 kcal/（min.kg.bw）。

2. 评估注意事项

（1）安全：了解患者的身体状况和限制，以便进行适当的调整和指导。如果有任何健康问题或疼痛，应及时停止评估并寻求医疗建议。

（2）评估环境：选择一个安全和适当的环境进行评估。确保评估区域宽敞，并且没有障碍物或其他可能导致意外的物体。

（3）评估工具：使用适当的工具和设备来测量患者的运动能力。例如，使用尺子、测量器具或有刻度的设备来测量关节的活动范围。

（4）个体差异：考虑到每个个体的差异性。每个人的运动能力和灵活性都不同，所以不应将评估结果与其他人进行直接比较。相反，应将结果与患者的自身能力和目标进行比较。

知识延伸

1. 运动与老年骨质疏松性骨折[①]

一项最近 Meta 分析（2023）显示：抗阻运动可有效改善老年骨质疏松性骨折患者的肌肉力量 [$SMD=0.746$，95% CI（0.152，1.339），$P=0.014$]、平衡能力 [$SMD=0.439$，95% CI（0.086，0.792），$P=0.015$] 和活动能力 [$SMD=0.240$，95% CI（0.074，0.407），$P=0.005$]；但在行走速度方面的改善无统计学意义 [$SMD=0.203$，95% CI（-0.008，0.415），$P=0.059$]。

---

① 汤昱暄，等.中华护理杂志 2023 年 5 月第 58 卷第 10 期.

知识延伸

2. 运动与机体水平衡[①]

体温升高，身体主要通过出汗来加强散热，防止过热造成损伤。例如，篮球、足球、橄榄球和冰球等运动员平均出汗率为 1.10 ± 0.58 L/h，力量型项目运动员的平均出汗率为 0.88 ± 0.25 L/h，而滑雪、极限运动等运动员的平均出汗率为 0.90 ± 0.50 L/h。在炎热的环境下运动，如果不及时补液，可导致人体体温急剧升高、心脏每搏输出量下降、心率加快，血压下降和肌肉血流量减少。如果身体丢失的水分超过体重的 2%，运动中的运动表现就会受到影响。

3. 运动与老年高血压[②]

一项基于 WHO-FICs（WHO family of international classifications）架构的有氧联合抗阻运动对老年冠心病伴发高血压患者的干预研究显示：实验组肺功能呈显著提升（$|t|>2.391$，$P<0.05$），且肺活量、用力肺活量、最大通气量均高于对照组（$|t|>2.207$，$P<0.05$）；实验组峰值摄氧量、无氧阈下摄氧量、代谢当量、氧脉搏、最大运动负荷、运动负荷时间均提高（$|t|>2.823$，$P<0.05$）；实验组舒张压明显改善（$t=5.964$，$P<0.01$），收缩压明显低于对照组（$t=-3.654$，$P<0.01$）；实验组即时"起立—行走"测试时间、6分钟步行距离、2分钟踏步次数、30秒坐站次数、握力均改善（$|t|>2.996$，$P<0.05$）。

知识链接

1. 运动与慢病防治

慢病防治已成为全世界关注的话题，2010年9月联合国大会通过一项决议，强调需要采取协调一致的行动应对慢病带来的挑战，其中运动不足是现代社会多种主要慢病的一大危险因素。我国原卫生部倡导将每月11日定为"步行日"，最根本的目的是希望大众能够有意识地增加运动，达到吃和动的平衡，走向健康。走路是最简单、易行的锻炼方式，坚持每天多走几步，一个小小的行为的改变，就能对健康产生非常大的促进作用。

[①] 严翃等，中国运动医学杂志2021年11月第40卷第11期.
[②] 李慕瑶，等，中国康复理论与实践2023年3月第29卷第3期.

2. 临床评估量表的选取

选择标准：

（1）可靠性：要使评定的结果可靠，必须要有明确的标准，并能够进行重复性评定，要求其相关系数达0.9。

（2）有效性：评定的结果应能明确区分有无障碍及其程度。

（3）灵敏性：所用标准应能充分及时反映病情的进展和治疗的效果，增强患者的信心。

（4）统一性：为了判断不同治疗方法的效果、同一种治疗方法在不同的医疗单位的使用情况以及不同的治疗人员对同一种障碍的处理效果等，需要有统一的量化标准。

信度：可靠性，指评定方法的稳定性、可重复性和精确性。

（1）组内可信度：同一对象不同时期反复测定的一致性。

（2）组间可信度：多个评定者对同一对象评定的一致性。

（3）测试可信度：同一评定方法在不同的两组对象测评结果的一致性。

效度：准确性，指测量的真实性和准确性。效度越高，表示测量结果越能显示出所要测量对象的特征。主要包括以下几种：

（1）结构（构想）效度：所设计量表的评估维度与预期的假设概念框架的一致程度。

（2）内容效度：量表中所涉及的条目是否能够反映评估的要素，即反映某一主题的程度。

（3）相关（效标关联）效度：同一患者采用所涉及的量表评估结果与金标准量表测定结果的相关性。

第三节　身体活动评估案例

（一）骨关节炎

骨关节炎（osteoarthritis，OA）是一种慢性疾病，它会导致关节软骨的损坏和关节周围的炎症，最终发生关节软骨退变、纤维化、断裂、溃疡及整个关节面的损害。本病是老年人致残的主要原因。40岁之前，男性更容易发生骨关节炎，主要由于受伤或畸形。40~70岁，女性的发病率高于男性，70岁后两性发病率持平。有家族史、肥胖者更易患骨关节炎。骨关节炎通常会导致关节疼痛、僵硬和活动受限，其常见症状包括关节疼痛、关节僵硬、关节肿胀等。OA的发病是外界多种因素对易感个体作用的结果。生物机械学、生物化学、炎症、基因突变及免疫学因素均参与发病过程。这些因素引起级联退行性反应，最终导致OA病人出现关节软骨的特征性改变，并累及所有关节结构。

1. 病例示例

张某,女性,60岁,被诊断为骨关节炎。患者抱怨膝关节疼痛和僵硬,活动受限,难以上下楼梯。患者自述发病前一日有登山等剧烈运动,曾经患有高血压和糖尿病,目前状况稳定。体检结果:膝关节压痛和肿胀,活动度受限。X光显示膝关节骨质增生。

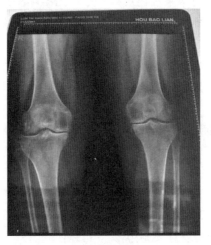

图 2.1 膝关节骨质增生 X 光片

2. 评估要点

1)评估阶段

包括入院时、住院期间及出院前的评估。入院时的评估主要是为了了解患者的基本状况和确定治疗方案;住院期间的评估主要是对治疗护理效果、康复进展进行监测和评估;出院前的评估则是为了评估患者的出院能力和制订出院计划。

2)评估目标

通过评估该患者的躯体活动(包括疼痛程度、关节的功能状况、活动能力)确定骨关节炎对患者日常活动、生活质量的影响程度,旨在制订个性化的患者康复计划,包括疼痛管理、关节保护和功能恢复等方面的干预措施,以提升患者的生活质量和活动能力。

3)评估内容

(1)病史:了解患者的主要症状、疼痛程度和活动受限程度。询问患者的运动、剧烈活动史、过去是否受伤。现有的其他健康问题(如高血压和糖尿病)。

(2)身体评估:①膝关节活动范围评估,包括膝关节屈曲和伸直程度;②肌力评估,评估患者的膝关节肌肉力量,包括大腿前侧肌群(股四头肌)、大腿后侧肌群(半腱肌、半膜肌)和小腿肌群(腘绳肌);③平衡能力评估,评估患者整体的平衡能力和膝关节的稳定性,包括前后稳定性和侧副韧带稳定性,以及静态平衡和动态平衡;④步态评估,评估患者的步态是否存在异常,包括运动对称性、协调性、流畅性、步行节奏、步幅、步速、骨盆的运动、重心的转移、上下肢的摆动等，头、肩的位置、髋、膝、踝关节的稳定性，足跟着地、足尖离地时的足的状况，疼痛、疲劳，辅助器具（矫形器、助行器、假肢的使用）、行走中的神态表情等。

（3）日常生活活动和自理能力：能否独自完成包括进食、穿衣、洗漱、如厕、做饭、购物等日常活动。注意患者有无自理能力受限，受限的程度、范围、原因及表现，有无使用辅助器具等；主要的日常活动形式、有无规律的锻炼活动、活动的强度及持续时间等。

4）评估策略或手段

根据评估内容的不同，可以采用以下评估策略或手段：

（1）问诊：采集患者的病史和询问自觉症状。询问患者是否有膝关节疼痛，疼痛的程度、感受、性质、发作特点，是否有夜间疼痛以及是否受到特定活动的影响，以及疼痛加重的因素；是否有特定的活动或姿势会导致关节疼痛加重，比如长时间行走、上下楼梯、蹲下等；是否有膝关节僵硬感，特别是早晨起床时是否感觉关节僵硬，以及持续多长时间；是否有膝关节肿胀的感觉，以及肿胀的程度如何；是否感觉膝关节活动受限，特别是关节屈曲和伸直的程度是否有受限。

（2）体格检查：包括视诊、触诊、叩诊、听诊。

视诊：观察膝关节是否有畸形、红肿等炎症表现。

触诊：触摸膝关节，检查是否有关节肿胀、温度升高等炎症表现，以及关节是否有压痛或压缩感，浮髌征触诊髌骨是否有浮动感。

叩诊：用手指轻敲膝关节，观察有无异常声音或震颤，判断是否有关节积液。

听诊：倾听膝关节的声音，观察是否有摩擦音或其他异常声音，判断是否有关节软骨损伤或滑膜炎。

（3）辅助检查：

• X线检查：最常用的关节炎辅助检查方法，可以观察关节间隙变窄、骨质增生、关节囊增厚等关节炎的典型表现。

• 磁共振成像（magnetic resonance imaging，MRI）：能够提供更详细的关节结构图像，可以观察关节软骨、滑膜、韧带等组织的损伤情况，对膝关节关节炎的炎症程度和类型有更准确的判断。

• 关节穿刺液分析：通过膝关节穿刺提取关节滑液进行实验室检查，可以确定关节积液的性质，如是否为炎症性液体，进一步明确关节炎的诊断。

• 血液检查：血液检查可以帮助排除其他疾病，并评估炎症指标和风险因素，如血沉、C反应蛋白、抗核抗体等。

• 关节镜检查：关节镜检查是一种微创手术，通过将纤维光导镜插入关节腔内，观察关节内部结构，清除关节滑膜病变组织，并可取组织活检。

（4）相关的评估量表或仪器：采用标准化的功能评定工具，如疼痛评分工具（如可视模拟评分法 VAS 或面部表情法 FPS）、关节活动度测量仪、肌力测量仪、平衡评估工具、Barthel 指数、FIM 评分等。

3. 可能的护理诊断/问题

（1）活动受限与膝关节疼痛和僵硬有关。

（2）疼痛：膝关节压痛与骨关节病变有关。

4. 健康指导

（1）进行针对性的康复训练，包括关节活动度锻炼、肌肉强化练习、平衡训练等，以增强膝关节的功能。

（2）建议进行适当的运动治疗，包括有氧运动、力量训练、伸展和平衡训练等。这些运动可以增强肌肉力量，改善关节稳定性和活动度。膝关节骨性病变较重的患者，可以考虑进行抗阻力训练，以减轻关节负荷。

（3）可考虑使用的辅助器具，如拐杖或支撑带，以减轻关节负担和提供稳定性。

（二）骨盆骨折

骨盆为环形结构，是由两侧的髂、耻、坐骨经Y形软骨融合而成的2块髋骨和1块骶尾骨，经前方耻骨联合和后方的骶髂关节构成的坚固骨环。骨盆骨折（fracture of the pelvic）常合并静脉丛和动脉大量出血，以及盆腔内脏器的损伤。常见的症状包括骨盆区域的疼痛、肿胀、行走困难等。骨盆骨折的病因主要包括外伤性和病理性两大类。外伤性骨盆骨折通常由高能量的事故引起，例如高速车祸、高处坠落或重物砸伤等，这类骨折可能引起大量出血，甚至危及生命。而病理性骨盆骨折则是由疾病本身导致的，如原发性恶性骨肿瘤、癌症转移至骨盆或原发性骶尾部脊索瘤等，这些病变侵蚀破坏骨盆，导致骨折。高血压以及骨质疏松是骨盆骨折的主要危险因素。

1. 病例示例

李某，男性，50岁，被诊断为骨盆骨折。

主诉：骨盆疼痛、活动受限和无法站立行走。患者几小时前遭遇小型交通事故，无其他明显疾病。检查盆区域明显压痛和肿胀，活动度受限。X光显示骨盆骨折。

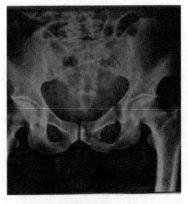

图 2.2　骨盆骨折的 X 光片

2. 评估要点

1) 评估阶段

（1）初步筛查：通过问卷或简单的测试来初步了解个体的活动能力和健康状况。

（2）详细评估：在初步筛查后，进行更详细的评估，包括：①功能测试，即评估个体完成日常活动的能力，如起床、穿衣、进食等；②运动能力测试，即评估肌肉力量、耐力、柔韧性和平衡能力；③疼痛评估，即了解疼痛的性质、强度和对日常活动的影响；④生理功能评估，即使用各种生理测量工具来评估心肺功能、肌肉功能等；⑤心理社会评估，即了解个体的心理状态、社会支持系统以及对治疗的期望和动机；⑥环境评估，即评估个体的生活环境，如居住条件、工作场所等，以及这些环境因素如何影响其活动能力。

（3）根据评估结果，制订个性化的治疗或康复计划。在治疗过程中定期复查个体的进展，并根据需要调整治疗计划。

（4）最终评估：治疗结束后，进行最终评估以确定治疗效果和个体的恢复程度。

2) 评估目标

评估该患者的躯体活动受损程度，包括疼痛、日常生活活动能力、自理能力、关节活动范围、肌力、步态、姿势和平衡能力，以及对日常生活和活动的影响。判断患者的功能损伤程度和康复需求，以制订个性化的康复计划，帮助患者恢复功能，减轻疼痛，提高生活质量。

3) 评估内容

（1）病史：了解患者的主要症状、疼痛程度和活动受限程度。询问患者的交通事故细节，包括发生事故的时间、车祸的严重程度，以及其他可能的损伤。

（2）运动功能：

- 关节活动度：包括躯干活动度、髋关节活动度以及骨盆屈曲、伸直、内旋和外旋程度。

- 肌力：患者下肢肌群的力量，包括大腿股四头肌、髋臀肌群和骨盆底肌。

- 步态：包括患者运动的对称性、协调性、流畅性、步行节奏、步幅、步速、骨盆的运动、重心的转移、上下肢的摆动等，头、肩的位置、髋、膝、踝关节的稳定性，足跟着地、足尖离地时的足的状况，疼痛、疲劳，辅助器具（矫形器、助行器、假肢的使用）、行走中的神态表情等。

- 平衡能力：包括单脚站立、闭眼站立等。

（3）自理能力和日常生活活动：

- 自理能力，即能否独自完成包括进食、穿衣、洗漱、如厕、做饭、购物等日常活动。注意患者有无自理能力受限，受限的程度、范围、原因及表现，有无使用辅助器具等。

- 日常生活活动，即主要的日常活动形式、有无规律的锻炼活动、活动的强度及持续时间等。

（4）床位转移能力和坐立姿势维持能力：例如侧卧位转正坐、坐位转床、床上坐位转立位、坐位姿势维持、坐位平衡能力。

4）评估策略或手段

根据评估内容的不同，可以采用以下评估策略或手段：

（1）问诊：采集患者的病史和自述症状。①询问患者骨折部位的疼痛情况，包括疼痛的程度、性质、持续时间以及加重或缓解的因素；②在日常生活中是否存在受限制的动作，例如走路、上下楼梯、坐立、躺卧等活动；③是否需要使用助行工具来行走，例如拐杖、助行架等；④能否独立完成日常生活活动，如穿衣、洗漱、进食等；⑤是否存在其他症状，如肿胀、僵硬、感觉异常等；⑥了解患者的既往史和现病史，询问是否有其他骨折、手术史、慢性疾病等。

（2）体格检查：

视诊：观察患者站立时是否出现倾斜、偏向一侧或者使用外部支撑物来维持平衡；观察患者行走时是否出现疼痛、抬腿困难、跛行或者使用辅助工具（如拐杖、助行器等）；观察患者是否出现跛行、小步子、使用非受伤侧肢体过度垫高地面等；观察患者在活动过程中是否有疼痛表现，如面部表情、呻吟或者抓挠患处；观察患者在进行日常活动中是否存在困难；观察有无骨盆畸形、局部肿胀、皮肤破损、血肿等表现。

触诊：触摸患者的骨盆区域，检查有无局部压痛、肿胀、异常位移等；了解患者的肌肉张力、肌肉萎缩、软组织损伤等情况。通过轻轻触摸患者的骨盆区域，检查有无局部压痛。常见的骨盆骨折压痛点包括耻骨联合、骶骨、髂骨嵴等部位，压痛点位置可以提供骨折类型和位置的线索。

叩诊：叩击患者的骨盆区域，检查有无局部压痛、骨折部位的共鸣音变化等。

听诊：用听诊器听取患者的骨盆区域有无异常的杂音或者摩擦音，判断是否伴有骨盆脏器的损伤。

（3）辅助检查：

• X线平片：诊断骨盆骨折的初步检查手段，大多数骨折可以通过正位X线片发现。

• CT扫描：对于高能量损伤，CT比X线更敏感，多用于识别所有骨折片段和某些相关的伤害。CT三维重建可以更真实地显示骨盆的解剖结构及骨折之间的关系。

• 血管造影/栓塞：用于诊断和治疗大血管出血，通过造影发现破裂的大血管并通过栓塞血管来控制出血。

• 尿液分析：检查有无血尿，评估泌尿系统损伤。

• 神经系统检查：评估神经损伤，包括下肢、直肠以及会阴感觉和反射的检查。

• 逆行尿道造影：如果怀疑尿道损伤（例如尿道口出血），应该进行逆行尿道造影。

• 直肠指检：男性常规直肠指检明确是否有高位前列腺，评估后尿道损伤的风险。

• 血清乳酸和碱缺失检测：作为评估创伤失血性休克严重程度以及监测复苏反应的敏感诊断指标。

• 急诊检查：对于血流动力学及骨盆环均不稳定的骨盆损伤，在急诊室进行以发现需要早期骨盆固定、早期血管造影、快速复位及剖腹探查的损伤。

（4）相关的评估量表或仪器：采用标准化的功能评定工具，如疼痛评分工具［如视觉模拟评分法（visual analogue scale，VAS）］或面部表情法（faces pain scale，FPS）、关节活动度测量仪、肌力测量仪、Berg 平衡量表、Timed Up and Go 测试、Barthel 指数、FIM 评分等。

3. 可能的护理诊断/问题

（1）活动受限与骨盆区域明显压痛和肿胀有关。

（2）舒适的改变：疼痛与骨折后的区域肿胀和炎症有关。

4. 健康指导

（1）骨盆骨折患者应当尽早开展康复治疗以恢复骨盆的功能和活动能力。康复治疗通常包括早期的物理疗法（如热敷、冷敷、按摩等）来减轻疼痛和肿胀，以及后期的康复训练（如肌肉强化、平衡训练、步态训练等）来恢复骨盆的力量和稳定性。

（2）根据医生和物理治疗师的指导，进行适当的康复运动，包括被动、主动和抗阻力的运动，以增加骨盆区域的活动范围和力量。

（3）进行平衡和稳定性训练，以帮助患者恢复站立和行走能力。使用助行器具或协助者的支持，根据患者的能力逐渐增加步数和步行距离。

（三）慢性阻塞性肺疾病

慢性阻塞性肺疾病（chronic obstructive pulmonary disease，COPD）是一种慢性进行性的肺部疾病，主要由吸烟、空气污染和遗传因素等引起。该病主要特征是气道阻塞导致呼吸困难、咳嗽和咳痰等症状。COPD 与慢性支气管炎及肺气肿密切相关。肺气肿是肺部终末细支气管远端出现异常持久的扩张，并伴有肺泡壁和细支气管的破坏，而无明显的肺纤维化。当慢性支气管炎和肺气肿病人肺功能检查出现气流受限时，则可诊断为 COPD。COPD 是多种环境因素与机体自身因素长期相互作用的结果。

本病是炎症机制、蛋白酶-抗蛋白酶失衡机制、氧化应激机制以及自主神经功能失调等共同作用产生两种病变而引起的：

（1）小气道病变：小气道炎症、纤维组织形成、管腔黏液栓等使小气道阻力明显升高。

（2）肺气肿病变：使肺泡对小气道的正常牵拉力减小，小气道较易塌陷，并使肺泡弹性回缩力明显降低。

这种小气道病变与肺气肿病变共同作用，造成慢阻肺特征性的持续气流受限。

1. 病例示例

一位 60 岁的女性，被诊断为慢性阻塞性肺疾病（COPD）。患者主诉呼吸困难、咳嗽和咳痰。活动受限，无法完成日常生活活动。患者有多年吸烟史，无其他明显疾病。肺部听诊可闻及哮鸣音，肺功能检测显示气流受限，血氧饱和度较低。

2. 评估要点

1) 评估阶段

（1）急性起病阶段：评估呼吸系统症状的起始和发展过程。使用问卷或量表评估患者的症状严重程度，如呼吸困难、咳嗽和痰量。了解患者的吸烟史、职业暴露史、家族病史等。

评估肺功能下降的相关体征，包括听诊患者的肺部，检查是否有异常的呼吸音，如喘鸣或干、湿啰音。

肺功能测试：通常包括①肺活量（FVC），测量最大呼气量；②第一秒用力呼气容积（forced expiratory volume in one second，FEV1），测量一秒钟内可以呼出的气体量；③FEV1/FVC 比值，评估气流受限的程度。

血液气体分析：检测血液中的氧气和二氧化碳水平，评估肺部的气体交换能力。

胸部 X 线或 CT 扫描：检查肺部形态，排除其他可能的疾病，如肺气肿、肺炎等。

心电图（ECG）：评估心脏功能，因为 COPD 可影响心脏。

步行测试或心肺运动测试：评估患者的运动能力和心肺耐力。

（2）定期复查肺功能和其他相关指标，监测病情进展；评估患者对治疗的反应，包括药物治疗、肺康复等。

（3）并发症评估：评估患者是否有慢阻肺的并发症，如心血管疾病、骨质疏松、抑郁等。

（4）院后评估：使用相关量表评估患者的生活质量，包括日常活动能力、心理状态等。

2) 评估目标

评估该患者的呼吸系统症状、肺功能及躯体活动问题：包括平衡和步态、肌肉力量和耐力、疼痛、关节的功能状况；确定肺功能受损对患者日常活动、生活质量的影响程度，以制订患者个性化的康复计划，改善呼吸困难、减少咳嗽和咳痰、提高活动能力和改善生活质量。

3) 评估内容

（1）病史：了解患者的主要症状、疼痛程度和活动受限程度。询问患者的吸烟史、症状出现的时间和严重程度。包括患者的呼吸状况，包括呼吸频率、呼吸深度、呼吸困难程度以及咳嗽和咳痰情况。注意是否有明显的呼吸困难和气急的表现，如活动后出现的呼吸困难程度、频率；咳嗽和咳痰评估：咳嗽的频率、程度和影响日常生活的程度。

（2）身体功能评估：

评估患者的血氧饱和度水平：评估患者的呼吸音，包括是否有哮鸣音、啰音和呼吸音减弱等；进行肺功能检测，包括肺活量、呼气峰流速、FEV1（第一秒用力呼气容积）等指标。这些指标可以评估患者的气流受限程度及肺功能的严重程度。

步态、姿势、行走能力、平衡能力：包括运动对称性、协调性、流畅性、步行节奏、步幅、步速、骨盆的运动、重心的转移、上下肢的摆动等，头、肩的位置、髋、膝、踝关节的稳定性，足跟着地、足尖离地时的足的状况，疼痛、疲劳，辅助器具的使用、行走中的神态表情等。

肌肉力量和耐力：如握力测量、下蹲动作测试等。

（3）生活质量评估：评估患者的生活质量，包括对疾病影响的认知、情绪状态、社交功能等方面。

（4）日常生活活动能力和自理能力评估：如能否完成生活自理、行走、上楼梯等活动。

4）评估策略或手段

根据评估内容的不同，可以采用以下评估策略或手段：

（1）问诊：采集患者的病史和自述症状。询问患者过去是否因为呼吸问题而住院或急诊就医及当时的情况；询问患者关于呼吸困难的感受，在什么情况下发生；咳嗽或咳痰的情况，是否影响日常生活；能否完成日常生活中的常见活动，如自理、步行、上楼梯等及存在的困难；在参加体力活动（如散步、跑步）时是否感到气短或需要停下来休息；是否有过使用呼吸辅助装置（如氧气或呼吸器）的经历及使用过程和效果；是否参加过康复训练或呼吸康复项目及效果；是否经常感到疲劳和虚弱，这是否影响躯体活动能力。

（2）体格检查：

视诊：观察患者的一般情况，包括呼吸状况（频率、模式等）、面色、呼吸困难症状程度、步态、卧位姿势等。

触诊：用手触摸患者的胸部和腹部，以检查呼吸肌肉的紧张程度、腹肌使用情况等。

叩诊：使用手指或敲击器敲击患者的胸部，以评估肺部的共鸣音和浊音。

听诊：使用听诊器听取患者的胸部，以检查呼吸音的变化，如干咳音、湿啰音等。

嗅诊：闻患者的口气或呼出气体，以检查是否有气味异常。

（3）辅助检查：

• 心电图：检查患者的心电图，以评估心脏状况。

• 肺功能测试：包括肺活量、呼气流量-时间曲线［最大呼气流量（peak expiratory flow，PEF）］、第1秒用力呼气容积（FEV1）、1秒用力呼气容积与用力肺活量的比值（forced expiratory volume in 1 second to forced vital capacity ratio，FEV1/FVC）、一氧化碳肺弥散功能测定（diffusion capacity of the lung for carbon monoxide，DLCO）等，可以评估肺部功能和损害的程度。

• 氧饱和度检查：使用脉搏血氧饱和度仪（pulse oximeter）测量患者的氧饱和度，反映氧合情况。

• 胸部X线检查：可以观察肺部结构、肺容积和肺纹理的变化，评估肺部病变和并发症。

• CT扫描：通过进行胸部CT扫描，可以更详细地评估肺部病变、肺部纤维化和肺气肿等情况。

　　• 动脉血气检查：检测动脉血气中的氧气和二氧化碳含量，评估呼吸功能和气体交换情况。

　　（4）相关的评估量表：采用标准化的功能评定工具，如6分钟步行距离测试、Borg 呼吸困难量表、COPD assessment test、CAT 或改良的 medical research council（mMRC）评分、Berg 平衡量表或 Tinetti 平衡量表、Barthel 指数、FIM 评分。

3. 可能的护理诊断/问题

　　（1）呼吸困难 与肺功能下降和缺氧有关。
　　（2）躯体活动能力受限 与肺部疾病有关。

4. 健康指导

　　（1）吸烟是 COPD 的主要诱因，患者应立即戒烟。
　　（2）鼓励患者进行适度的有氧运动，如散步、骑自行车或游泳，以提高心肺耐力和肌肉力量。
　　（3）根据患者的能力和舒适度，制订适当的运动计划。教会患者正确使用呼吸训练器，如肺活量训练器和正压呼吸器。
　　（4）教会患者如何合理安排活动和休息时间，避免过度疲劳。
　　（5）患者应定期随访医生，根据病情和医生的建议进行调整治疗方案。同时，患者需要养成良好的生活习惯，保持健康的生活方式，如合理饮食、适量锻炼、避免空气污染和感染等。

（四）脑卒中

　　脑卒中（stroke）指各种原因引起的脑血管疾病急性发作，造成脑供血动脉狭窄或闭塞，或非外伤性的脑实质出血，并引起相应临床症状及体征。多见于老年人，分缺血性脑卒中和出血性脑卒中，前者发病率高于后者。缺血性脑卒中主要是在动脉粥样硬化基础上形成血栓，导致动脉狭窄或闭塞。脑组织可发生缺血性坏死，同时出现相应的神经功能障碍及意识改变，血流缓慢和血压下降是常见诱因。出血性脑卒中多发生于高血压动脉硬化病人，常因剧烈活动或情绪激动而引发，出现神经功能障碍，严重者引起颅内压增高甚至脑疝。脑卒中的危险因素包括年龄、性别、性格、种族、遗传等。55岁以后发病率明显升高，年龄每增加10岁，发生率约增加1倍，男性卒中发病率高于女性，父母双方有脑卒中史的子女卒中风险增加。可干预因素有高血压、高血脂、心脏病、糖尿病、高同型半胱氨酸血症、吸烟、酗酒、体力活动少、高盐饮食、超重、感染等。

1. 病例示例

　　一位68岁的男性，被诊断为缺血性脑卒中。左侧身体无力，感到头晕和头痛，说话困难一日。患者有长期的高血压史，未定期治疗，并且血压控制不佳；曾有多年吸烟史，已戒烟10年。神经系统检查：左侧肢体无力，出现偏瘫；感觉异常；面部表情不对称；语言困难。

2. 评估要点

1) 评估阶段

（1）入院前后：需要快速识别卒中症状，如面部歪斜、肢体无力、语言障碍等；评估生命体征，包括意识水平、血压、心率和呼吸。

（2）住院期间评估：

• 病史收集：详细询问患者或目击者关于症状出现的时间、性质和进展情况；了解患者的既往病史，包括高血压、糖尿病、心脏病等。

• 全面的神经系统检查：评估运动、感觉、平衡、协调、反射和高级神经功能。

• 进行头部CT扫描或MRI以确定脑卒中的类型（缺血性或出血性）和位置：MRI尤其是弥散加权成像（DWI），对急性缺血性脑卒中更敏感。

• 血管评估：使用CT血管造影（CTA）或磁共振血管造影（MRA）评估脑血管的状况。

• 检查颈动脉、椎动脉和颅内血管是否有狭窄或闭塞。

• 实验室检查：进行血液检查，包括血常规、凝血功能、血糖、血脂、肝肾功能等。

• 心电图（ECG）检查心脏节律有无异常。根据影像学和实验室检查结果，评估卒中的原因，如动脉粥样硬化、心源性栓塞、血管炎等。

（3）神经功能、预后及康复需求：使用标准化的评估工具，如美国国立卫生研究院卒中量表（NIHSS），评估神经功能损害的程度。根据患者的年龄、卒中严重程度、合并症等因素，评估患者的预后。确定患者所需的康复治疗，如物理治疗、职业治疗和言语治疗。

（4）出院前评估患者再次发生卒中的风险，并制定预防措施，包括药物治疗、生活方式改变和可能的手术治疗。评估患者的心理状态，如有无出现卒中后抑郁以及社会支持系统如何。

2) 评估目标

（1）了解脑梗死的具体位置和影响范围，预测可能出现的神经功能损害和制订治疗计划。通过临床检查和神经功能评分系统（如NIHSS）评估患者的神经功能损害程度。确定患者是否需要康复治疗，如物理治疗、职业治疗、言语和语言治疗等。

（2）确定脑梗死的病因：识别导致脑梗死的原因，如动脉粥样硬化、心源性栓塞、血管炎等，以指导针对性治疗，包括药物治疗、血管内治疗、外科手术等在内的综合治疗计划。

（3）根据患者的年龄、梗死的大小和位置、合并症等因素评估患者的预后。

（4）预防再发：评估患者再次发生脑梗死的风险，并采取预防措施，如抗血小板治疗、抗凝治疗、控制危险因素等。

（5）心理社会支持：评估患者的心理状态和社会支持系统，提供必要的心理支持和干预。

（6）教育和指导：向患者和家属提供有关脑梗死的信息，包括疾病管理、预防措施和康复过程。

3）评估内容

（1）病史：了解患者的主诉和症状，包括左侧身体无力、头晕、头痛和说话困难的程度。询问患者的高血压史、吸烟史以及其他相关疾病史。密切监测患者的血压水平，记录患者的血压控制情况。

（2）神经功能状态：

患者的肌力、感觉、反射和协调：特别关注左侧肢体的肌力和协调程度，以及面部表情和语言困难等方面的异常。测试患者的肌肉力量和肌肉协调性，评估左侧肢体无力和偏瘫的程度；观察患者的面部表情是否对称，是否有肢体无力的表现；测试患者对触摸、疼痛和温度的感知能力。

患者步态：包括运动的对称性、协调性、流畅性、步行节奏、步幅、步速、骨盆的运动、重心的转移、上下肢的摆动等，头、肩的位置，足跟着地、足尖离地时的足的状况、神态表情等。

平衡能力：评估患者的平衡和协调能力，包括站立平衡、坐立平衡和转身平衡等方面。

语言和沟通能力：评估患者的语言和沟通能力，包括口述和书写能力。

（3）日常生活活动和自理能力：能否独自完成包括进食、穿衣、洗漱、如厕、做饭、购物等日常活动。注意患者有无自理能力受限，受限的程度、范围、原因及表现，有无使用辅助器具等；主要的日常活动形式、有无规律的康复锻炼、活动的强度及持续时间等。

4）评估策略或手段

根据评估内容的不同，可以采用以下评估策略或手段：

（1）问诊：询问患者对肢体无力的感觉和程度，是否存在一侧肢体无力，是否存在手指握力减弱等情况；是否感到平衡困难，有无摔倒的情况；是否存在行走时脚部抬高困难、倾斜或者偏歪等症状；是否存在感觉异常，如刺痛、麻木、触觉减退等及患者是否感觉到一侧身体的感觉减退或丧失；言语障碍评估，询问患者在说话时是否感到困难，是否有言语不清或者理解能力下降的情况；询问患者是否存在头痛、颈痛或其他部位的疼痛及疼痛的程度、性质、持续时间等。

（2）体格检查：是评估患者神经系统状况的重要步骤。以下是一些关键的体格检查项目：

一般情况：观察患者的意识状态，如清醒、嗜睡或昏迷；评估患者的呼吸和循环状态。

生命体征：测量血压、心率、呼吸频率和体温；注意是否有高血压或低血压，心动过速或心动过缓。

神经系统检查：评估患者的意识清晰度和反应性；评估认知功能，如定向力、计算力、记忆力和判断力；检查患者的语言理解和表达能力，注意是否有失语症。

颅神经检查：检查视力、视野和眼底，评估是否有视神经损伤；检查眼球运动，评估是否有眼肌麻痹；检查面部感觉和咀嚼肌力量；检查面部表情肌的活动，评估是否有面瘫；评估听力和平衡功能。

运动功能检查：评估四肢和躯干的肌力，注意是否有偏瘫；评估肌肉的紧张度，注意是否有肌张力增高或降低；评估患者的协调能力，如指鼻试验和跟膝胫试验。

感觉功能检查：检查触觉、痛觉和温度觉；评估关节位置感和振动觉。

反射检查：检查四肢的腱反射，注意是否有反射亢进或减弱，如巴宾斯基征，评估是否有上运动神经元损伤。

平衡和协调功能：评估患者的站立和行走能力，注意是否有共济失调。

自主神经功能：检查患者的出汗、皮肤色泽和温度，评估自主神经功能。

心理状态：评估患者的情绪状态，注意是否有抑郁、焦虑或其他心理问题。

吞咽功能：评估患者的吞咽能力，注意是否有吞咽困难或误吸。

皮肤和外周血管：检查皮肤的颜色、温度和湿度，评估外周循环状况。

（3）辅助检查：

• 神经影像学检查：计算机断层扫描（CT）、磁共振成像（MRI）等。

• 脑电图（EEG）检查：通过记录脑电活动来评估脑功能状态。可以检测脑电波的频率、振幅和节律，从而评估脑电活动的正常与否，以及异常放电或损伤的存在。

• 血管造影检查：包括数字减影血管造影（DSA）和磁共振血管成像（MRA）等，用于评估脑血管的血流情况和狭窄程度。

（4）相关的评估量表：采用标准化的功能评定工具，包括格拉斯哥评分（glasgow coma scale，GCS）、Berg 平衡量表或 Tinetti 平衡量表、Barthel 指数、FIM 评分、frenchay aphasia screening test（FAST）测试、可视模拟评分法（VAS）或面部表情评分法（FPS）。

3. 可能的护理诊断/问题

（1）躯体活动能力受限 与疼痛和偏瘫有关。

（2）舒适的改变：疼痛 与脑缺血缺氧产生疼痛代谢物，刺激神经，以及出血后的局部压迫所致。

（3）言语障碍 与大脑局部缺血缺氧导致负责言语的大脑皮层功能受损有关。

4. 健康指导

（1）卒中患者需要进行康复治疗：包括物理治疗、语言治疗和职业治疗等。针对患者的肢体无力，可以进行肢体训练，包括肌肉力量训练和运动功能训练。

（2）卒中患者常常出现平衡问题，可以进行平衡训练来改善。

（3）在康复过程中，需要训练患者进行日常活动，例如自己洗澡、穿衣服、进食等。通过逐步训练，患者可以逐渐恢复独立完成这些活动的能力。

（4）在进行躯体活动时，确保患者的安全，避免跌倒和受伤。

（5）患者要根据医生的建议，规范治疗高血压，以减少进一步中风风险。

第三章

营养评估

 学习目标

知识

1. 简述营养代谢途径;
2. 识记营养评估的相关概念、评估工具、评估标准;
3. 识记影响营养状况的因素。

能力

1. 区分营养相关子概念:营养、肥胖、营养不良;
2. 列举影响营养的因素;
3. 识别导致营养状况异常的原因,并提出早期针对性干预建议。

价值

1. 帮助学生掌握营养评估的理论基础和实践技能,提高专业能力;
2. 通过学习营养评估,培养学生批判性思维和临床决策能力,学习如何综合分析患者的营养状况;
3. 学生可以学习如何与患者有效沟通,解释营养评估的重要性,以及如何根据评估结果提供咨询和指导。

情景导入

范某，女，32岁。

主诉：体型明显发胖十年余。

现病史：十余年前开始出现体型发胖、胃纳佳、喜食荤食、甜食及油炸食品。伴有关节疼痛、走路气喘。无睡眠呼吸暂停，无活动后心悸气促，无双下肢及颜面浮肿，无头晕，近期睡眠、大小便如常。否认高血压、心脏病史。

既往史：自述体重最高达到240.0kg。曾尝试控制饮食、加强运动以及中医针灸等疗法控制体重，效果不佳，其后病人体重进行性增加。

家族史：患者父亲因肥胖症，患2型糖尿病2年余。

初步诊断：肥胖症。

问题1. 该病人主要的患病原因有哪些？

2. 为确定有无并发症，该病人还需要进行哪些检查？测量哪些指标？

第一节 营养的生理机制及常见健康问题

一、营养的生理机制

营养是机体通过摄取食物，经过体内消化、吸收和代谢，利用食物中对身体有利的物质作为构建机体组织器官、满足生理功能和身体活动需要的生物学过程。代谢是生物体利用食物转化成生活原生质和贮存物，产生能量，排出废物等一系列的生化过程，实质上也是一系列化学反应过程。它包括营养物质的转化、能量的转换、合成和降解过程、废物的排出以及生物体所有其他机能。

糖、脂类、蛋白质是人体必需的三大营养物质，均为有机大分子，须经过消化转化为有机小分子才能被人体吸收。

糖类主要来源于食物中糖的消化吸收，也可通过肝糖原分解、其他物质的糖异生合成。人体能直接利用的糖类是血液中的葡萄糖，即血糖。血糖的正常值为80～120mg/dL。机体内的糖通过氧化供能、产生二氧化碳和水进行代谢，也可合成肝糖原和肌糖原或转化为脂肪和某些氨基酸。

脂类的来源途径分为内源性和外源性。其中最主要的是内源性来源（约70%），即体内合成或脂肪动员。外源性来源为食物的消化吸收（约30%）。体内的脂类主要用于细胞组织的氧化供能、构成细胞膜、转变为其他物质，部分以脂库的形式贮存在体内。

机体内的蛋白质主要来源于从食物中消化吸收、组织蛋白质分解、非必需氨基酸合成,可用于合成蛋白质或多肽、脱氨基作用、脱羧基作用以及转换为其他含氮物质。

三大营养物质之间的转化关系如图 3.1 所示。

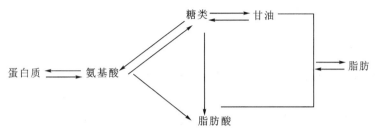

图 3.1 三大营养物质之间的转化关系图

二、营养的常见健康问题

(一) 超重及肥胖

1. 衡量标准

身体质量指数（body mass index，BMI）是衡量人体肥胖程度的重要标志，其计算公式为：

$$BMI（身体质量指数）=体重（kg）/身高^2（m^2）$$

WHO 拟定的标准是：$18.5 \leqslant BMI \leqslant 24.9$ 为正常，$25 < BMI \leqslant 30$ 为超重，>30 为肥胖；亚洲标准为：$18.5 \leqslant BMI \leqslant 22.9$ 为正常，$23 < BMI \leqslant 30$ 为超重，>30 为肥胖。

我国的肥胖标准为：$18.5 \leqslant BMI \leqslant 23.9$ 为正常范围，$24 \leqslant BMI \leqslant 27.9$ 为超重，$\geqslant 28$ 为肥胖。若腰围男性 $\geqslant 85$ 厘米、女性 $\geqslant 80$ 厘米，或腰围与臀围的比例男性大于 0.9、女性大于 0.85，为腹型肥胖，即使 BMI 在正常范围内，也属肥胖。

2. 肥胖的成因

(1) 遗传因素：肥胖受多种因素影响，大量家族聚集性以及双生子试验皆证明遗传因素是肥胖的最主要原因之一，占肥胖影响因素的 40%～70%。

(2) 饮食因素：肥胖发生的根本原因是机体的能量摄入大于机体的能量消耗，多余的能量以脂肪形式贮存，最终导致肥胖。

(3) 身体活动因素：身体活动是指由于骨骼肌收缩产生的机体能量消耗增加的活动。骨骼肌剧烈运动时脂肪的利用率显著增加，在调节和维持体重等方面起着至关重要的作用。

(4) 心理因素：主要通过影响饮食、身体活动对肥胖程度进行调节。

此外，环境因素、社会政策因素均会在宏观层面对肥胖的发生产生影响。我国人群的肥胖率显示北方、南方高，中部低，并表现为南方上升最快，城市中的肥胖率比农村高。目前我国高收入和文化程度高的人群中肥胖发生率较高，与发达国家相反。政府通过立法禁止餐饮业使用某些导致肥胖的添加剂，对不健康食品征收"脂肪税"，提高不健康食品价格等减少肥胖的发生。

3. 肥胖的危害

（1）肥胖对循环系统的影响：肥胖能够通过神经激素激活、炎症和肾功能障碍等多种机制引起高血压。此外，肥胖不仅使心脏负荷增大，还会使血脂水平升高。若长期得不到改善，易形成动脉粥样硬化。随着附着的脂质增多，动脉管腔变窄，通过的血流减少，从而导致冠心病。若血栓脱落则有发生缺血性脑卒中的风险。另外，肥胖还会增加心房颤动和心力衰竭的风险，心力衰竭是肥胖患者最常见的死亡原因。肥胖患者常常合并有高血压，长期的高血压可导致颅内小动脉病理性改变，易引发脑出血。

（2）肥胖对呼吸系统的影响：肥胖患者呼吸道肥厚，在睡眠时易阻塞上气道；过多的脂肪也会使横膈受挤压，影响膈肌正常运动而影响呼吸，从而易患阻塞性睡眠呼吸暂停低通气综合征（obstructive sleep apnea hypopnea syndrome，OSAHS）。肥胖引发的相关炎症与哮喘和肺功能异常有关，肥胖的哮喘患者症状较难控制。此外，肥胖人群呼吸道感染的易感性也远远大于正常体重人群。所以在流感高发期，应重点关注肥胖人群的健康状况。

（3）肥胖对代谢的影响：肥胖会使人体出现胰岛素抵抗，阻碍人体外周组织对胰岛素介导的葡萄糖进行摄取，还可能降低胰岛 B 细胞对葡萄糖的敏感性。在肥胖的早期，胰岛素升高调节血糖维持平衡，但随着肥胖的增加，胰岛素抵抗程度加重，平衡消失，便出现糖耐量异常，发展为糖尿病。此外，肥胖也会引发血脂异常，原因主要是由于肥胖引起胰岛素抵抗，胰岛素敏感性降低，导致肝脏对脂肪的分解能力严重下降。同时，高密度脂蛋白胆固醇含量也明显减少，人体血脂水平升高，进而显著增加冠心病和脑血管疾病的患病率，严重者可导致死亡。

（4）肥胖对消化系统的影响：由于腹部脂肪堆积，腹部内压增加，食物向下运输受阻，易反流入食管，诱发胃食管反流病。不良的饮食习惯，如爱吃甜食、辛辣刺激、油腻的食物，暴饮暴食等均会加重胃肠道的负担，影响消化功能，增加患消化系统疾病的风险。此外，肥胖对各器官也有一定的影响。肥胖会造成脂肪肝并随脂肪的增加而加重，不及时干预可能会导致肝硬化等不良后果。

（5）肥胖对泌尿系统的影响：肥胖会破坏肾脏的功能且过程隐匿，出现症状时可能已发展到终末期肾脏病。而当进入终末期肾脏病阶段，患者通常需要进行肾脏替代治疗。对于肥胖者而言，透析难度会增大，患者将不得不承受难以建立血管通路、腹膜炎的发生率高、需要更长时间和更频繁的透析等风险。因此，预防和早期治疗肥胖，对肾脏疾病的发生、发展、转归都有重要作用。

(二) 营养不良

1. 分型

营养不良有四种亚型：消瘦、发育迟缓、体重不足、维生素和矿物质缺乏。营养不良使儿童特别容易受到疾病和死亡的威胁。

消瘦指体重低于身高对应体重，通常表示有新近和严重的体重不足。中度或严重消瘦儿童死亡风险会增加，但有治愈可能。

发育迟缓指相对年龄身高不足。这是慢性或经常性营养不良造成的结果，通常与社会经济条件差、孕产妇保健和营养不良、频发疾病或在生命早期不适当的婴幼儿喂养和护理有关。发育迟缓使儿童不能达到身体和认知能力正常水平。

体重不足指儿童相对年龄体重不足，可能会有发育迟缓、消瘦或两者兼有。

维生素和矿物质缺乏指的是身体缺乏必要的维生素和矿物质，这些营养素对于身体的正常功能和健康至关重要。缺乏可能是由于饮食中营养素摄入不足、吸收不良、需求增加或生物利用度降低等原因。

2. 成因

(1) 喂养不当：长期摄食不足，如母乳不足又未能及早添加辅食。人工喂养者，食物的质和量未能满足需要，如乳类稀释过度或单纯用淀粉类食品喂哺；突然断奶；婴儿不能适应新的食品等。

(2) 饮食习惯不良：饮食不定时、偏食、反刍习惯或神经呕吐等。

(3) 疾病因素：疾病影响食欲，妨碍食物的消化、吸收和利用，并增加机体的消耗。如迁延性婴儿腹泻、慢性肠炎或痢疾、各种酶缺乏所致的吸收不良综合征、肠寄生虫病、结核病、麻疹、反复呼吸道感染、慢性尿路感染等，某些消化道先天畸形（如唇裂、腭裂、先天性肥大性幽门狭窄或贲门松弛等）和严重的先天性心脏病均可致喂养困难，某些遗传性代谢障碍和免疫缺陷病也可影响食物的消化、吸收和利用。早产和双胎易引起营养不良，宫内感染，孕母疾病或营养低下，胎盘和脐带结构与功能异常均可导致胎儿营养不足和宫内生长阻滞，是婴儿营养不良的常见原因。

3. 临床表现

常有以下三种典型症状：

(1) 消瘦型，由于热量严重不足引起，小儿矮小、消瘦，皮下脂肪消失，皮肤推动弹性，头发干燥易脱落、体弱乏力、萎靡不振。

(2) 水肿型，由蛋白质严重缺乏引起，周身水肿，眼睑和身体低垂部位水肿，皮肤干燥萎缩、角化脱屑，或有色素沉着，头发脆弱易断和脱落，指甲脆弱有横沟，无食欲，肝大、常有腹泻和水样便。

(3) 混合型，介于两者之间。并都可伴有其他营养素缺乏的表现。

(三) 糖尿病

1. 定义

糖尿病（diabetes mellitus，DM）是一组因胰岛素绝对或相对分泌不足以及靶组织细胞对胰岛素敏感性降低引起蛋白质、脂肪水和电解质等一系列代谢紊乱综合征，其中以高血糖为主要标志。糖尿病的主要临床表现为多饮、多尿、多食和体重下降（"三多一少"），以及血糖高、尿液中含有葡萄糖（正常的尿液中不应含有葡萄糖）等。糖尿病若得不到有效的治疗，会引起身体多系统器官的损害。

2. 成因

(1) 1型糖尿病：以前称为胰岛素依赖型糖尿病或青少年发病型糖尿病，其特征是胰岛素分泌不足，需要每日输入胰岛素。2017年，全球有900万1型糖尿病患者，集中于发达国家。目前尚不清楚1型糖尿病的病因以及预防方法。

(2) 2型糖尿病：始于胰岛素抵抗作用异常（细胞对胰岛素的反应不正常）或细胞对胰岛素没有反应，而本身胰脏并没有任何病理问题。随着病情进展胰岛素的分泌亦可逐渐不足。2型糖尿病是一种代谢性疾病。特征为高血糖，主要由胰岛素抵抗及胰岛素相对缺乏引起。过去被称为非胰岛素依赖型糖尿（Noninsulin-dependent diabetes mellitus，NIDDM）或成人型糖尿病，病因为体重过重或缺乏运动。肥胖为胰岛素阻抗的主因之一，因此肥胖可以说是2型糖尿病的主要危险因子。

(3) 妊娠期糖尿病（gestational diabetes mellitus，GDM）：也是常见的糖尿病种类，它指过去没有糖尿病病史，但在怀孕期间血糖高于正常值的孕妇，是围产期的主要并发症之一。此病可能导致胎儿发育畸形、胎儿宫内窘迫、新生儿低血糖、巨大儿以及难产或者死产等并发症。

3. 诊断

糖尿病的标志是反复性的和持续性的高血糖症，其诊断标准为满足以下三项之一：

(1) 非同日两次空腹血糖达到或者超过7.0 mmol/L（126 mg/dL）（其中空腹的定义为禁食8小时以上）；

(2) 在75g葡萄糖糖耐量测试中，两小时后血糖高于11.1mmol/L（200 mg/dL）；

(3) 具有糖尿病症状并且随机血糖高于11.1mmol/L（199.8 mg/dL）。

第二节 营养的评估

一、营养评估

（一）制定评估目标

根据患者住院前、中、后的不同评估时段及需求，明确评估的目标。例如确定患者与标准营养水平的差距或者确定他们需要的支持和康复计划。

（二）确定评估策略

包括视诊、触、叩、听，收集与患者营养状况相关的信息，以及患者的病史、医疗记录、生活方式、社会支持等，对患者态度及知识需求方面的评估可采用相关量表。

（三）评估内容

1. 膳食调查

对有营养风险的患者，要进行营养评估（nutritional assessment），即结合病史、体格检查、实验室检查、人体测量、人体组成分析等多项指标来综合判断营养情况，为制订营养治疗方案提供依据。

膳食调查是营养调查的重要组成部分，目的是了解在一定时期内人群膳食摄入的状况，并与中国居民膳食营养素参考摄入量比较，以此来评定营养需要得到满足的程度。单独膳食调查的结果可作为对调查对象进行营养咨询、营养改善和膳食指导的依据。某些病种或疾病的某个阶段需要膳食调查，此调查所得到的数据信息可用于个体化分析营养需要量及整体营养评估。

常用的膳食调查方法有称重法、询问法、食物频率法、化学分析法等，每种方法都有其优势和不足，在膳食调查时正确选择调查方法，通常需要将多种方法结合使用。

1）称重法

由调查者、调查对象或照顾者（如母亲为孩子做好记录）在一定时间内完成，一般为1～7天。采用称重法时，食物在食用前经过称重，再将剩余部分称重后加以扣除。此法可用于集体食堂、家庭及个人的膳食调查。调查期间调查对象在食堂或家庭以外吃的零食、饮料或添加的饭菜等，均需根据不同的调查对象采用不同方法获得这部分数据。

2）询问法

询问法是通过问答方式回顾调查者的每日膳食情况，并对食物摄入量进行计算和评价的一种方法。此方法适用于个体调查和特种人群调查，如散居儿童、老年人和患者等。通常包括膳食回顾法和膳食史法。①膳食回顾法：24h 膳食回顾法是目前最常用的一种膳食调查方法，由被调查对象提供 24h 内的膳食组成及消耗情况。在实际工作中，常选用 3 天的 24h 膳食回顾，即每天对调查对象进行询问，回顾其 24h 内的进餐情况，连续进行 3 天。此法可用于单独就餐的个体，常用于门诊或住院患者的膳食调查。该法不适用于 7 岁以下的儿童或 75 岁以上的老人。②膳食史法：当食物消耗种类多，随季节变化大时，可使用膳食史法。此方法用于评估个体每日的食物摄入量、一般的膳食方式及长期的膳食习惯，通常覆盖过去 1 个月、6 个月或 1 年及以上的时段。具体做法是要求调查对象保存其 3 天的膳食记录，从中了解其饮食习惯，据此估计出其常吃食物的量。

询问法的结果不够准确，一般在无法采用称重法或记账法的情况下使用。使用膳食史法还能了解患者有无挑食、偏食等不良饮食习惯，以便加以膳食指导。

3）食物频率法

食物频率法是估计调查对象在一定时期内摄入某种食物频率的方法。该法多以问卷形式进行，问卷内容包括食物名单和进食频率（在一定时期内所食某种食物的次数）。该法可分为定性食物频率法和定量食物频率法两种。

食物频率法可以迅速得到被调查者平时摄入食物的种类和数量，反映长期膳食模式，可作为研究慢性疾病与膳食模式关系的依据，提供对居民开展膳食指导宣传教育的参考。食物频率法的缺点是需要对过去的食物进行回忆，当前的饮食模式可能影响被调查者对过去膳食的回顾，从而产生偏倚，准确性较差。

4）化学分析法

化学分析法是将调查对象的一日全部所食收集齐全，在实验室中进行化学分析，测定其热能和各种营养素含量，以调查其膳食营养状况的一种方法。这种方法能够精准地了解调查对象摄入营养的状况，但操作复杂、速度较慢，耗费人力物力资源较多，不适宜进行大规模的膳食调查。

5）膳食调查结果计算

根据平均每人每日各种食物的摄入量，查《常用食物一般营养成分表》就可求出平均每人每日各种营养素的摄入量。若就餐者的年龄、性别、劳动强度等条件一致时，可直接从中国居民膳食营养素参考摄入量中查出该人群的推荐摄入量或适宜摄入量作为平均摄入量标准；若不一致，则要查各组人群的推荐营养素摄入量（recommended nutrient intake，RNI）或适宜摄入量（adequate intake，AI），乘以该组人群的人日数，就可求得各组的营养素需要量总和。将各组的营养素需要量总和相加除以各组人群的总人日数之和就可得出平均营养素摄入量标准，用公式表示为：

$$平均营养素摄入量标准 = R_1T_1 + R_2T_2 + \cdots + R_nT_n(T_1 + T_2 + \cdots + T_n)$$
$$= \sum(R_iT_i)\sum T_i$$

其中，R_i 为某人群的推荐摄入量或适宜摄入量，T_i 为该组人群的总人口数。营养素摄入量占推荐摄入量的百分比为：平均每人每日各种营养素的摄入量/平均营养素入量标准×100%。

2. 膳食评价

1) 膳食构成的评价

膳食结构是指膳食中各类食物的数量及其在膳食中所占的比重。由于影响膳食结构的这些因素是逐渐变化的,所以膳食结构不是一成不变的,人们可以通过均衡调节各类食物所占的比重,充分利用食品中的各种营养,达到膳食平衡,促使其向更利于健康的方向发展。

世界三大膳食结构分别为:西方膳食结构、东方膳食结构和地中海膳食结构。

(1) 西方膳食结构:以西方发达国家为代表的膳食结构中,动物性食物占有的比例大,优质蛋白质在膳食结构中占的比例高,同时动物性食物中所含的无机盐一般利用率较高,脂溶性维生素和B族维生素含量也较高。其缺点是食糖过多,热量供应过剩。

(2) 东方膳食结构:以我国为代表的东方膳食结构是以植物性食物为主,动物性食物为辅,荤素结合,讲究杂食。优点是各种营养物质的搭配比较平衡,脂肪的摄入量低,不会引起"富裕型"疾病(但现在这个情况有所改变);缺点是营养缺乏性疾病的发病率较高,动物性食品摄入量少且品种单一,食盐摄入过高。

(3) 地中海膳食结构:主要是以希腊为代表的地中海沿岸国家,其膳食结构特点为以使用橄榄油为主;动物蛋白以鱼类最多;豆类摄入高于东方膳食结构近两倍;水果、薯类加蔬菜总量远高于东方膳食模式;以红葡萄酒为主。优点是心、脑血管疾病和癌症发病率、死亡率都相对更低。

根据中国居民膳食指南,结合中国居民的膳食把平衡膳食的原则转化成各类食物的重量,我国营养学会推出了中国居民平衡膳食宝塔,便于我国居民在日常生活中实行。平衡膳食宝塔提出了一个营养上比较理想的膳食模式(图3.2)。

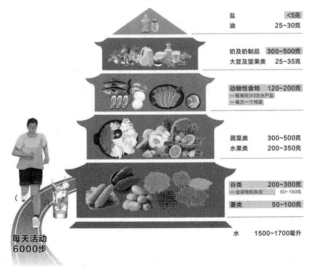

图 3.2　中国居民平衡膳食宝塔

此外，中国营养学会在《中国居民膳食指南》中提出如下建议：①食物多样、谷类为主；②多吃蔬菜、水果和薯类；③每天吃奶类、豆类或其制品；④经常吃适量鱼、禽、蛋、瘦肉，少吃肥肉及荤油；⑤食量与体力活动要平衡，保持适度体重；⑥吃清淡少盐的膳食；⑦如饮酒应适量；⑧吃清洁卫生、不变质的食物。

2）能量及各种营养素满足程度的评价

正常情况下能量及各种营养素的摄入量应为供给量标准的90%以上；低于标准的80%为供给不足，长期如此可导致营养不良；如果低于60%，则认为是能量及营养素严重不足或缺乏，容易引起相应的缺乏症；高于标准的110%，表明能量及营养素摄入过多，损害健康的危险性增加。

3）能量来源及分配的评价

成人能量来源的适当比例为蛋白质占10%～12%（儿童为12%～15%）、脂肪占20%～30%（儿童为25%～30%）、碳水化合物占55%～65%。三餐的能量分配以早餐占30%、午餐占40%、晚餐占30%为宜。

3. 病史与营养状况

1）现病史

主要是日常生活状况，包括饮食、排泄、日常生活活动能力、睡眠情况、个人嗜好等。

膳食基本情况：包括每日膳食类型及有无禁食、鼻饲饮食等特殊进食状况。膳食大致可分为基本膳食和治疗膳食。基本膳食包括普通膳食、软食、半流质和流质。治疗膳食种类很多，如增减营养饮食（高热量、低热量、高蛋白和低蛋白饮食）、特别制备膳食（低盐、低脂肪、少渣或无渣、高纤维素、低胆固醇、要素饮食等）、计量控制膳食（如糖尿病饮食）。

食欲：个体进食的欲望，通常以食欲正常、食欲增加、食欲亢进、食欲缺乏或下降以及畏食等表述。

排泄：体内的代谢废物和一部分未消化食物经尿道或肠道，以尿液和粪便的形式排出体外的过程。询问的内容包括排泄次数、量、性状和颜色，有无异常改变，以及有无辅助排便、留置导尿等特殊情况等。

日常生活活动能力：为个体每天必须反复进行的，维护其基本生活的能力，主要包括日常活动及生活自理能力，如能否独立完成进食/饮水、如厕等是否需要借助辅助用具或他人帮助等。

睡眠情况：不仅影响食欲，还有可能影响营养代谢过程。睡眠情况为病人对自己每日睡眠质量的感知，包括每天睡眠的时间，从上床到入睡需要多少时间，有无早醒、失眠等。

个人嗜好：烟、酒嗜好频率与摄入量，以及有无其他异嗜物如麻醉药品或毒品等。

2）用药史

营养可以影响身体对药物的反应,反之药物也可以影响人体的营养状态。

很多药物影响食欲、食物吸收和组织代谢(见表3.1)。有些药物,如甲氧氯普胺,能够促进消化道的蠕动并因此减少食物的吸收。还有些药物,如阿片类、抗副交感神经类药物,则具有降低消化道动力的作用。有些药物随同食物服用可以改善对其的耐受性。

表 3.1 药物作用（部分）

药　　物	作用
酒精、抗组胺药、皮质醇类、卓那比诺、胰岛素、甲地孕酮、米氮平、许多精神类药物、磺酰脲、甲状腺激素	增进食欲
某些抗生素、大分子物质（甲基纤维素，瓜尔胶）、环磷酰胺、地高辛、胰高血糖素、吲哚美辛、吗啡、氟西汀	减退食欲
奥利司他	降低脂肪吸收
奥曲肽、阿片类，吩噻嗪，二代抗精神病药，苯妥英，丙磺舒，噻嗪类利尿剂，皮质醇类，华法林	提高血糖水平
血管紧张素转换酶（ACE）抑制剂、阿司匹林、巴比妥酸盐、β-受体阻滞剂、胰岛素、单胺氧化酶抑制剂（MAOIs）、口服降糖药物、非那西汀、苯丁他酮、磺胺类药物	降低血糖水平
乙酰水杨酸和p-对氨基水杨酸、L-天冬酰胺酶、氯四环素、秋水仙碱、右旋糖酐、胰升糖素、烟酸、苯茚满二酮、药物他汀类、苯磺唑酮、三氟哌丁苯	降低血脂水平
肾上腺皮质激素类、氯丙嗪、二代抗精神病药物、乙醇、生长激素、口服避孕药（雌激素-黄体酮类）、硫脲嘧啶、维生素 D	提高血脂水平
氯霉素、四环素	降低蛋白质代谢

（四）分析评估结果、找出相关护理问题，提供健康指导建议

根据评估结果,分析患者的排泄功能,确定其功能损害和需求。根据评估结果,提出个性化的康复计划,包括适当的治疗、康复训练、辅助设备和社会支持。

二、相关子概念及评估

（一）营养

营养（nutrition）是指人体为了维持正常的生理、生化、免疫功能及生长发育、代

谢、修补等生命活动而摄取和利用食物养料的生物学过程。

1. 营养状态的检查

营养状态（nutritional status）与食物的摄入、消化、吸收和代谢等因素有关，并受心理、社会和文化等因素的影响，为评估健康和疾病严重程度的指标之一。营养过剩或不良均可致营养状态改变，前者引起肥胖，后者引起消瘦。营养状态可依据皮肤、毛发、皮下脂肪和肌肉的情况，结合年龄、身高和体重进行综合判断。临床上常有良好、中等、不良3个等级：①良好：黏膜红润，皮肤光泽、弹性好，皮下脂肪丰满，肌肉结实，指甲、毛发润泽，肋间隙及锁骨上窝深浅适中，肩胛部和股部肌肉丰满；②不良：皮肤黏膜干燥、弹性降低，皮下脂肪菲薄，肌肉松弛无力，指甲粗糙无光泽，毛发稀疏，肋间隙、锁骨上窝凹陷，肩胛骨和髂骨嶙峋突出；③中等：介于良好与不良之间。

测量一定时期内体重的增减是观察营养状态最常用的方法。体重测量应于清晨、空腹、排便和排尿后，着单衣裤立于体重计中心进行。成人的理想体重可用以下公式粗略计算：理想体重（kg）=身高（cm）-105。一般认为体重在理想体重±10%的范围内为正常；超过理想体重10%~20%为超重（overweight），超过理想体重20%以上为肥胖（obesity）；低于理想体重10%~20%为消瘦（emaciation），低于理想体重20%以上为明显消瘦，极度消瘦称为恶病质（cachexia）。

2. 相关的人体测量

（1）体质指数：由于体重受身高影响较大，目前常用体质指数（body mass index, BMI）衡量体重是否正常。计算方法：BMI=体重（kg）/身高^2（m）^{2}。我国成人BMI的正常范围为18.5~24。评价标准为BMI<18.5为消瘦，24.0~27.9为超重，≥28为肥胖。

（2）皮褶厚度（skinfold thickness）：皮下脂肪可直接反映体内的脂肪量，与营养状态关系密切，可作为评估营养状态的参考。常用测量部位有肱三头肌、肩胛下和脐部，成人以肱三头肌皮褶厚度测量最常用。测量时，病人取立位，两上肢自然下垂，护士站于其后，以拇指和食指在肩峰至尺骨鹰嘴连线中点的上方2cm处捏起皮褶，捏起点两边的皮肤须对称，然后用重量压力为10g/mm^{2}的皮褶计测量，于夹住后3s内读数，一般取3次测量的均值。正常范围为男性青年13.1±6.6mm，女性青年为21.5±6.9mm。

3. 实验室检查

（1）蛋白质营养状况的检验与评价：血清蛋白质含量、血红蛋白、转铁蛋白、肌酐-身长指数等。

（2）维生素A营养状况检验：血清维生素A含量、视觉暗适应功能测定、血浆中视黄醇结合蛋白的测定。

（3）维生素D及钙营养状况检验：血清钙含量、血钙和磷沉积、血清碱性磷酸酶活性等。

(4) 维生素 B_1、B_2、尼克酸及维生素 C 营养状况检验，多采用尿负荷试验方法。

4. 常用测评工具及手段

(1) 营养风险筛查 2002（NRS2002），详见表 3.2。

表 3.2　营养风险筛查表（NRS2002）

筛查条目	计分
营养状况	
正常营养状态*	0 分
3 个月内丢失体重 5% 或食物摄入为正常需要量的 50%～75%。	轻度（1 分）
2 个月内体重丢失 5% 或前一周食物摄入为正常需要量的 25%～50%。	中度（2 分）
①一个月内体重丢失 5%（三个月内体重下降 15%）或②BMI＜18.5，且一般状况较差或③前一周食物摄入为正常需要量的 0%～25%。	重度（3 分）
疾病严重程度	
慢性疾病患者因出现并发症而住院治疗； 患者虚弱但不需要卧床； 蛋白质需要量略有增加，但可以通过口服补充剂来弥补。	1 分
患者需要卧床，如腹部大手术后；蛋白质需要量相应地增加，但大多数人仍可通过肠外或肠内营养支持得到恢复。	2 分
患者在 ICU 病房中靠机械通气支持； 蛋白质需要量增加且不能被肠外或肠内营养支持所弥补； 通过肠外或肠内营养支持可使蛋白质分解和氮丢失明显减少。	3 分
年龄	
年龄≤70 岁者	0 分
年龄＞70 岁者	1 分

注：营养状况根据病人自身营养状况计算分值，各项都有的按照最高分值为准；若严重胸腹水、水肿等无法得到准确 BMI 的患者，推荐应用白蛋白代替评分，人血白蛋白＜30g/L，3 分。

NRS 评分≥3 分则被认定为有营养风险，需根据患者临床情况给予营养干预；相反，评分＜3 分者虽然未达到有营养风险标准，但是仍需要在住院期间进行每周 1 次营养筛查，再根据复查结果进行新的结果分析。

(2) 简易营养评估（MNA），详见表 3.3。

表3.3 简易营养评估

人体测量	评分方式		
体重指数（kg/m²）	0＝BMI＜19 2＝BMI 21～23	1＝BMI 19～21 3＝BMI≥23	
上臂肌围（cm）	0.0＝MAC＜21	0.5＝MAC21～22	1.0＝MAC＞22
小腿周径（cm）	0＝CC＜31	1＝CC≥31	
近三个月来体重减少	0＝体重减少＞3kg 2＝体重减少1～3kg	1＝不知道 3＝体重无减少	
整体评定	评分方式		
生活自理	0＝否 1＝是		
每天服用三种以上处方药	0＝是 1＝否		
近三个月来心理疾患或急性疾病	0＝是 1＝否		
活动能力	0＝卧床或坐椅子 1＝能离床或离椅子但不能出门 2＝能出门		
精神心理问题	0＝严重痴呆或抑郁	1＝轻度痴呆	2＝无心理问题
皮肤溃疡	0＝是 1＝否		
膳食问卷	评分方式		
每天几餐	0＝1餐 1＝2餐 2＝3餐		
蛋白质摄入的指标（是否每天至少一次摄入牛奶、奶酪或酸奶？是否每周2次或以上摄入豆类或蛋类食品？是否每天摄入肉、鱼、活禽类？）	0.0＝0～1个是 0.5＝2个是 1.0＝3个是		
每次2次或以上食用蔬菜或水果？	0＝否 1＝是		
近3个月来是否因厌食、消化、咀嚼或吞咽困难致摄入减少	0＝严重食欲不振 1＝中度食欲不振 2＝轻度食欲不振		
每天饮水量（杯）	0.0＝≤3杯	0.5＝3～5杯	1.0＝≥5杯

续表

人体测量	评分方式
进食情况	0＝进食需要别人帮助 1＝进食需要帮助但较困难 2＝进食困难
主观评定	评分方式
是否自认为有营养问题	0＝严重营养不良 1＝中度营养不良或不知道 2＝轻度营养不良
与同龄人比较自身的营养状况	0.0＝不是很好　　0.5＝不知道　　2.0＝更好 1.0＝一样好

分值12～14分，提示营养状况良好；分值8～11分，提示营养不良风险；分值0～7分，提示营养不良。

(3) 营养不良通用筛查工具（MUST），详见表3.4。

表3.4　营养不良通用筛查工具

评定内容	评分方式
BMI测定 BMI＝体重（kg）/身高（cm）	0分＝BMI≥20.0 1分＝BMI 18.5～20.0 2分＝BMI≤18.5
最近体重丢失情况	0分＝最近3～6个月体重丢失在5%或以内 1分＝最近3～6个月体重丢失介于5%～10% 2分＝最近3～6个月体重丢失在10%或以上
疾病导致进食或摄入不足超过5天	0分＝否　　1分＝是

总分0分："低"营养风险状态，需定期进行重复筛查；总分1分："中等"营养风险状态，需记录3天膳食摄入状况并重复筛查；总分为2分或以上："高"营养风险状态，需接受营养干预。

(4) 儿科营养筛查工具（STRONGkids），详见表3.5。

表 3.5　儿科营养筛查工具

评估项目	营养风险评估内容	分值
主观临床评价*	皮下脂肪和/或肌肉的减少和/或消瘦的脸	好（0分） 差（1分）
高风险疾病*		无（0分） 有（2分）
营养的摄取与丢失#	存在以下之一：1. 最近几天大便≥5次/天或呕吐＜3次/天 2. 入院前几天主动摄食减少 3. 饮食上入院前已有进行营养干预的建议 4. 因为疼痛缺乏足够的摄入	无（0分） 有（1分）
体重减轻/体重增长过缓#	在近几周/月内是否存在体重减轻或1岁内儿童存在体重增长过缓	无（0分） 有（1分）

注：* 由儿科医护人员评定；

＃与患儿父母或照顾者商量后评定，回答"不确定"视为"无"。

评分总分为 5 分，其中 0 分为低度营养风险，1～3 分为中度营养风险，4～5 分为高度营养风险。

（5）生物电阻抗分析（bioelectrical impedance analysis，BIA）是一种通过测量人体组织、器官的电特性及其变化规律来得出人体病理生理状况的生物医学信息检测技术。BIA 在临床运用广泛，常用于慢病病人的人体成分分析。根据人体成分分析结果，可以直观了解患者体内肌肉、脂肪、水分等组成分布的情况，判断患者是否存在营养不良及营养不良的程度。

（二）肥胖的评估

肥胖（obesity）是指一定程度的明显超重与脂肪层过厚，是体内脂肪（尤其是甘油三酯）积聚过多而导致的一种状态。由于食物摄入过多或机体代谢的改变而导致体内脂肪积聚过多造成体重过度增长并引起人体病理、生理改变或潜伏。肥胖最直观的表现就是体重增加、腰围增加、体脂率增加。而体重指数（BMI）和腰围是判断是否肥胖的简易而客观的指标。

常用评估包括：

（1）体重和身高测量：用于计算体质指数（BMI），这是评估体重是否健康的常用指标。BMI 的计算公式为体重（公斤）除以身高（米）的平方。当 BMI≥$24kg/m^2$ 即为超重，体重指数≥$28kg/m^2$ 即为肥胖。男性腰围≥85cm、女性腰围≥80cm 即为中心型肥胖前期；男性腰围≥90cm、女性腰围≥85cm 即可诊断中心型肥胖。建议成年人每年用 BMI、腰围测量法筛查 1 次。肥胖及超重患者应进行糖尿病筛查，且至少每半年检测 1 次血压和血脂，定期至医院检查有无相关并发症。

(2) 腰围测量：腰围是反映中心性肥胖的指标，可用于预测疾病发生率和死亡率。在中国，成人中心性肥胖的诊断标准为男性腰围≥90.0 cm、女性腰围≥85.0 cm。

(3) 体脂率测定：通过生物电阻抗分析法（BIA）或双能X线吸收法（DXA）等方法测量体脂百分比，可以更准确地评估体内脂肪的含量和分布。

(4) 腰臀比（WHR）：腰臀比是腰围与臀围的比值，也是评估中心性肥胖的指标之一。

(5) 病史和症状询问：包括肥胖发生的年龄、进展速度、既往病史、药物应用史、生活方式、家族史等，有助于诊断肥胖症及其并发症。

(6) 并发症筛查：肥胖患者应进行相关并发症的筛查，如血脂异常、脂肪肝、高血压、糖尿病等。

(7) 其他辅助检查：如超声、CT或MRI等影像学检查，可以评估内脏脂肪面积含量，更精确地诊断中心型肥胖。

(三) 营养不良的评估

营养不良（malnutrition）是指身体缺乏必需营养素的状态，它可以由多种因素引起，包括摄入不足、吸收不良、代谢异常或过度消耗。营养不良可以分为以下几类：

(1) 能量营养不良（energy malnutrition）：由于摄入的能量不足，导致体重下降或生长迟缓。

(2) 消瘦（marasmus）：主要表现为体重严重下降，肌肉和脂肪储备丧失。

(3) 恶性营养不良（kwashiorkor）：主要表现为蛋白质缺乏，可能导致水肿、肌肉萎缩和生长发育障碍。

(4) 微量营养素缺乏（micronutrient malnutrition）：指身体缺乏必需的维生素和矿物质，如缺铁性贫血、维生素A缺乏、钙或维生素D缺乏等。

(5) 肥胖相关的营养不良（overnutrition）：虽然肥胖通常与能量过剩有关，但肥胖个体也可能存在营养不良问题，因为他们可能摄入了高能量但营养密度低的食物，导致某些维生素和矿物质的缺乏。

(6) 临床营养不良（clinical malnutrition）：在医院环境中，由于疾病或其治疗的影响，患者可能出现营养不良，如癌症恶病质、慢性肾脏病或胃肠疾病等。

(7) 功能营养不良（functional malnutrition）：由于消化吸收功能障碍，即使摄入足够的营养素，身体也无法有效利用。

2. 评估

1) 体格测量

体格测量是评估营养不良最可靠的指标，目前国际上对评价营养不良的测量指标有较大变更，它包括三部分。

(1) 体重低下儿童的年龄性别体重与同年龄同性别参照人群标准相比，低于中位数减2个标准差；但高于或等于中位数减3个标准差，为中度体重低下，如低于参照人群的中位数减 3 个标准差为重度体重低下。此指标反映儿童过去和（或）现在有慢性和（或）急性营养不良，单凭此指标不能区分属急性还是慢性营养不良。

（2）生长迟缓儿童的年龄性别身高与同年龄同性别参照人群标准相比，低于中位数减 2 个标准差；但高于或等于中位数减 3 个标准差，为中度生长迟缓，如低于参照人群的中位数减 3 个标准差为重度生长迟缓。此指标主要反映过去或长期慢性营养不良。

（3）消瘦儿童的身高和体重与同年龄、同性别参照人群标准相比，低于中位减 2 个标准差；但高于或等于中位数减 3 个标准差，为中度消瘦，如低于参照人群的中位数减 3 个标准差为重度消瘦。此指标反映儿童近期急性营养不良。

2）营养不良诊断标准

（1）病史有较长期的膳食摄入不足，喂养不当，消化系统疾病，慢性消耗性疾病或低出生体重史。

（2）分型为能量营养不良者以消瘦为特征，蛋白质营养不良者以水肿为特征，既有体重明显下降又有水肿者为混合型。

（3）临床分为中度和重度营养不良。

（4）常合并贫血、维生素 A、B 族和 C 缺乏及锌缺乏；重者生长发育停滞，全身各脏器和免疫功能紊乱。

 知识链接

- 短期内的体重变化可以受水钠潴留或脱水的影响，应注意通过观察自身体重的前后变化，结合病史及其他体液失衡的体征加以综合分析。
- 尿负荷试验：受试者清晨空腹口服维生素 B_1 5ug、维生素 B_2 5mg、尼克酸 50mg 维生素 C500mg（14 岁以下儿童减半），收集 4 小时尿，测定尿中 4 种维生素排出量，如膳食中的这些维生素含量丰富，尿中维生素的排出量较高；反之较低。

第三节 营养评估案例

（一）肥胖症

肥胖症是指体内贮积的脂肪量超过理想体重 20％以上，是一种由遗传因素、环境因素等多种原因相互作用而引起的慢性代谢性疾病，其发生机制是能量摄入超过能量消耗，导致体内脂肪过度蓄积和体重超常。

第三章 营养评估

1. 病例示例

体格检查：T：36.7℃，P：78次/分，R：20次/分，BP：136/82mmHg，体型肥胖，自主体位，神志清楚。全身皮肤及黏膜无黄染，全身浅表淋巴结无肿大。两肺呼吸音清晰，未闻及干湿啰音。心率78次/分，律齐，未闻及病理性杂音。肛门及外生殖器未查。脊柱四肢无畸形，活动正常，无关节红肿、强直及杵状指。生理反射存在，病理反射未引出。

专科检查：腹部膨隆，腹肌软，腹部见皮下脂肪堆积。体重117.5kg，身高164.0cm，BMI43.7kg/m^2，腰围125cm，臀围131cm，胸围125cm，颈围44cm。全腹未触及包块，无压痛及反跳痛，肝脾肋下未触及，Murphy征（一），肝肾区无叩击痛，移动性浊音（一），肠鸣音4次/分，无亢进。

实验室检查：生化全套：葡萄糖（GLU）5.26mmol/L；尿酸（URIC）300μmol/L；丙氨酸氨基转换酶（ALT）33U/L；门冬氨酸氨基转换酶（AST）22U/L；总胆固醇（TC）4.48mmol/L；甘油三酯（TG）1.17mmol/L。

核磁共振检查：肝、脾、胰（头、颈、体、尾）和皮下脂肪分数如下：肝右叶15.72%；肝左叶13.72%；脾2.01%；胰头8.09%；胰体5.86%；胰尾5.21%；皮下脂肪89.85%。

全身体脂测定：该病人BMI＝43.7kg/m^2，提示体型肥胖，全身脂肪含量比率在正常人群的百分数是100。

其他检查：胃镜、眼底检查、心电图检查、心脏彩超、甲状腺及颈部淋巴结彩超、颈动脉彩超、双肾彩超、肝胆彩超、胸片、睡眠监测等均未见明显异常。

2. 评估要点

1）评估阶段

包括入院时、住院期间及出院前的评估。入院时的评估主要是了解患者的基本状况和确定治疗方案；住院期间的评估主要是对治疗效果和肥胖水平控制进展进行监测和评估；出院前的评估则是为了评估患者的肥胖控制情况和制订出院计划。

2）评估目标

通过确定肥胖状态、识别健康风险、评估并发症、评估生活方式、心理社会、营养状态制订适合个体情况的治疗和干预计划。

提供肥胖相关的教育，增强个体的自我管理能力和促进健康行为改变。通过早期识别和干预，减少肥胖相关疾病的发生率和进展。通过改善健康状况和身体功能，提高个体的生活质量。长期跟踪和管理以维持健康体重和预防疾病复发。

3）评估内容

（1）病史：了解患者的基本信息、体重变化史、饮食习惯、身体活动水平、睡眠模式、心理健康状况、家族史、既往病史、用药史、手术史、内分泌及代谢状况等厘清患者的健康状况和肥胖的原因，从而制订个性化的治疗和管理计划。

（2）身体状况：

体重和身高测量：准确测量患者的体重和身高，用于计算体质指数（BMI）。

BMI 评估：根据体重和身高计算 BMI，并根据结果评估肥胖的程度。

腰围测量：测量腰围，以评估腹部肥胖和中心性肥胖的风险。

臀围测量：有时也会测量臀围，与腰围一起评估腰臀比（WHR），这是评估心血管疾病风险的一个指标。

皮肤检查：检查皮肤是否有肥胖相关的皮肤病变，如皮肤色素沉着、皮肤感染或皮肤赘生物。

营养状况评估：观察患者的营养状况，包括皮肤、头发、指甲和黏膜的健康状况。

（3）实验室检查及辅助检查：使用生物电阻抗分析（BIA）、双能 X 线吸收法（DEXA）等方法评估体脂百分比和身体脂肪分布。

（4）心理社会评估：观察患者的行为、情绪和社交互动，评估心理社会状况。

4）评估策略或手段

（1）问诊：询问患者的基本信息如年龄、性别、职业、教育水平、婚姻状况等；询问患者的当前体重和身高，以及近期体重变化情况；根据体重和身高计算体质指数（BMI）；询问患者的饮食习惯，包括食物的种类、摄入量、进食频率、进食速度和偏好；了解患者的运动习惯，包括日常活动量、运动频率和强度；询问患者的睡眠时间、质量和睡眠障碍；评估患者的心理状态，包括压力、情绪波动、抑郁和焦虑情况；询问家族中是否有肥胖、糖尿病、高血压、心血管疾病等遗传性疾病；了解患者的既往病史，特别是与肥胖相关的疾病；记录患者目前正在使用或曾经使用过的药物，特别是可能影响体重的药物；询问患者是否有手术史，特别是可能影响体重的手术；评估患者的甲状腺功能、性激素水平等；评估肥胖可能引起的并发症，如睡眠呼吸障碍、骨关节疾病、脂肪肝等；了解患者的生活方式和环境因素，如工作压力、家庭支持、社会经济状况等；评估患者的营养状况，包括营养素摄入是否均衡，是否存在营养不良或特定营养素缺乏；获取体脂百分比和身体脂肪分布的数据；询问患者是否进行过相关的实验室检测，如血糖、血脂、肝功能等；观察患者的行为、情绪和社交互动，评估心理社会状况；询问患者减重的目标、动机以及对改变生活方式的准备程度；了解患者的社会支持系统，包括家庭、朋友和社区资源。

（2）体格检查：

视诊：观察患者的一般情况，如发育、营养状态、意识状态、面容、体位、步态和姿势等，尤其要注意体形和脂肪分布。

触诊：通过触摸来感知患者的皮下脂肪厚度、肝脏大小或其他腹部器官的情况。触诊可以采用不同的手法，如浅部触诊法适用于浅表组织和病变的检查，深部触诊法则是腹部检查的重要方法，可以用于检查腹腔脏器和病变。

叩诊：通过叩击身体表面，根据声音的变化来判断肥胖是否影响到某些脏器，如肝、脾等。叩诊音的变化可以反映肺部和心脏的状况，也可以用来评估腹部脏器的大小和位置。

听诊：使用听诊器听取身体内部的声音，如呼吸音、心音等，评估肥胖是否对心肺功能造成影响。在肥胖患者中，听诊可能因脂肪层较厚而受到一定限制，但仍可提供有关心肺功能的有用信息。

（3）辅助检查：具体包括：

体重指数（BMI）：通过体重（kg）除以身高（m）的平方来计算，是WHO推荐的国际统一使用的肥胖分型标准参数。

腰围测量：评估中心性肥胖，男性腰围≥90cm，女性腰围≥85cm可被视为腹型肥胖。

生物电阻抗分析：通过身体的电阻抗来估算体脂率，但精度可能受到多种因素影响。

超声检测：无创、价廉、简便，可测量总体脂及局部体脂，但稳定性稍差，受检查者经验和手法影响。

双能X线吸收法（DEXA）：安全、方便，精确度高，适用于体重小于150kg的个体，但价格昂贵。

计算机断层扫描（CT）：快速准确，误差率＜1%，是诊断腹型肥胖最精确的方法之一，但价格昂贵，有X线辐射。

磁共振成像（MRI）：准确辨别脂肪组织，无放射性损伤，但测试时间和费用较高。

多导睡眠图：评估是否存在阻塞性睡眠呼吸暂停，尤其是对超重或肥胖患者。

5）可能出现的护理问题

（1）活动无耐力：肥胖可能导致活动耐受性下降，需要评估和提高其体力活动水平。

（2）有受伤的危险：肥胖患者容易出现皮肤问题，如擦伤、皮疹和感染，需要特别关注皮肤护理。

6）健康指导

制订一个渐进的减重计划，目标是减少体重至健康范围；推荐低热量、低脂肪、高纤维的饮食，限制高糖和高脂肪食物的摄入；鼓励患者逐渐增加日常身体活动量，如散步、游泳或骑自行车等低冲击运动；定期监测血糖水平；监控血脂水平，必要时调整饮食和生活方式；建议定期进行肝功能检查，并采取措施减少肝脏脂肪沉积；建议定期进行心电图和心脏彩超检查，监控心血管健康状况；建议检查甲状腺功能；若肥胖带来的心理影响，建议提供心理咨询或行为疗法；建议评估患者是否存在睡眠障碍，如阻塞性睡眠呼吸暂停；推荐定期进行全面体检，包括但不限于胃镜、眼底检查、心电图、心脏彩超等；建议咨询营养师、内分泌科医生和心血管科医生，以获得更专业的指导；提供关于健康饮食、身体活动和疾病管理的知识，提高自我管理能力；鼓励患者寻求家庭、朋友和社区的支持，帮助其改变生活方式；监测患者的血压、血脂、血糖等指标，预防并发症；如果生活方式的改变不足以实现减重目标，可咨询医生是否需要药物治疗或手术治疗。

(二) 糖尿病

糖尿病（diabetes）是一种由胰岛素绝对或相对分泌不足以及利用障碍引发的，以高血糖为标志的慢性疾病。该疾病主要分为1型、2型和妊娠糖尿病三种类型。病因主要归结为遗传因素和环境因素的共同作用，包括胰岛细胞功能障碍导致的胰岛素分泌下降，或者机体对胰岛素作用不敏感或两者兼备，使得血液中的葡萄糖不能有效被利用和储存。一部分糖尿病患者有家族聚集现象。此外，糖尿病在全球范围内的发病率和患病率均呈上升趋势。

1. 病例示例

体格检查：T：36.7℃，P：78次/分，R：20次/分，BP：136/82mmHg，神志清楚，自主体位，能配合检查，皮肤黏膜温暖，无苍白或黄染，未触及肿大淋巴结，心律齐，未闻及病理性杂音，呼吸音清晰，未闻及干湿啰音，腹软，无压痛，未触及包块，四肢无畸形，活动自如，无杵状指。

专科检查：身高170cm，体重80kg，BMI 27.7kg/m^2（超重），腰围100cm，足背动脉搏动正常，眼底检查未见出血或渗出，甲状腺检查未触及肿大，无压痛全腹未触及包块，无压痛及反跳痛，肝脾肋下未触及，Murphy征（－），肝肾区无叩击痛，移动性浊音（－），肠鸣音4次/分，无亢进。

实验室检查：空腹血糖（FPG）7.8mmol/L，餐后2小时血糖（2hPG）13.5mmol/L，糖化血红蛋白（HbA1c）8.5%，尿糖（＋＋），尿酮体（－），总胆固醇（TC）5.2mmol/L，甘油三酯（TG）1.8mmol/L，高密度脂蛋白胆固醇（HDL-C）1.0mmol/L，低密度脂蛋白胆固醇（LDL-C）3.4mmol/L，血肌酐（Cr）95μmol/L，尿素氮（BUN）：5.2mmol/L，丙氨酸氨基转移酶（ALT）35U/L，天门冬氨酸氨基转移酶（AST）：28U/L。

其他检查：心电图示正常窦性心律，无缺血性改变，超声心动图未见明显异常，颈动脉超声未见斑块形成。

2. 评估要点

1）评估阶段

包括入院时、住院期间及出院前的评估。入院时的评估主要是为了了解患者的基本状况和确定治疗方案；住院期间的评估主要是对治疗效果和康复进展进行监测和评估；出院前的评估则是为了评估患者的出院能力和制订出院计划。

2）评估目标

评估该患者的糖尿病患病情况，包括既往病史、妇科和产科病史、药物治疗史、皮肤状态、心理状况等；确定糖尿病对患者日常活动、生活质量的影响程度；以制订个性化的护理计划，稳定血糖水平、提高活动能力和生活质量。

3）评估内容

（1）血糖控制状况评估：

①血糖水平：监测空腹血糖和餐后血糖水平，评估血糖波动情况。

②糖化血红蛋白（HbA1c）：评估过去2～3个月的血糖控制情况。

（2）并发症风险评估：

心血管风险：血压、血脂水平评估，心电图和超声心动图结果分析。

肾脏功能：通过血肌酐和尿素氮水平评估肾脏健康状况。

视网膜病变：通过眼底检查结果分析。

神经病变：通过神经检查和症状询问评估神经功能。

（3）体重和营养状况评估：

BMI和腰围：评估体重是否在理想范围内，腰围是否超标。

饮食记录：分析患者的饮食习惯和营养摄入情况。

（4）生活方式评估：

体力活动：评估患者的运动习惯和活动量。

吸烟和饮酒：评估是否有不良生活习惯。

（5）药物治疗评估：

当前用药：评估患者当前使用的药物种类、剂量和用药依从性。

药物效果和副作用：评估药物治疗的效果和是否有不良反应。

（6）心理社会状况评估：

情绪状态：评估患者是否有抑郁、焦虑等情绪问题。

社会支持：评估患者的家庭、工作和社会支持情况。

（7）自我管理能力评估：

糖尿病知识：评估患者对糖尿病的理解程度。

自我监测：评估患者自我监测血糖的能力。

4）评估策略或手段

（1）问诊：采集患者的病史：①症状出现的时间和持续时间；②是否有家族糖尿病史；③血糖控制情况，饮食和生活习惯；④用药史；⑤体重变化；⑥有无多尿、多饮或多食等糖尿病典型症状及并发症。

（2）体格检查：

视诊：观察患者的体型、皮肤、甲床颜色等，检查是否存在肥胖、皮肤感染、色素沉着等糖尿病常见体征。观察足部是否有异常，如畸形、胼胝、溃疡、肿胀或颜色改变。

触诊：通过触摸评估患者的足部动脉搏动，检查周围血管疾病的迹象。检查甲状腺是否有肿大或结节。使用单尼龙丝测试足部的触觉，检查神经病变。

叩诊：在糖尿病的体格检查中应用较少，不是常规的糖尿病体格检查部分，但可以用来评估腹部脏器，如肝脏的大小。

听诊：使用听诊器听取心肺声音，评估是否有心血管并发症，如心脏杂音可能提示心脏瓣膜病变，肺部啰音可能提示心力衰竭或其他肺部疾病。

(3) 辅助检查：

• 血糖监测：空腹血糖（fasting blood glucose，FBG）、餐后血糖（postprandial blood glucose，PBG）、随机血糖（random blood glucose，RBG）。

• 糖化血红蛋白（HbA1c）：反映过去2~3个月的平均血糖水平。

• 尿常规和尿微量白蛋白：检查尿糖、尿酮体、尿蛋白。

• 血肌酐（serum creatinine，Scr）、尿素氮（blood urea nitrogen，BUN）估算肾小球滤过率。

• 肝功能检查：丙氨酸氨基转移酶（alanine aminotransferase，ALT）、天门冬氨酸氨基转移酶（aspartate aminotransferase，AST）、总蛋白、白蛋白和球蛋白。

• 血脂谱：总胆固醇（total cholesterol，TC）、甘油三酯（triglycerides，TG）、高密度脂蛋白胆固醇（high-density lipoprotein cholesterol，HDL-C）、低密度脂蛋白胆固醇（low-density lipoprotein cholesterol，LDL-C）。

• 血管超声：颈动脉、下肢动脉等，评估血管健康状况。

• 动态血糖监测（continuous glucose monitoring，CGM）：连续监测血糖水平，了解血糖波动情况。

5）可能的护理诊断

血糖控制不佳：与胰岛素抵抗有关。

营养失调：高于机体需要量，与存在饮食不当或营养过剩有关。

活动无耐力：与糖尿病或其他并发症导致的体力活动受限有关。

知识缺乏：缺乏糖尿病自我管理的知识。

潜在并发症：心血管疾病、肾脏病变、视网膜病变、神经病变和足部问题。

6）健康指导

(1) 血糖监测与记录：定期自我监测血糖，包括空腹和餐后血糖，并记录监测结果。

(2) 饮食管理：遵循医生或营养师制订的饮食计划，注重低糖、低盐、低脂肪的饮食，增加膳食纤维摄入，选择全谷物、豆类、蔬菜和水果。

(3) 体重管理：制订减重计划，目标是达到理想体重。

(4) 适量运动：定期进行中等强度的体力活动，如快走、游泳或骑自行车，每周至少150分钟。

(5) 遵医嘱用药：严格按照医嘱服用降糖药物，不得随意增减剂量或停药。

(6) 定期体检：定期进行全面体检，包括血压、血脂、肾功能、心电图等。

(7) 并发症筛查：定期进行糖尿病并发症的筛查，如眼底检查、足部检查、神经功能检查等。

(8) 足部护理：每天检查足部，保持足部清洁干燥，穿合适的鞋袜，避免足部受伤。

(9) 心理护理与健康教育：保持良好的心理状态，必要时寻求心理咨询或治疗。戒烟限酒，学习糖尿病相关知识。

(三) 肝硬化

肝硬化是一种慢性肝脏疾病,其特征是正常肝组织被无生命的疤痕组织所替代,导致肝脏变硬至最终无法正常工作。肝硬化可以由多种原因引起,包括长期酗酒、慢性乙型或丙型肝炎、非酒精性脂肪肝病(NAFLD)、药物和毒物、自身免疫性肝炎、慢性胆汁淤积、循环障碍、遗传代谢因素等。

1. 病例示例

体格检查:T:36.8℃,P:72 次/分,R:18 次/分,BP:110/70mmHg,患者神志清楚,营养状况差,慢性病容。皮肤黏膜黄染,可见蜘蛛痣,无出血点,未触及肿大淋巴结。头颈部无异常。胸部无异常,听诊未闻及病理性杂音。腹部膨隆,无压痛,肝肋下未触及,腹水呈阳性。

专科检查:未触及肝脏,无叩击痛。脾脏肋下可触及边缘,提示脾大。移动性浊音阳性,提示腹水存在,下肢无水肿。

实验室检查:AST:55U/L,ALT:68U/L,总胆红素 35μmol/L,直接胆红素:12μmol/L,白蛋白 30g/L,INR1.3,部分凝血活酶时间(APTT)延长。血肌酐(Cr)正常,尿素氮(BUN)正常。乙肝病毒标志物:HBsAg 阳性,提示慢性 HBV 感染。

其他检查:心电图示正常窦性心律,无缺血性改变,超声心动图未见明显异常,颈动脉超声未见斑块形成。

2. 评估要点

1)评估阶段

包括入院时、住院期间及出院前的评估。入院时的评估主要是为了了解患者的基本状况和确定治疗方案;住院期间的评估主要是对治疗效果和康复进展进行监测和评估;出院前的评估则是为了评估患者的出院能力和制订出院计划。

2)评估目标

通过确定肝硬化的原因、评估肝功能状态、监测并发症、评估营养状况、肝硬化的严重程度和阶段、患者的生活质量和心理状况,制订有针对性的治疗计划,包括药物治疗、生活方式调整和营养指导。采取措施预防肝硬化的并发症,如使用β-受体阻滞剂预防食管静脉曲张破裂出血。提供健康教育,帮助患者了解肝硬化并提高自我管理能力。对失代偿期肝硬化患者,评估是否适合进行肝移植。

3)评估内容

(1)病因评估:确认肝硬化的原因,例如慢性乙型肝炎感染,并评估是否存在其他潜在病因。

(2)肝功能评估:通过 AST、ALT、总胆红素、直接胆红素和白蛋白等指标评估肝脏的合成和代谢功能。

(3) 肝脏结构评估：利用腹部超声和上腹部 CT 检查结果，评估肝脏的形态、大小、回声和结构变化。

(4) 门静脉高压评估：通过脾大和食管静脉曲张的检查结果评估门静脉高压是否存在和严重程度。

(5) 腹水评估：确定是否存在腹水，并评估其量和性质，以及是否需要进行治疗性穿刺。

(6) 营养状况评估：基于体格检查和实验室检查结果，评估患者的营养状况和是否需要营养支持。

(7) 凝血功能评估：通过 INR 和 APTT 评估患者的凝血状态，了解是否存在出血倾向。

(8) 肾功能评估：通过血肌酐和尿素氮情况评估肾脏功能，排除肝肾综合征。

(9) 电解质和酸碱平衡评估：检查电解质水平，评估是否存在酸碱平衡紊乱。

(10) 并发症评估：监测肝性脑病、肝癌等并发症的迹象。

(11) 其他评估：评估患者的心理状态、生活质量、治疗反应、自我管理能力，必要时进行肝移植评估，制订随访计划、健康教育。

4）评估策略或手段

(1) 问诊：收集基本信息，患者主诉，现病史，详细了解症状的发展过程、以往就医情况、治疗措施及效果，评估既往史，包括既往疾病、手术、过敏史、以往的肝脏疾病和治疗情况，收集个人饮酒史、吸烟史、药物使用史、职业暴露、旅行史等，家族中是否有类似疾病、遗传性疾病或重要疾病。评估生活方式包括饮食习惯、体力活动、工作压力、睡眠质量等。根据体格检查结果，询问相关症状，如腹部膨隆的原因、黄疸的起始时间等。了解患者的心理状态、情绪变化、社会支持情况、家庭关系和经济状况。

(2) 体格检查：

视诊：肝硬化患者可能出现全腹膨隆，这多是由于门静脉高压症引起腹腔积液导致。患者可能伴随黄疸、蜘蛛痣、肝掌等症状。且随着疾病发展，患者可能呈现消瘦面容。

触诊：在肝硬化晚期，肝脏可能逐渐缩小，质地变硬，表面不均匀，呈结节状。在左锁骨中线肋缘下可能触及肿大的脾脏。正常人在右锁骨中线肋缘下一般触不到肝脏，但在肝硬化患者中可能触及，且肝脏下缘在深吸气末端下不超过 1cm，剑突下不超过 3cm。

叩诊：肝硬化患者因肝脏萎缩可能会导致浊音界缩小，而脾脏增大则可能导致脾浊音界增大。如果患者有移动性浊音，这可能表明存在大量腹水，可能达到 1000mL 以上。

听诊 肝硬化通常较难听出异常音，但如果存在大量腹水时，肠鸣音可能会减弱或消失。

(3) 辅助检查：

血常规检查：评估红细胞、白细胞和血小板的数量，了解有无贫血、感染或凝血障碍。

肝功能检查：包括 AST、ALT、ALP、GGT、总胆红素、直接胆红素和白蛋白等指标。

凝血功能检查：检测 INR、APTT、纤维蛋白原等，评估患者的凝血状态。

肾功能检查：包括血肌酐、尿素氮等指标，评估肾脏功能。

电解质和酸碱平衡检查：检测钠、钾、氯、碳酸氢盐等，评估电解质平衡和酸碱状态。

血脂检查：评估胆固醇、甘油三酯等血脂水平。

乙肝病毒标志物检查：检测 HBsAg、HBV DNA 等，评估乙型肝炎病毒感染状态。

丙肝病毒检查：检测抗-HCV 抗体、HCV RNA 等，评估丙型肝炎病毒感染状态。

肝脏影像学检查：包括腹部超声、CT 扫描或 MRI，评估肝脏结构、大小、形态，以及有无腹水。

胃镜检查：评估有无食管和胃静脉曲张及其出血风险。

5) 可能的护理问题

(1) 皮肤完整性受损：由于黄疸、瘙痒和营养不良，患者可能有皮肤问题。

(2) 营养不足：低于机体需要量与食欲不振、消化吸收不佳或营养吸收不良有关，患者可能存在营养不足。

(3) 活动无耐力：与疲劳、肌肉萎缩或腹水导致患者可能活动耐受性降低有关。

(4) 知识缺乏：对疾病管理、治疗和自我护理认识不足。

(5) 潜在的并发症风险：包括肝性脑病、食管静脉曲张破裂出血、腹水、感染等。

6) 健康指导

(1) 遵医嘱用药：严格按照医生的指导使用药物，包括抗病毒药物、利尿剂、β-受体阻滞剂等。

(2) 饮食管理：低盐饮食，限制每日盐分摄入量，避免高脂肪和高胆固醇食物，增加膳食纤维摄入量。

(3) 避免肝毒性物质：避免使用可能对肝脏有害的药物和化学物质，戒酒。定期进行肝功能检查、肾功能检查、电解质和凝血功能检查。定期监测并发症。

(4) 预防感染：保持良好的个人卫生，避免与感染源接触，必要时接种疫苗。

(5) 适度运动：在医生指导下进行适度运动，以增强体质和改善营养状况。

(6) 心理支持：寻求心理咨询或加入支持小组，以应对慢性疾病带来的情绪压力。

(7) 教育和自我管理：学习有关肝硬化的知识，提高自我管理能力。

第四章

排泄功能评估

 学习目标

知识

1. 简述与排便、排尿有关的解剖和生理;
2. 识记导致排尿、排便异常的原因;
3. 识记尿液、粪便观察的主要内容。

能力

1. 区分排泄相关子概念：多尿、少尿、无尿、膀胱刺激征、尿潴留、尿失禁、便秘、腹泻、排便失禁;
2. 列举影响排便、排尿的因素;
3. 识别导致排尿、排便异常的原因，并提出早期针对性干预建议。

价值

1. 提升学生评估的自主性、独立性及规范性;
2. 增强学生在实施排尿、排便评估时的人文关怀能力，体现以患者为中心，保护隐私，确保患者安全舒适。

第四章 排泄功能评估

> **情景导入**
>
> 吴某，男性，60岁。3年前开始出现排便前下腹痛，每3～4天排便一次，便后症状减轻；每次排便时间长、便量不多，大便干、硬，偶有羊尿样便或肛门流血症状。每日饮水量较少，喜食油炸食品，很少进食水果蔬菜，不爱运动。近5日无明显诱因出现大便排出困难，伴腹胀，偶有少量排气，患者焦虑不安。既往高血压病史10余年。
>
> 问题1. 患者出现何种排便异常情况？有哪些依据？
>
> 2. 护士应如何指导患者建立良好的生活习惯，改善目前排便异常的状况？

第一节 排泄的生理机制及常见健康问题

一、排泄的生理机制

（一）与排尿有关的解剖与生理

泌尿系统产生的尿液可将人体代谢的最终产物、过剩盐类、有毒物质和药物排出体外，同时调节水、电解质及酸碱平衡，维持人体内环境的相对稳定。

1. 泌尿系统的结构与功能

泌尿系统是由肾脏、输尿管、膀胱及尿道组成，其功能对维持人体健康尤为重要。

1）肾脏

肾脏是成对的实质性器官，位于腹膜后脊柱两侧，左右各一个。左肾上极平十一胸椎，下极与第二腰椎下缘齐平。右肾上方与肝脏相邻，位置比左肾低半个到一个椎体，右肾上极平第十二胸椎，下极平第三腰椎。肾脏由肾单位、肾小球旁器、肾间质、血管和神经组成。肾单位是肾脏的结构和功能单位，每个肾脏由约100万（80万～110万）个肾单位组成，每个肾单位包括肾小体和肾小管两部分。血液通过肾小球的滤过作用生成原尿，再通过肾小管和集合管的重吸收和分泌作用产生终尿，经肾盂排向输尿管。

肾脏的主要生理功能是产生尿液、排泄人体新陈代谢的终末产物（如尿素、肌酐、尿酸等含氮物质）、过剩盐类、有毒物质和药物。同时调节水、电解质及酸碱平衡，维持人体内环境的相对稳定。此外，肾脏还是一个内分泌器官，可合成和分泌促红细胞生成素、前列腺素和激肽类物质等。

2)输尿管

输尿管为连接肾脏和膀胱的细长肌性管道,左右各一,成人输尿管全长20～30cm,有三个狭窄,分别位于起始部、跨骨盆入口缘和穿膀胱壁处。结石常嵌顿在输尿管的狭窄处。

输尿管的生理功能是通过输尿管平滑肌每分钟1～5次的蠕动刺激和尿液的重力作用,将尿液由肾脏输送至膀胱,此时尿液是无菌的。

3)膀胱

膀胱为储存尿液的有伸展性的囊状肌性器官,位于小骨盆内、耻骨联合的后方。其形状、大小、位置均随尿液充盈的程度而变化。膀胱空虚时,其顶部不超过耻骨联合上缘;充盈时,膀胱体与顶部上升,腹膜随之上移,膀胱前壁与腹前壁相贴,因而可在耻骨上进行膀胱的腹膜外手术或行耻骨上膀胱穿刺。膀胱的肌层由三层纵横交错的平滑肌组成,称为膀胱逼尿肌,排尿活动需靠此肌肉收缩来协助完成。一般膀胱内储存的尿液达到300～500mL时,才会产生尿意。膀胱的主要生理功能是贮存和排泄尿液。

4)尿道

尿道是尿液排出体外的通道,起自膀胱内,称为尿道内口,末端直接开口于体表,称为尿道外口。尿道内口周围有平滑肌环绕,形成膀胱括约肌(内括约肌);尿道穿过尿生殖膈处有横纹肌环绕,形成尿道括约肌(外括约肌),可随意志控制尿道的开闭。临床上将穿过尿生殖膈的尿道部分称为前尿道,未穿过的部分称为后尿道。男、女性尿道有很大差别。男性尿道长18～20cm,有3个狭窄,即尿道内口、膜部和尿道外口;两个弯曲,即耻骨下弯和耻骨前弯。耻骨下弯固定无变化,而耻骨前弯则随阴茎位置的不同而变化,如将阴茎向上提起,耻骨前弯即可消失。女性尿道长4～5cm,较男性尿道短、直、粗,富于扩张性,尿道外口位于阴蒂下方,与阴道口、肛门相邻,比男性容易发生尿道感染。

尿道的主要生理功能是将尿液从膀胱排出体外。男性尿道还与生殖系统有密切的关系。

2. 排尿的生理

肾脏生成尿液是一个连续不断的过程,而膀胱的排尿则是间歇进行的。只有当尿液在膀胱内储存并达到一定量时,才能引起反射性的排尿,使尿液经尿道排出体外。

膀胱受副交感神经紧张性冲动的影响处于轻度收缩状态,其内压经常保持在10cmH_2O。由于膀胱平滑肌具有较大的伸展性,故在尿量开始增加时,膀胱内压并无明显升高。当膀胱内尿量增加至400～500mL时,膀胱内压超过10cmH_2O,尿意出现。如果尿量增加至700mL,膀胱内压随之升高至35cmH_2O时,膀胱逼尿肌便出现节律性收缩,但此时还可有意识地控制排尿。当膀胱内压达70cmH_2O以上时,便出现明显的痛感,产生强烈的尿意。

排尿活动是一种受大脑皮层控制的反射活动。当膀胱内尿量充盈达400～500mL时,膀胱壁的牵张感受器受压力的刺激而兴奋，冲动沿盆神经传入脊髓骶段的排尿反射初级中枢（S_2～S_4）；同时冲动也到达脑干（脑桥）和大脑皮层的排尿反射高位中枢，产生排尿欲。如果条件允许，排尿反射进行，冲动沿盆神经传出，引起逼尿肌收缩，内括约肌松弛，尿液进入后尿道。此时尿液刺激尿道感受器，冲动再次沿盆神经传至脊髓骶段初级排尿中枢，以加强排尿并反射性抑制阴部神经，使膀胱外括约肌松弛，于是尿液被强大的膀胱内压驱出。在排尿时，腹肌、膈肌、尿道海绵体肌的收缩均有助于尿液的排出。如果环境不适宜，排尿反射将受到抑制。小儿大脑发育不完善，对初级排尿中枢的控制能力较弱，所以小儿排尿次数多，且易发生夜间遗尿现象。

（二）与排便有关的解剖与生理

当食物由口进入胃和小肠消化吸收后，残渣贮存于大肠内，其中除一部分水分被大肠吸收外，其余均经细菌发酵和腐败作用后形成粪便。通常情况下，粪便的性质与形状可以反映整个消化系统的功能状况。

1. 大肠的解剖

人体参与排便运动的主要器官是大肠。大肠全长 1.5m，起自回肠末端，止于肛门，分盲肠、结肠、直肠和肛管四个部分。

（1）盲肠：盲肠为大肠与小肠的衔接部分，其内有回盲瓣，起括约肌的作用，既可控制回肠内容物进入盲肠的速度，又可防止大肠内容物逆流。

（2）结肠：结肠分升结肠、横结肠、降结肠和乙状结肠，围绕在小肠周围。

（3）直肠：直肠全长约16cm，从矢状面上看，有两个弯曲，骶曲和会阴曲。会阴曲是直肠绕过尾骨尖形成的凸向前方的弯曲，骶曲是直肠在骶尾骨前面下降形成的凸向后方的弯曲。

（4）肛管：肛管上续直肠下止于肛门，长约4cm，被肛门内外括约肌包绕。肛门内括约肌为平滑肌，有协助排便的作用；肛门外括约肌为骨骼肌，是控制排便的重要肌束。

2. 大肠的生理功能

（1）吸收水分、电解质和维生素。
（2）形成粪便并排出体外。
（3）利用肠内细菌制造维生素。

3. 大肠的运动

大肠的运动少而慢，对刺激的反应也较迟缓。这些特点符合大肠的生理功能。大肠的运动形式有以下几种：

（1）袋状往返运动：空腹时最常见的一种运动形式，主要由环行肌无规律的收缩引起；使结肠袋中内容物向前后两个方向作短距离移动，并不向前推进。

（2）分节或多袋推进运动：进食后较多见的一种运动形式，由一个结肠袋或一段结肠收缩推移肠内容物至下一结肠段。

（3）蠕动：一种推进运动，由一些稳定的收缩波组成，波前面的肌肉舒张，波后面的肌肉则保持收缩状态，使肠管闭合排空。蠕动对肠道排泄起重要作用。

（4）集团蠕动：一种行进很快、向前推进距离很长的强烈蠕动，起源于横结肠。强烈的蠕动波可将肠内容物从横结肠推至乙状结肠和直肠。此蠕动每天发生3～4次，最常发生在早餐后的60分钟内。它由两种反射刺激引起：胃-结肠反射和十二指肠-结肠反射。当食物进入胃、十二指肠后，通过内在神经丛的传递，反射性地引起结肠的集团蠕动而推动大肠内容物至乙状结肠和直肠，引发排便反射。胃-结肠反射和十二指肠-结肠反射对肠道排泄有重要的意义，可利用此反射来训练排便习惯。

4. 排便

从大肠排出废物的过程称为排便。

正常人的直肠腔内除排便前和排便时通常无粪便。当肠蠕动将粪便推入直肠时，直肠壁内的感受器受刺激，其兴奋冲动经盆神经和腹下神经传至脊髓腰骶段的初级排便中枢，同时上传到大脑皮层，引起便意和排便反射。如果环境许可，皮层发出下行冲动到脊髓初级排便中枢，通过盆神经传出冲动，使降结肠、乙状结肠和直肠收缩，肛门内括约肌不自主地舒张，同时，阴部神经冲动减少，肛提肌收缩，肛门外括约肌舒张。此外，由于支配腹肌和膈肌的神经兴奋，腹肌、膈肌收缩，腹内压增加，共同促进粪便排出体外。

排便活动受大脑皮层的控制，意识可以促进或抑制排便。个体经过一段时间的排便训练后，便可以自主地控制排便。正常人的直肠对粪便的压力刺激有一定的阈值，达到此阈值时即可产生便意。如果个体经常有意识地遏制便意，会使直肠对粪便压力刺激的敏感性减弱，加之粪便在大肠内停留过久，水分被吸收过多而干结，造成排便困难，这是产生便秘最常见的原因之一。

二、排泄的常见健康问题

（一）与排尿异常相关的健康问题

（1）前列腺炎（prostatitis）：由多种复杂原因引起，以尿道刺激症状和慢性盆腔疼痛为主要临床表现的前列腺疾病。前列腺炎是泌尿外科的常见病，感染、炎症及排尿功能障碍是前列腺炎的主要病因。

（2）尿路感染（urinary tract infection，UTI）：又称泌尿系统感染，是病原体在尿路中生长、繁殖引起的感染性疾病。尿路感染是仅次于呼吸道感染的第二大感染性疾病。患者临床症状多表现为尿频、尿急、尿痛，甚至出现肉眼血尿、腰痛等局部症状，也可同时存在发热、寒战等全身症状。

（3）泌尿系统结石（lithiasis in urinary system）：泌尿系的常见病。结石可见于肾、膀胱、输尿管和尿道的任何部位，但以肾与输尿管结石为常见。泌尿系统结石临床表现因结石所在部位不同而有异。肾与输尿管结石的典型表现为肾绞痛与血尿,常表现为由于某种诱因,如剧烈运动、劳动、长途乘车等,突然出现一侧腰部剧烈的绞痛,并向下腹及会阴部放射,伴有腹胀、恶心、呕吐、不同程度的血尿。膀胱结石主要表现为排尿困难和排尿疼痛。

(4) 肾衰竭(renal failure):各种慢性肾脏疾病发展到后期引起肾功能部分或者全部丧失的一种病理状态;可分为急性肾衰竭及慢性肾衰竭;典型症状为恶心、食欲低下、乏力,部分患者有少尿或无尿、水肿等表现。

(二) 与排便异常相关的健康问题

(1) 肠梗阻(intestinal obstruction):各种原因引起的肠道内容物不能正常运行、顺利通过肠道,是外科常见疾病。肠梗阻的主要症状包括:腹部阵发性绞痛、食欲减退、便秘、呕吐、无法排便或排气、腹胀等。

(2) 痔疮(hemorrhoids):简称痔,是临床上一种最常见的肛门疾病,由肛管或直肠下端静脉充血肿大引起。常见症状为出血、肛门瘙痒、疼痛和脱垂。

(3) 消化道出血(gastrointestinal hemorrhage):食管到肛门之间的消化道发生出血,可由消化道本身的炎症、机械性损伤、血管病变、肿瘤等因素引起,也可因邻近器官的病变和全身性疾病累及消化道所致。临床表现为呕血、黑便或血便等,轻者可无任何症状,重者伴有贫血及血容量减少,甚至休克,危及生命。

第二节 排泄功能的评估

一、排泄的评估实施过程

(一) 制定评估目标

根据患者住院前、中、后的不同评估时段及需求,明确评估的目标,例如确定患者能不能自主排泄,或者确定他们需要什么样的支持和康复计划。

(二) 确定评估策略

采用视、触、叩、听收集与患者活动能力相关的信息,包括患者的病史、医疗记录、生活方式、社会支持等。

(三) 评估内容

1. 排尿的评估

(1) 排尿次数:排尿次数与年龄、寒暑季节变化、饮食及饮水量多少相关。通常冬季天气冷、出汗少,排尿次数较多;夏季气候炎热、出汗多,排尿次数较少。进食流质饮食或者有利尿作用的食物时排尿次数比进普通饮食时多一些。一般成人白天排尿4~6次,夜间0~2次。

(2) 尿量:尿量是反映人体肾脏功能的重要指标之一。肾脏功能正常的情况下,一般成人每次尿量200~400mL,24小时的尿量1000~2000mL,平均在1500mL左右。通常尿量和排尿次数受饮水量、进食量、活动、排尿环境等多因素影响,需要结合患者的情况进行全面的评估。

(3) 尿液的性状:

颜色:正常新鲜尿液受尿胆原和尿色素的作用和影响,呈淡黄色或深黄色。当尿液浓缩时,可出现量少色深的情况。此外,尿的颜色还可受某些食物、药物的影响,如当患者进食大量胡萝卜或服用维生素B_2时,尿的颜色可呈深黄色。在病理情况下,尿的颜色还有可能会出现以下几点变化:①血尿:一般认为新鲜尿离心后,尿沉渣每高倍镜视野红细胞≥3个,则表示尿液中红细胞异常增多,称为血尿。血尿颜色的深浅与尿液中所含红细胞量的多少有关,血尿轻者尿色可正常,仅在显微镜下才能发现红细胞增多,被称为镜下血尿;出血量多者尿色常呈洗肉水色、浓茶色或红色,被称为肉眼血尿。一般来说,血尿常见于急性肾小球肾炎、输尿管结石、泌尿系统肿瘤、结核及感染等。②血红蛋白尿:尿液中含有血红蛋白。常见于各种原因导致的大量红细胞在血管内被破坏,血红蛋白经肾脏排出形成血红蛋白尿,一般尿液呈浓茶色、酱油样色。常发生在血型不合所致的溶血、恶性疟疾和阵发性睡眠性血红蛋白尿。③胆红素尿:尿液中含有胆红素。胆红素尿常呈深黄色或黄褐色,振荡尿液后泡沫也呈黄色。见于阻塞性黄疸和肝细胞性黄疸。④乳糜尿:尿液中含有淋巴液,排出的尿液呈乳白色。见于丝虫病。

透明度:正常新鲜尿液清澈透明,放置后可出现微量絮状沉淀物,这是由于黏蛋白、核蛋白、盐类及上皮细胞发生凝结而形成的。新鲜尿液发生混浊主要原因是尿液内含有大量尿盐;若将尿液加热、加酸或加碱后,则尿盐溶解,尿液即可澄清。当泌尿系统感染时,尿液中含有大量的脓细胞、红细胞、上皮细胞、细菌或炎性渗出物,排出的新鲜尿液呈白色絮状混浊。此种尿液在加热、加酸或加碱后,其浑浊度不会发生变化。通常,蛋白尿不会影响尿液的透明度,但振荡尿液时可产生较多且不易消失的泡沫。

酸碱反应:正常人的尿液呈弱酸性,pH值为4.5~7.5,平均为6。饮食的种类可影响尿液的酸碱性,如进食大量蔬菜时,尿液可呈碱性;进食大量肉类时,尿液可呈酸性。酸中毒患者的尿液可呈强酸性,严重呕吐患者的尿液可呈强碱性。

比重:尿比重的高低主要取决于肾脏的浓缩功能。成人在正常情况下,尿比重于1.015~1.025波动。一般情况下,尿比重与尿量成反比,若尿比重经常固定于1.010左右,则提示该患者肾功能严重障碍。

气味:正常尿液的气味来源于尿内的挥发性酸。将尿液久置后,因尿液中的尿素发生分解,产生氨,故有氨臭味。当泌尿道发生感染时,新鲜尿液也有可能出现氨臭味。患者发生糖尿病酮症酸中毒时,因尿液中含有大量丙酮,可闻到烂苹果气味。

2. 排便的评估

（1）排便次数：排便是人体的基本生理需要，排便次数因人而异。一般成人每天排便1～3次，婴幼儿每天排便3～5次。每天排便超过3次（成人）或每周少于3次，应视为排便异常，如腹泻、便秘。

（2）排便量：每日排便量与膳食的种类、数量、摄入的液体量、大便次数及消化器官的功能有关。正常成人每天排便量为100～300g。进食低纤维、高蛋白质等精细食物者粪便量少而细腻。进食大量蔬菜、水果等粗粮者粪便量较多。当消化器官功能紊乱时，也会出现排便量的改变，如肠道梗阻、腹泻等。

（3）粪便的性状：

形状与软硬度：正常人的粪便为成形软便不粘连。便秘时粪便坚硬，呈栗子样；消化不良或急性肠炎时可为稀便或水样便；肠道部分梗阻或直肠狭窄，粪便常呈扁条形或带状。

颜色：正常成人的粪便颜色呈黄褐色或棕黄色，婴儿的粪便呈黄色或金黄色。摄入食物或药物种类不同，粪便颜色会发生相应变化，如食用大量绿叶蔬菜，粪便可呈暗绿色；摄入动物血或铁制剂，粪便可呈无光样黑色。如果粪便颜色改变与上述情况无关，表示消化系统有病理变化存在。如柏油样便提示上消化道出血；白陶土色便提示胆道梗阻；暗红色血便提示下消化道出血；果酱样便见于肠套叠、阿米巴痢疾；粪便表面粘有鲜红色血液见于痔疮或肛裂。

内容物：粪便内容物主要为食物残渣、脱落的大量肠上皮细胞、细菌以及机体代谢后的废物，如胆色素衍生物和钙、镁、汞等盐类。粪便中混入少量黏液，肉眼不易察见。当消化道有感染或出血时粪便中可混有血液、脓液或肉眼可见的黏液。肠道寄生虫感染者的粪便中可检出蛔虫、蛲虫、绦虫节片等。

气味：正常时粪便气味因膳食种类而异，强度由腐败菌的活动性及动物蛋白质的量而定。肉食者味重，素食者味轻。严重腹泻病人因未消化的蛋白质与腐败菌作用，粪便呈碱性反应，气味极恶臭；下消化道溃疡、恶性肿瘤病人粪便呈腐败臭；上消化道出血的柏油样粪便呈腥臭；消化不良、乳儿因糖类未充分消化或吸收脂肪酸产生气体，粪便呈酸性反应，气味为酸败臭。

（四）分析评估结果、找出相关护理问题，提供健康指导建议

根据评估结果，分析患者的排泄功能，确定其功能损害和需求。根据评估结果，提出个性化的康复计划，包括适当的治疗、康复训练、辅助设备和社会支持。

二、相关子概念及评估

（一）尿失禁

尿失禁（incontinence of urine）是指患者排尿失去意识控制或不受意识控制，尿液不自主地流出。

1. 类型

根据临床表现，尿失禁一般分为以下四种类型：

（1）持续性尿失禁：即尿液持续地从膀胱或尿道瘘中流出，膀胱处于空虚状态。常见原因有外伤、手术或先天性疾病引起的膀胱颈和尿道括约肌的损伤。多见于妇科手术、产伤所造成的膀胱阴道瘘。

（2）充溢性尿失禁：由于各种原因使膀胱排尿出口梗阻或膀胱逼尿肌失去正常张力，引起尿潴留，膀胱过度充盈，造成尿液从尿道不断溢出。常见原因有两种：①神经系统病变，如脊髓损伤早期的脊髓休克阶段、脊髓肿瘤等导致的膀胱瘫痪等；②下尿路梗阻，如前列腺增生、膀胱颈梗阻及尿道狭窄等，查体常有膀胱充盈，神经系统有脊髓病变或周围神经炎的体征，排尿后膀胱残余尿量常增加。

（3）急迫性尿失禁：由于膀胱局部炎症、出口梗阻的刺激，使患者反复的低容量不自主排尿，常伴有尿频和尿急；或由于大脑皮质对脊髓排尿中枢的抑制减弱，引起膀胱逼尿肌不自主收缩或反射亢进，使膀胱收缩不受限制。主要原因包括：①膀胱局部炎症或激惹致膀胱功能失调，如下尿路感染、前列腺增生症及子宫脱垂等；②中枢神经系统疾病，如脑血管意外、脑瘤及帕金森病等。

（4）压力性尿失禁：膀胱逼尿肌功能正常，但由于尿道括约肌张力减低或骨盆底部尿道周围肌肉和韧带松弛，导致尿道阻力下降，患者平时尚能控制排尿，但当腹内压骤然增高（如咳嗽、喷嚏、大笑、举重等）时，使膀胱内压超过尿道阻力，少量尿液不自主地由尿道口溢出。常见于多次自然分娩或绝经后的妇女，由阴道前壁和盆底支持组织张力减弱或缺失所致。也常见于根治性前列腺切除术的患者，因该手术可能会损伤尿道外括约肌。这类尿失禁多发生在直立体位时。

2. 评估

（1）泌尿系统基本检查：尿常规检查、泌尿系统B超检查。

（2）排尿日记：测定参数，初步了解尿失禁类型，为进一步检查提供参考。常使用的记录表有以下3种：①排尿日记表，即记录一天24小时的排尿次数、具体排尿时间、起床时间和入睡时间；②排尿频率及尿量表，即记录白天和夜间的排尿次数及每次的排尿量；③膀胱日记表，即记录72小时的排尿习惯，需连续记录摄入液体量和排尿时间、每次尿量、尿失禁次数及失禁量等指标。这种记录虽烦琐，但可以反映尿失禁的真实情况。

（3）问卷调查：

尿失禁严重度指数（incontinence severity index，ISI）：主要用于尿失禁的筛查，并进行严重程度分类。

国际尿失禁咨询问卷简表（international consultation on incontinence questionnaire-short form，ICIQ-SF）：主要用于评估女性尿失禁的发生频率、导致尿失禁的原因以及

对生活质量的影响。

泌尿生殖障碍量表简版（urogenital distress inventory，UDI-6）：适用于不同年龄段的女性尿失禁患者，包括孕妇、产妇和老年女性。UDI-6能够粗略地区分出尿失禁类型，但是对尿失禁严重程度的区分不明确。

布里斯特女性下尿路症状问卷（bristol female lower urinary tract symptoms questionnaire，BFLUTS）：几乎包括了下尿路的所有症状，全面细致，并且也能够评估出下尿路症状对日常生活的影响。

女性排尿行为量表（women toileting behavior scale，WTBS）：可以作为女性护士排尿行为研究和下尿路症状预防干预的评估工具。

（4）尿垫实验：适用于压力性尿失禁。有急迫性尿失禁时明显影响尿垫实验评估压力性尿失禁的可靠性，具体操作方法如下：

• 受试者在排尿后放置一张已知重量的尿垫；
• 短时间内饮100mL无糖无钠液体；
• 30分钟内受试者步行、上下楼梯；
• 余下30分钟：在座位上站立坐下共10次；剧烈咳嗽10次；原地跳跃10次；小跑1分钟；在地板上弯腰拾物5次；流水洗手3分钟。
• 完成后取下尿垫称重，尿垫实验前后重量之差为尿失禁量。

结果判断标准：基本干燥：<1g；轻度漏尿：2～10g；中度漏尿：10～50g；重度漏尿：>50g。

（5）尿动力学检查：包括尿流率检查、完全性膀胱测压、影像尿动力学检查、尿道括约肌功能检查等。

（二）便秘

便秘（constipation）指正常的排便形态改变，排便次数减少，排出过干过硬的粪便，且排便不畅、困难或常有排便不尽感。

常用评估包括：

（1）直肠指检。

（2）影像学检查：胃肠道X线造影，用于判断肠道是否存在梗阻，使用钡剂造影有助于医生判断胃肠的运动功能。

（3）实验室检查：包括血液学检查、粪便检查。

（4）病理检查：可通过结肠镜取活组织进行病理检查，以确定良恶性病变。

（5）特殊检查：结肠传输试验、内镜检查、排便造影等。

（6）问卷调查：

• 便秘评估量表（constipation assessment scale，CAS）：采取自评方式，可以快速判断患者有无便秘以及便秘的严重程度。CAS评估与便秘密切相关的8种症状，包括腹胀或胀气、排气量变化、排便次数减少、稀便、直肠梗阻和压迫感、排便时直肠疼痛、粪便量少、便意急但自排不出，总分0～8分。该量表是临床常用量表之一，但需要注意的是，CAS量表主要适用于成人慢性便秘的评估。

• 慢性便秘严重度评分量表（constipation scoring system，CSS）：采取他评方式。该量表包含8个条目，如排便费力、排便频率、排便不尽感、腹痛、每次排便时间、去排便但未排出次数等，根据其频率或严重程度赋值0～4分，排便辅助方法0～2分。总分0～30分，评分越高，则便秘症状越严重。该量表同样只用于成人慢性便秘的评估。

• 便秘患者症状自评问卷（patient assessment of constipation symptom，PAC-SYM）：一种用于评估便秘患者症状及其严重程度的工具。由粪便性状、直肠症状和腹部症状3个部分共12个条目构成。对排便次数减少、排便费力、排便疼痛、排便不尽感、粪质坚硬、粪量少、胃痛、腹部痉挛疼痛、腹部胀满、有便意而难以排出、直肠出血或撕裂、直肠烧灼感等症状进行评估。该量表采用5分法进行评价，按症状严重程度由无到非常严重分别计为0～4分。主要适用于功能性便秘患者的症状评估。

• 出口梗阻综合征评分（obstructed defaecation syndrome score，ODS Score）：一种用于评估出口梗阻型便秘的严重程度的工具。由8个条目组成，总分为0～31分。量表评价的内容包括排便时间、每天有便意的次数、是否需要用手帮助排便、使用泻剂的次数、灌肠的次数、排便不尽感、排便费力程度和大便性状。健康人的得分多在2分以下，出口梗阻综合征患者的得分多在10分以上。

• 华人便秘问卷：一款专门针对华人的功能性便秘诊断和评估问卷。共有6个条目：有便意而不能解便的严重程度；周大便次数小于3次的频率；解便不尽感的严重程度；大便干硬的严重程度；泻剂的使用次数以及腹胀的严重程度，总分超过5分即可认为是便秘。

（三）腹泻

腹泻（diarrhea）指正常排便形态改变，频繁排出松散稀薄的粪便甚至水样便。

常用评估方法包括：

（1）实验室检查：粪便常规及大便隐血试验、病原体及免疫学检查、血常规检查、血电解质检查等。

（2）影像学检查：彩超、腹部平片。

（3）特殊检查：慢性、迁延性腹泻可做食物过敏方面的检查，如食物回避-激发试验等。必要时还可做消化道造影或结肠镜等综合分析判断病因。

（4）问卷调查：

• Hart腹泻计分法：是一个等级赋值表，用于评估腹泻的程度，根据粪便的不同形状和性状对每次粪便赋值。该量表特别适用于肠内营养支持期间腹泻的评估。总分为24h粪便评分之和，≥12分即为腹泻，总分与腹泻程度成正比。Hart腹泻计分法的应用，旨在减少评估过程中的主观性，提高评估的信度和效度，为患者提供更精准的治疗和护理服务。

• 布里斯托大便分类法（Bristol stool form scale，BSFS）：是一个分类视觉性图表，对不同的大便形态进行了图片展示和文字描述，是临床上评估大便形态最简单有效的工具。该方法适用于个人健康监测、医疗诊断以及为营养和饮食调整提供参考。

•危重病人腹泻危险性评估表：用于ICU病人的腹泻风险性评估。共8个条目，总分8~32分，危险性评分＞20分的病人腹泻发生率高。评估内容包括年龄（岁）、APACHE Ⅱ评分（分）、入住ICU时间（d）、应用药物、肠内营养、机械通气、肠鸣音（/min）及血浆清蛋白（g/L）。

> **知识延伸**
>
> **1. 异常尿钠排泄规律与慢性肾脏病（CKD）患者高血压的相关性**
>
> 研究纳入791名中国患者，通过在白天（07：00至22：00）和夜间（22：00至07：00）收集尿液样本的方式以估计夜间/白天尿钠排泄率。此外，还测量了患者血压及其临床数据。多因素回归分析显示，昼夜尿钠排泄比是临床高血压的独立危险因素，而24h尿钠排泄、昼夜和夜间尿钠排泄不是。研究表明，尿钠排泄的异常昼夜节律与高血压和靶器官损伤独立相关，应使用个体化的盐摄入和治疗策略使CKD患者的利钠浸渍特征正常化。[①]
>
> **2. 母体精神病理学与后代尿失禁和学龄期便秘的关系**
>
> 6489名母亲提供了有关其抑郁和焦虑（产前和产后）以及孩子7岁时尿失禁和大便失禁和便秘的数据。研究使用多变量logistic回归来检查母亲抑郁/焦虑对后代尿失禁/便秘的独立影响的证据，并调查是否存在关键/敏感暴露期。研究结果显示，产后母亲精神病理学与后代尿失禁和便秘的风险增加有关。暴露于母体产后精神病理学的儿童发生尿失禁/便秘的风险更大，母体焦虑比抑郁具有更强的关联。卫生专业人员应警惕孕产妇精神病理学对儿童发育的影响。[②]

第三节　排泄评估案例

（一）小儿腹泻

小儿腹泻，或称腹泻病，是一组由多病原体、多因素引起的以大便次数增多和大便性状改变为特点的消化道综合征，是我国婴幼儿最常见的疾病之一。6个月~2岁婴幼儿发病率高，一岁以内约占半数，是造成小儿营养不良、生长发育障碍的主要原因之一。

---

① Zhang J，Rao J，Liu M，et al.，International Journal of Medical Sciences，2020年3月.
② Sawyer G，Heron J，Joinson C. Journal of Affective Disorders，2023年6月.

1. 病例示例

男童，1岁，因发热、腹泻、呕吐3天来诊。

患儿三天前无明显诱因突然高热至39℃，半天后开始腹泻和呕吐，大便每天10次以上，为黄色稀水便，蛋花汤样，无黏液及脓血，无特殊臭味，呕吐每天3~5次，胃内容物，非喷射性，曾用新霉素治疗无好转。病后食欲差，尿少，近10小时无尿。

既往无腹泻和呕吐史。个人史：第2胎第2产，足月自然分娩，母乳喂养。

查体：T38.9℃，P135次/分，R35次/分，BP80/50mmHg，体重9kg，身长75cm。急性重病容，面色发灰，皮肤无黄染，未见皮疹，皮肤弹性差，心率135次/分，律齐，心音稍低钝，肺音（—），腹稍胀，肝肋下1cm，肠鸣音存在。眼窝明显凹陷，哭无泪。肢端凉，神经系统检查无异常。

实验室检查：Hb 110 g/L，WBC 8.6×10^9/L，PLT 200×10^9/L；粪便常规偶见WBC。

2. 评估要点

1）评估阶段

包括入院时、住院期间及出院前的评估。入院时的评估主要是为了了解患者的基本状况和确定治疗方案；住院期间的评估主要是对治疗效果和康复进展进行监测和评估；出院前的评估则是为了评估患者的出院能力和制订出院计划。

2）评估目标

评估该患儿的腹泻情况，包括腹泻特点、病因与诱因、患儿个人史、既往史、家庭的评估，确定患儿脱水严重程度及腹泻对其生活质量的影响程度；制订患儿个性化的康复计划，包括及时补液、营养支持、健康宣教等方面的干预措施，以提升患儿的生活质量并改善其脱水情况。

3）评估内容

(1) 健康史：喂养史，如喂养方式、喂何种乳品、冲调浓度、喂哺次数及每次量、添加换乳期食物及断奶情况；注意有无不洁饮食史、食物过敏、腹部受凉或过热致饮水过多；询问患儿粪便的性状变化情况，腹泻开始时间、次数、颜色、性状、量、气味，有无呕吐、腹胀、腹痛、里急后重等不适；了解是否有上呼吸道感染、肺炎等肠道外感染病史；既往有无腹泻史，有无其他疾病及长期使用抗生素病史。

(2) 身体状况：①患儿一般状况及生命体征，如神志、体温、脉搏、呼吸、血压等；②评估脱水程度和性质，如患儿体重、前囟、眼窝、皮肤黏膜、循环状况和尿量等；③有无低钾血症和代谢性酸中毒等症状；④观察粪便性状，检查肛周皮肤有无发红、糜烂、破损。

(3) 实验室检查及辅助检查结果的评估：了解血常规、大便常规、致病菌培养、血液生化等检查结果及临床意义。

（4）照顾者的心理-社会状况：家长对疾病的心理反应及认识程度、文化程度、喂养及护理知识等；评估患儿家庭的居住环境、经济状况、卫生习惯等。

4）评估策略或手段

（1）问诊：采集患者的病史和自述症状。包括上述健康史评估及心理-社会状况评估内容。

（2）体格检查：

视诊：
- 评估脱水情况：检查婴幼儿的眼窝、前囟门、皮肤弹性等，判断是否有脱水迹象。
- 检查口腔状况：观察口腔黏膜是否干燥，有无溃疡等。
- 观察腹部情况：检查腹部是否有胀气、压痛或肠鸣音异常。
- 检查皮肤状况：检查臀部皮肤是否有皮肤破损、溃疡或感染迹象。

听诊：听诊确定是否有肠鸣音异常（如高调、正常、缺少等）。

触诊：目的是了解腹部是否有胀气，是否有包块等。

叩诊：由于婴幼儿的腹壁较薄，叩诊难以获得准确的信息，所以叩诊通常不是评估婴幼儿腹泻的主要手段，必要时可作为一种辅助诊断手段。腹部叩诊检查音调变化，判断是否有移动性浊音。叩诊过程中观察患儿反应，如果患儿在特定区域表现出疼痛或不适，可能提示该区域有炎症或病变。

（3）辅助检查：
- 血常规：细菌感染时，白细胞总数及中性粒细胞数增多；寄生虫感染和过敏性腹泻时嗜酸性粒细胞数增多。
- 大便常规：肉眼检查大便的性状如外观、颜色、是否有黏液脓血等；大便镜检有无脂肪球、白细胞、红细胞等。
- 病原学检查：细菌性肠炎大便培养可检出致病菌；真菌性肠炎大便镜检可见真菌孢子和菌丝；病毒性肠炎可做病毒分离等检查。
- 血液生化：血钠测定可了解脱水的性质；血钾测定可了解有无低钾血症；碳酸氢盐测定可了解体内酸碱平衡失调的性质及程度。

5）可能的护理诊断/护理问题

（1）腹泻：与感染、喂养不当、肠道功能紊乱等有关。

（2）体液不足：与腹泻、呕吐及发热所致的液体丢失过多有关。

（3）体温过高：与轮状病毒感染有关。

（4）有电解质紊乱的危险：与腹泻、呕吐所致的体液及电解质丢失有关。

6）健康指导

（1）合理饮食：适当减少进食量、选择易消化食物、考虑无乳糖奶粉，同时补充水分。

（2）注意腹部保暖，避免腹部受凉导致肠蠕动加快，加重腹泻症状；加强臀部护理。

（3）每次大便后用温水清洗臀部，保持局部清洁干燥。

(4) 保持良好的卫生习惯，如勤洗手、保持环境整洁。

(5) 密切观察病情：注意观察患儿的精神状态、食欲、大便性状及次数等变化。如病情加重或出现其他症状（如发热、呕吐、腹痛等），应及时就医。

（二）泌尿系统结石

泌尿结石是泌尿系统的常见病，又称尿石症。结石可见于肾、膀胱、输尿管和尿道的任何部位，但以肾与输尿管结石最常见。临床表现因结石所在部位不同而有异，肾与输尿管结石的典型表现为肾绞痛与血尿。在结石引起绞痛发作以前，患者可以没有任何感觉，由于某种诱因，如剧烈运动、劳动、长途乘车等，突然出现一侧腰部剧烈的绞痛，并向下腹及会阴部放射，伴有腹胀、恶心、呕吐、程度不同的血尿；膀胱结石主要表现是排尿困难和排尿疼痛。

1. 病例示例

李某，男，36岁。突发右腰部绞痛伴血尿2小时。

患者2小时前剧烈活动后突然出现右腰部绞痛，疼痛呈持续性，阵发性加重，向右侧会阴区放射，坐立不安，伴大汗、恶心，呕吐胃内容物2次。排尿时可见尿呈粉红色，量约200mL/次。既往体健。吸烟10年，10支/日。

查体：T37.5℃，P90次/分，R18次/分，BP130/70mmHg。神志清楚，辗转不安。睑结膜无苍白，双肺呼吸音清。心率90次/分，律齐。腹部平坦，未见胃肠型、蠕动波，全腹无压痛，无反跳痛、肌紧张，肠鸣音6次/分，右肾区叩击痛（+）。

血常规：Hb 135 g/L，WBC 11.2×10^9/L，N0.82，PLT 247×10^9/L。泌尿系B超：右侧肾盂和近段输尿管扩张，距离肾门4cm处可见一强回声光团，大小约7mm，后伴声影，远段输尿管显示不清。

2. 评估要点

1）评估阶段

包括入院时、住院期间及出院前的评估。入院时的评估主要是为了了解患者的基本状况和确定治疗方案；住院期间的评估主要是对治疗效果和康复进展进行监测和评估；出院前的评估则是为了评估患者的出院能力和制订出院计划。

2）评估目标

评估该患者的健康史及目前的身体状况，包括有无结石病史、疼痛部位、性质与程度、肾绞痛发作的情况、血尿特点、是否并发感染等；确定结石对患者日常活动、生活质量的影响程度；制订患者个性化的康复计划，改善尿失禁状况、提高活动能力和生活质量。

3）评估内容

(1) 健康史：

一般情况：包括病人的年龄、性别、职业、居住地、饮水习惯与饮食习惯（如肉类、奶制品的摄入）等。

既往史：了解病人既往有无结石病史，有无代谢和遗传性疾病，有无泌尿系统感染、梗阻性疾病，有无甲状旁腺功能亢进、痛风、肾小管酸中毒、长期卧床病史等。有无服用引起高尿钙尿、高草酸尿、高尿酸尿等代谢异常的药物。既往手术史，肠管切除可引起腹泻，并引起高草酸尿和低枸橼酸尿。

(2) 身体状况：

症状与体征：评估疼痛的部位、性质与程度，肾绞痛的发作情况；血尿的特点，有无活动后血尿；尿石排出情况；是否并发尿路感染、肾积脓、肾积水、肾损害；体格检查是否有肾区叩击痛。

(3) 辅助检查结果：了解实验室检查、影像学检查有无异常。

(4) 心理-社会状况：评估病人是否了解尿石症的治疗方法；是否担心尿石症的预后；是否知晓尿石症的预防方法。

4) **评估策略或手段**

(1) 问诊：了解健康史、目前身体状况、已采取的治疗措施、心理-社会状况。

(2) 体格检查：

触诊：检查腰部或上腹部是否扪及包块及疼痛区域。

叩诊：检查是否有肾区叩击痛。

(3) 影像学检查：

超声检查：有助于发现结石。

泌尿系平片：用于显示不透光高密度结石。

静脉肾盂造影：有助于了解尿路情况。

CT 检查：包括双能 CT、能谱 CT、光子计数多能谱 CT，多能谱 CT 在识别小结石（3mm）上具有优势。

磁共振水成像：可显示结石部位及积水情况。

放射性核素肾扫描：用于评价肾功能受损及恢复情况。

螺旋 CT 平扫（非妊娠成人）：所有疑似肾绞痛的非妊娠成人患者，应进行紧急低剂量计算机体层成像平扫（NCCT）。NCCT 的敏感性和特异性很高，是肾结石的首选影像学检查手段。

(4) 实验室检查：包括尿液分析、全血细胞计数（FBC）和血清化学检测（如钙、电解质、血清尿素/肌酐、磷和尿酸）等。

(5) 相关的评估量表：如威斯康星州肾结石生活质量量表。

5) **可能的护理诊断/护理问题**

(1) 疼痛：与结石刺激引起的炎症、损伤及平滑肌痉挛有关。

(2) 知识缺乏：缺乏预防结石的知识。

6) **健康指导**

(1) 增加体育活动，如跳跃等，使结石易排出；

(2) 多饮水，每日至少饮水 2000～3000mL；

(3) 适当调节饮食，做好肾结石的护理，可以预防结石的再生。

（三）慢性肾衰竭

慢性肾衰竭（chronic renal failure, CRF）是指各种原因造成慢性进行性肾实质损害，致使肾脏明显萎缩，不能维持基本功能，临床出现以代谢产物潴留、水、电解质、酸碱平衡失调，全身各系统受累为主要表现的临床综合征。

1. 病例示例

张某，男，64岁，退休工人。2015年2月18日初诊。患者有慢性肾小球肾炎病史5年，尿量减少，双下肢浮肿半月。小便短少，胸闷纳呆，口有尿味，双下肢浮肿。查体：T：36.3℃，P：84次/分，R：20次/分，BP：160/95mmHg。神志清，贫血貌，双下肢水肿，按之凹陷不易恢复。

辅助检查：尿常规：蛋白（++）；血常规：红细胞 $2.8 \times 10^{12}/L$，血红蛋白 72g/L；肾功能：血肌酐 540μmol/L，尿素氮 20.9mmol/L；双肾B超：双肾萎缩。

2. 评估要点

1）评估阶段

包括入院时、住院期间及出院前的评估。入院时的评估主要是为了了解患者的基本状况和确定治疗方案；住院期间的评估主要是对治疗效果和康复进展进行监测和评估；出院前的评估则是为了评估患者的出院能力和制订出院计划。

2）评估目标

评估该患者的健康史及目前的身体状况，确定病情对患者日常活动、生活质量的影响程度；制订患者个性化的康复计划，提高活动能力和生活质量。

3）评估内容

(1) 患病及治疗经过：慢性肾衰竭病人一般有多年的原发性或继发性慢性肾脏病史，应详细询问病人的患病经过，包括首次起病有无明显的诱因、疾病类型、病程长短、病程中出现的主要症状、特点，既往有无病情加重及其诱因，有无慢性肾炎、高血压、糖尿病、痛风等病史。了解既往治疗及用药情况，包括曾用药物的种类、用法、剂量、疗程、药物的疗效及不良反应等，有无长期服用非甾体类解热镇痛药或中草药史。有无高血压或肾脏疾病家族史。

(2) 目前病情与一般状况：目前的主要不适及症状特点，有何伴随症状及并发症等。有无出现食欲减退、恶心、呕吐、口臭、口腔炎、腹胀、腹痛、血便；有无头晕、乏力、胸闷、气促；有无皮肤瘙痒；有无鼻出血、牙龈出血、皮下出血、女性病人月经过多等；有无下肢水肿；有无夜尿增多、少尿；体重有无增加或下降。

(3) 心理-社会状况：慢性肾衰竭病人的预后不佳，替代治疗费用昂贵，病人及其家属会出现各种情绪反应，如抑郁、恐惧、绝望等。护士应评估病人的社会支持情况，包括家庭经济情况、医疗保险情况、家庭成员对该病的认识及态度、病人的工作单位所能提供的支持、病人居住地段的社区保健情况等。

4）评估策略或手段

（1）问诊：健康史、目前身体状况、已采取治疗措施、心理-社会状况。

（2）体格检查：视诊：观察病人精神意识状态，有无表情淡漠、抑郁、嗜睡等精神症状，生命体征，有无贫血面容，皮肤有无出血点、瘀斑和色素沉着，有无水肿。

触诊：检查水肿程度，有无出现胸腔、心包积液及腹水等。

叩诊：神经反射有无异常，肾区有无叩击痛等。

听诊：判断有无心率增快、肺底部湿啰音等心力衰竭的征象。

（3）辅助检查：

- 血、尿常规：了解有无红细胞计数减少、血红蛋白浓度降低，血尿素氮及血肌酐升高的程度，肾小管功能有无异常，血清电解质和二氧化碳结合力的变化，有无肾小球滤过率（glomerular filtration rate，GFR）下降。
- 影像学检查：超声、CT、MRI、心电图、心脏彩超等。
- 肾活检及病理：经皮肾活检是明确CKD潜在病因非常有价值的一个检查手段。

5）可能的护理诊断/护理问题

（1）体液过多：与肾小球滤过率下降导致水钠潴留有关。

（2）活动无耐力：与肾衰竭所致的代谢毒物堆积、贫血等有关。

（3）营养失调：低于机体需要量与病人尿蛋白所致蛋白质丢失过多、食欲降低进食减少等有关。

（4）潜在并发症：电解质紊乱及酸碱平衡失调、心力衰竭。

6）健康指导

（1）多休息，避免过度劳累。

（2）给予优质蛋白质、高热量、高维生素、易消化饮食。

（3）严密监测患者的生命体征，准确记录24小时液体出入量，每日定时测量体重。

（4）加强皮肤护理，注意个人卫生，保护水肿部位的皮肤。

（5）遵医嘱用药，观察药物疗效以及不良反应。

（6）加强心理护理，正确对待疾病，保持乐观情绪。

（四）尿潴留

尿潴留（urinary retention）是指尿液大量存留在膀胱内而不能自主排出。

1. 产生尿潴留的常见原因

（1）机械性梗阻：参与排尿的神经及肌肉功能正常，但在膀胱颈部至尿道外口的某一部位存在梗阻性病变。包括：①膀胱颈梗阻，如前列腺增生、肿瘤，膀胱内结石、血块，子宫肌瘤等膀胱颈邻近器官病变；②尿道梗阻，如炎症或损伤后的尿道狭窄，尿道结石、结核、肿瘤等。

（2）动力性梗阻：患者尿路不存在机械性梗阻，排尿困难是由于各种原因引起控制排尿的中枢或周围神经受到损害，导致膀胱逼尿肌无力或尿道括约肌痉挛。常见的原因有以下四种：

神经系统病变：如颅脑或脊髓肿瘤、脑炎等可引起控制排尿的周围神经损伤。

手术因素：如麻醉、中枢神经手术或骨盆手术导致控制排尿的骨盆神经损伤或功能障碍。

药物作用：如抗胆碱药、抗抑郁药、抗组胺药和阿片制剂等。

精神因素：如精神紧张、不习惯排尿环境或排尿方式等。

2. 常用评估

（1）实验室检查：尿常规、血清尿素氮、肌酐、电解质、血糖、前列腺特异性抗原等。

（2）影像学检查：肾脏及膀胱超声、盆腔超腹部及盆腔 CT、脑 MRI 或 CT、脊柱 MRI。

（3）其他检查：膀胱尿道镜检查、逆行性膀胱尿道造影术、尿路动力学检查。

第五章

睡眠评估

 学习目标

知识

1. 简述睡眠的发生机制和周期;

2. 阐明睡眠评估的主要框架、相关概念及子概念、评定标准。

能力

1. 识别睡眠障碍的类型以及引起睡眠障碍的原因;

2. 运用睡眠评估的概念框架和工具,对不同患者或疾病人群进行针对性的评估。

价值

1. 提高学生的评判性思维和问题解决能力,使其在健康评估过程中能够全面、准确地分析和解决问题;

2. 增强学生的合作意识和团队协作能力,使其能够共同参与健康评估过程,并进行有效的沟通和协作。

> **情景导入**
>
> 何某，女性，42岁，半年前丈夫因病去世。病人主诉入睡困难，难以维持睡眠，睡眠质量差，已持续3个月，并出现头晕目眩、心悸气短、体倦乏力、急躁易怒、注意力不集中、健忘等症状，工作效率明显下降。
>
> 问题：这位病人可能出现了什么问题？如何进行评估？

第一节 睡眠的生理机制及睡眠障碍

一、睡眠的生理机制

睡眠是指以特定的姿势、处于持续安静的状态。此时各种有意识的主动行为消失、对外界环境刺激的反应性减弱。

（一）睡眠的发生机制及调节

睡眠与觉醒是两个不同的生理过程，交替发生。古代就有"日出而作，日落而息"的生活规律，有些人即使在没有闹钟的情况下，也可以在早上某个时间段醒来，而在夜间固定的时间产生困意。我们常将这样的情况称为"生物钟"或"生物节律"。这种生物钟是受脑内睡眠-觉醒发生系统的动态平衡所控制的。

1. 觉醒维持机制

觉醒状态的维持与网状上行激活系统及其他脑内觉醒系统的活动有关。脑干的网状结构可以接收和加工来自多方面的传入信息，一方面上行到丘脑后，激活丘脑中继神经元；另一方面，上行激活外侧下丘脑部和基底前脑处的神经元细胞，最终投射到大脑，兴奋大脑皮层，启动和维持觉醒状态。在此过程中，觉醒维持系统发挥了重要作用，包括蓝斑核的去甲肾上腺素能神经元、中缝核的五羟色胺能神经元、中脑的多巴胺能神经元，它们在觉醒和快速眼球运动期活性增加，发挥维持觉醒的作用。另外，结节乳头核组胺能神经元的自发性放电活动，也参与了觉醒的维持。此外，下丘脑外侧的Orexin能神经元系统也具有稳定觉醒的作用。

2. 睡眠诱发和维持机制

下丘脑的腹外侧视前区（VLPO），是调节睡眠的关键核团。其发出的抑制性GABA能和GAL能神经纤维，在觉醒向睡眠转换过程中，GABA能神经元放电频率增加，增强丘脑和脑干上行网状激活系统的抑制、启动和维持睡眠。这种兴奋与睡眠量呈正相关，也就是说VLPO的兴奋性越高，睡眠的内稳态越强，更有利于睡眠的维持。VLPO对睡眠的启动和维持主要依靠抑制性的 GABA 肽神经递质，其神经纤维可投射到结节乳头核、蓝斑核、中缝核等与觉醒相关的核团，也可以接受觉醒相关的神经递质的支配，如组胺、去甲肾上腺素、五羟色胺，形成一个双稳态的反馈环路，触发睡眠和觉醒两个稳态模式的交替出现。VLPO 在睡眠期的放电明显高于觉醒期，在这个位置的 GABA 能神经元的活性受到多种兴奋性神经递质的影响，如组胺、去甲肾上腺素、五羟色胺，觉醒期被抑制，睡眠期 GABA 神经元去抑制而活化，促进睡眠。

3. 睡眠-觉醒的调节

觉醒与睡眠周期的转换，除了涉及觉醒发生系统、睡眠发生系统外，也与睡眠节律的调节和睡眠稳态调节密切相关。哺乳类动物昼夜节律系统，主要集中在下丘脑外侧区的视交叉上核（SCN），信号可以从视交叉上核传到多个睡眠与觉醒脑区，进而调节睡眠阶段的位相转换以及睡眠与觉醒的转换。而睡眠稳态的调节主要依赖于内源性的睡眠相关物质，如腺苷、褪黑素、前列腺素 D2 细胞因子等。

4. 昼夜节律的调节

大量研究揭示，从低等生物到人类都存在着昼夜节律起搏器，这个起搏器的节律性具有内源性的特点，能够独立于外界环境周期而自身维持其周期接近 24 小时，有"生物钟"之称。其相位能够受环境信号的调节或重新设定，这个昼夜节律系统主要集中在 SCN，也就是位于下丘脑的视交叉上部，是哺乳类动物最重要的昼夜节律中枢。它参与控制睡眠觉醒周期等多种节律活动，如 24 小时的血压，皮质醇、褪黑素的分泌节律等。哺乳类动物睡眠的另一个特征是稳态调节。睡眠稳态过程是指觉醒期，睡眠压力会逐渐增加，产生睡眠负债，为了调节睡眠负债状态，机体会主动进入睡眠状态。睡眠负债在觉醒时增加，在睡眠时消失，从而保持机体处于一个稳定的状态。睡眠稳态的调节机制主要涉及内源性睡眠相关物质如腺苷、褪黑素和前列腺素 D2，以及睡眠稳态的局部调节。这些物质通过不同的机制发挥诱导睡眠的作用。

总之，睡眠与觉醒的发生是脑内各相关系统相互作用动态平衡的结果，同时还受昼夜节律过程和睡眠稳态过程的调节。

（二）睡眠的分期

根据睡眠发展过程中脑电波变化和机体活动功能的表现，将睡眠分为慢波睡眠（slow wave sleep，SWS）和快波睡眠（fast wave sleep，FWS）两个时相。慢波睡眠又称非快速眼球运动睡眠（non-rapid eye movement sleep，NREM sleep）；快波睡眠又称快速眼球运动睡眠（rapid eye movement sleep，REM sleep）。睡眠过程中两个时相互相交替进行。成人进入睡眠后，首先是慢波睡眠，持续 80~120 分钟后转入快波睡眠，维持 20~30 分钟后，又转入慢波睡眠。整个睡眠过程中有 4~5 次交替，越近睡眠的后期，快波睡眠持续时间越长。两种睡眠时相状态均可直接转为觉醒状态，但在觉醒状态下，一般只能进入慢波睡眠，而不能进入快波睡眠。

1. 慢波睡眠

慢波睡眠为正常人所必需的。在慢波睡眠中，机体的耗氧量下降，但脑的耗氧量不变；同时，腺垂体分泌生长激素明显增多。

慢波睡眠分为四个时期。

（1）入睡期（Ⅰ期）：此期为清醒与睡眠之间的过渡时期，只维持几分钟，是所有睡眠期中睡得最浅的一期，很容易被唤醒。在这一期，生理活动速度开始降低，生命体征与新陈代谢逐渐减慢。

（2）浅睡期（Ⅱ期）：此期仍可听到声音，仍然容易被唤醒，身体功能活动继续减慢，肌肉逐渐放松。此期持续10~20分钟。

（3）中度睡眠期（Ⅲ期）：此期肌肉完全放松，生命体征数值下降，身体很少移动，很难被唤醒。此期持续15~30分钟。

（4）深度睡眠期（Ⅴ期）：此期身体完全松弛且无法移动，极难被唤醒，腺垂体分泌生长激素，人体组织愈合加快。此期持续15~30分钟。

2. 快波睡眠

此期的睡眠特点是眼球转动很快，脑电波活跃，与觉醒时很难区分。其表现与慢波睡眠相比，各种感觉进一步减退，肌肉几乎完全松弛，可有间断的阵发性表现，如眼球快速运动、血压升高、心率加快、呼吸加快且不规则等，做梦是快波睡眠的特征之一。快波睡眠也为正常人所必需，在快波睡眠中，脑的耗氧量增加，脑血流量增多且脑内蛋白质合成加快，但生长激素分泌减少。睡眠各阶段的变化见表5.1。

表5.1 睡眠各阶段变化

睡眠分期		特点	生理表现	脑电图特点
NREM期	第Ⅰ期	可被外界的声响或说话声惊醒	全身肌肉松弛，呼吸均匀，脉搏减慢	低电压α节律，频率为8~12次/秒
	第Ⅱ期	进入睡眠状态，但仍易被惊醒	全身肌肉松弛，呼吸均匀，脉搏减慢，血压、体温下降	出现快速、宽大的梭状波，频率为14~16次/秒
	第Ⅲ期	睡眠逐渐加深，需要巨大的声响，才能使之觉醒	肌肉十分松弛，呼吸均匀，心跳减慢，血压、体温继续下降	梭状波与δ波交替出现
	第Ⅳ期	为沉睡期，很难被唤醒，可出现梦游和遗尿	全身松弛，无任何活动，脉搏、体温继续下降，呼吸缓慢均匀，体内分泌大量生长激素	缓慢而高的δ波，频率为1~2次/秒

续表

睡眠分期	特点	生理表现	脑电图特点
REM期	眼肌活跃，眼球迅速转动，梦境往往在此时期出现	心率、血压、呼吸大幅度波动，肾上腺素大量分泌。除眼肌外，全身肌肉松弛，很难唤醒	呈不规则的低电压波形，与第Ⅰ期相似

（三）睡眠的生理意义

睡眠与觉醒调节是大脑基本功能之一。许多证据表明，人体通过睡眠能保存能量，促进代谢产物的排出，增强免疫力，促进发育，增强学习和记忆功能。

大脑与躯体经过一天的活动，疲劳感不断累积，需要睡眠进行体力的恢复，消除疲劳。在睡眠期时，人体的各种生命活动降到最低，能量消耗减少，此时副交感神经活动起主要作用，合成代谢增加，有助于能量的保存，以补充白天消耗的能量，并为次日的活动做好准备。

同样，白天脑内代谢产物不断增加，虽然同时也随着血液循环排出体外，但是夜间能够更高效地将累积的代谢废物排出体外。在清醒时，代谢废物积聚在细胞间液，睡眠时脑脊液和脑内组织间液不断进行物质交换，将细胞间液代谢废物交换至循环系统而排出体外，所以睡眠对脑内代谢有重要的作用。睡眠可以增强机体修复、抗病及病后的康复能力从而增强免疫力。目前研究证实，睡眠与多种免疫因子密切相关，如白介素-1、肿瘤坏死因子。在睡眠剥夺实验中也发现淋巴细胞、吞噬细胞等功能受到抑制，所以正常的睡眠对保障机体的免疫功能有着非常重要的作用。

在睡眠中，脑垂体会分泌多种激素，特别是生长激素，分泌最旺盛的时间就是在夜间睡眠，对儿童的生长发育起着至关重要的作用。目前证实，记忆巩固依赖于学习后的睡眠，因为睡眠期海马神经元可以再现觉醒期的海马活动，在睡眠中大脑会将觉醒期获得的信息从不稳定的记忆变成稳定的记忆，从而实现记忆的巩固。

总之，睡眠是人体正常活动必不可少的一部分。

二、睡眠障碍

睡眠障碍（sleep disorder）是指睡眠量及质的异常，或在睡眠时出现某些临床症状，也包括影响入睡或保持正常睡眠能力的障碍，如睡眠减少或睡眠过多以及异常的睡眠相关行为。根据《睡眠障碍国际分类》第3版（ICSD-3），睡眠障碍分为失眠、睡眠相关呼吸障碍、中枢性嗜睡、昼夜节律睡眠-觉醒障碍、睡眠异态、睡眠相关运动障碍以及其他睡眠障碍。

（一）失眠

失眠（insomnia）是临床上最常见的睡眠障碍，是以入睡及睡眠维持困难为主要表现的一种最常见的睡眠障碍，是睡眠质量或数量不能满足正常需求的一种主观体验。ICSD-3 把失眠分为三种类型：短期失眠、慢性失眠及其他失眠。失眠的临床表现主要包括入睡困难（时间＞30min）、睡眠维持困难（夜间频繁觉醒）和早醒，存在日间功能损害，如疲劳、注意力不集中及情绪不稳等。每周至少要出现 3 次睡眠紊乱和相关日间症状才能诊断为失眠。失眠不仅危害健康，导致躯体疲劳、免疫功能减退、诱发躯体与精神疾病，还会引发家庭矛盾、影响生活质量。

（二）睡眠相关呼吸障碍

睡眠相关呼吸障碍（sleep-related breathing disorders）是一组以睡眠期间呼吸节律异常和（或）通气异常为主要特征的疾病，可伴或不伴清醒期呼吸异常。主要包括阻塞性睡眠呼吸暂停低通气综合征、中枢性睡眠呼吸暂停低通气综合征、睡眠相关的低通气症以及睡眠相关的低氧血症，其中以阻塞性睡眠呼吸暂停低通气综合征最为常见。阻塞性睡眠呼吸暂停低通气综合征（obstructive sleep apnea-hypopnea syndrome，OSAHS）是一种病因不明的睡眠呼吸疾病，睡眠中呼吸停顿每次停顿＞10s，通常每小时停顿次数＞20 次，临床上表现为夜间睡眠打鼾、呼吸暂停和白天嗜睡，并伴有动脉血氧饱和度降低、低氧血症、高血压及肺动脉高压。多由上气道的狭窄和阻塞引起，肥胖、年龄和饮酒是 OSAHS 发生的高危因素。持续气道正压通气（CPAP）最常见、最有效的治疗方式，如无效或依从性较差可考虑改用双水平气道正压通气（Bi-PAP）。

（三）中枢性嗜睡

中枢性嗜睡（central somnolence）包括发作性睡病、特发性嗜睡、Kleine-Levin 综合征及慢性睡眠不足，它们的共同特点是日间过度嗜睡，主要表现为白天难以控制的困倦，甚至突然入睡。发作性睡眠（narcolepsy）是指不可抗拒的突然发生的睡眠，并伴有猝倒症、睡眠瘫痪和入睡幻觉，是一种特殊的睡眠障碍，特点是不能控制的短时间嗜睡，发作时病人可由清醒状态直接进入快波睡眠，睡眠与正常睡眠相似，脑电图亦呈正常的睡眠波形。而猝倒症是发作性睡眠最危险的并发症，约有 70% 的发作性睡眠病人会出现猝倒现象，发作时意识清晰，躯干及肢体肌张力突然低下而猝倒，导致严重的跌伤，一般持续 1~2 分钟。对发作性睡眠的病人，应选择药物治疗，护士应指导病人学会自我保护，注意发作前兆，减少意外发生。

（四）昼夜节律睡眠-觉醒障碍

昼夜节律睡眠-觉醒障碍（circadian rhythm sleep-wake disorders）是因昼夜时间维持与诱导系统变化或内源性昼夜节律与外部环境不同步所引起的各种睡眠-觉醒障碍。它包括睡眠-觉醒周期紊乱、时差变化睡眠障碍以及倒班工作睡眠-觉醒障碍，其中睡眠-觉醒周期紊乱主要包括睡眠-觉醒时相延迟障碍、睡眠-觉醒时相提前障碍、非 24 小时睡眠-觉醒节律障碍以及不规则睡眠-觉醒节律障碍。

(五) 异态睡眠

异态睡眠 (abnormal sleep) 是指出现在特定的睡眠时期或睡眠-觉醒转换阶段的异常事件，包括快速动眼睡眠行为障碍、梦游症、夜惊症、梦语症、梦魇、磨牙症等。它分为非快速眼动期异态睡眠、快速眼动期异态睡眠和其他异态睡眠。

快速眼动期异态睡眠是较为常见的一种异态睡眠，是由于 REM 睡眠期肌肉迟缓的内在调节缺失而使全身骨骼肌活动性增加。发病率男性多于女性，大多数发病年龄较晚。患者出现睡眠中的拳打脚踢、叫喊谩骂、奔跑翻滚等，仅见于 REM 睡眠期，通常与梦境相关。

(六) 睡眠相关运动障碍

睡眠相关运动障碍 (sleep-related dyskinesia) 是一系列干扰正常睡眠和入睡的、简单的、无目的、刻板的运动。临床上以不宁腿综合征最常见，除此之外还有周期性肢体运动障碍、睡眠相关痉挛等一些疾病。不宁腿综合征的基本症状是安静状态下有动腿的强烈愿望，伴随腿部不适感，活动可以降低腿动欲望和不适感，且多发生于傍晚或夜间。绝大多数患者就诊的主要原因是睡眠紊乱，出现失眠，但白天嗜睡较少见，不宁腿综合征和周期性肢体运动障碍均提示帕金森病发生的可能性升高，要及时注意疾病的排除诊断。

第二节 睡眠的评估

一、评估要点

睡眠评估是评估个体在日常生活中睡眠质量和深度等状况。评估睡眠有助于确定个体的睡眠效果，识别可能存在的问题和障碍，并制订适当的康复计划和干预措施。

(一) 制定评估目标

根据患者住院前、中、后的不同评估时段及需求，明确评估目标，如病人睡眠障碍的类型，或者确定他们需要怎样的支持和康复计划。

(二) 确定评估策略

包括问诊、观察、量表测量和辅助检查收集患者睡眠相关信息，包括患者的病史、医疗记录、生活方式、社会支持等。

（三）评估内容

1. 睡眠-觉醒节律

评估个体的睡眠-觉醒节律是否出现紊乱。

2. 睡眠质量

评估个体的睡眠质量，包括主观和客观评估两方面内容。主观的睡眠报告包括个体醒来时和一整天的感觉，醒来后休息充分和精力恢复感觉，以及夜间睡眠期间醒来的次数。客观常常使用多导睡眠监测仪和活动记录仪对个体睡眠质量进行测量。

3. 睡眠时间

评估个体的睡眠时间，包括睡眠持续时间、睡眠潜伏期以及总失眠时间。

4. 睡眠效率

评估个体的睡眠效率，睡眠效率是指总睡眠时间与总卧床时间的比值，并随着年龄的增长而下降。根据美国国家睡眠基金会的研究统计数据，要达到最佳健康状态，理想的睡眠效率测量值应达85％或更高。

5. 睡眠习惯

评估个体的睡眠习惯，包括对食物、饮料、个人卫生、放松形式（阅读、听音乐等）药物、陪伴、卧具、光线、声音及温度等的需要。

6. 睡眠障碍的症状、类型、对病人身心的影响

评估个体睡眠障碍的类型，包括失眠、睡眠呼吸暂停等症状的严重程度、原因以及对机体的影响。

7. 影响睡眠的因素

评估影响个体睡眠的原因，包括年龄、生理、环境、药物、个人习惯和生活方式等因素。

8. 其他

评估个体睡眠的其他状况，包括夜间醒来的时间、次数和原因，以及是否打鼾，睡前是否需要服用睡眠药物及药物的种类和剂量。

（四）分析评估结果

根据评估结果，分析患者的睡眠状态，确定其功能损害和需求，并提出个性化的康

复计划，包括适当的治疗、康复训练、辅助设备和社会支持。

二、相关子概念及评估

(一) 睡眠-觉醒节律

睡眠-觉醒节律（sleep-wake rhythm）是人体根据内在的生物性规律，在24小时内规律地运行它的活动，相当于一个人的生物钟。

1. 主观评估方法

（1）慕尼黑睡眠类型量表（munich chrono type questionnaire，MCTQ）：包括13个问题，要求受试者根据自身情况填写工作日和休息日的作息时间，如上床时间、起床时间、入睡时间等。此外，还需录入接受光照的时间、上下班方式和路途上花费的时间，以及药物和咖啡因摄入情况。综合以上信息得出受试者的昼夜节律时间型。

（2）清晨型-夜晚型自评量表（morningness eveningness questionnaire，MEQ）：用于评估"清晨型"和"夜晚型"的昼夜节律类型。共有19个问题，要求受试者根据个人倾向或喜好选择相应回答。根据选项的相应分值计算总分。总分为16~86分，41分以下代表夜晚型，59分以上代表清晨型，42~58分代表中间型。

2. 客观评估方法

（1）体动记录仪：20世纪70年代开发的一种睡眠监测系统，能够在不影响日常生活的情况下进行连续的睡眠记录，具有方便易行、价格低廉、可长期监测等优点。体动记录仪是一种客观、定量获取睡眠-觉醒周期参数的评估工具。测试者于腕部或踝部佩戴体动记录仪，通过传感器获取人体活动-睡眠-休息变化参数。

（2）标志物的监测：例如体温、最低体温的时间点以及褪黑素释放时间都可以作为评估昼夜节律的参考。

（3）脑电图：在特定的位置，通过头皮表面放置的电极采集到的大脑皮质的电活动。脑电图信号可根据频率和振幅的变化来判断人们睡眠的不同阶段，确定睡眠周期。

（4）眼动图：由眼动仪直接描绘出的眼动轨迹。患者可以通过快速眼动期的表现以及非快速眼动期的几个睡眠阶段，从浅睡眠、中睡眠、深睡眠的阶段来判断睡眠障碍。

(二) 睡眠质量

当前对于睡眠质量概念的界定在国内外学术界尚未得到确切统一的结论，匹兹堡大学的Buysse教授于1989年提出：睡眠质量（sleep quality）是能够综合体现出个体的主观心理健康评价与客观生理健康指标水平，是全面衡量入睡难度，睡眠时长及深度睡眠程度的一种综合评价指标。我国有学者指出，睡眠质量是个体自身睡眠全过程和睡眠效果的综合评价指标，同时也是以个体主观感受为中心，客观指标为基础的综合评价结果。

1. 主观评估方法

（1）日常生活中，我们可以采用简易的标准对睡眠质量进行初步评价，即：①30min 内入睡；②睡眠深沉，呼吸深长无打鼾，夜间不易惊醒；③睡眠起夜少，噩梦少，醒后很快忘记梦境；④早晨起床后精神好；⑤白天头脑清晰，工作效率高，不困乏。

（2）睡眠日记：国际公认的辅助检查睡眠的方法，可以通过记录睡眠日记来自测睡眠质量，了解自己的睡眠情况。主要详细记录前一天晚上床时间、入睡时间、起床时间、夜间起床的次数、今早起床后的感觉、昨晚总睡眠时间、影响睡眠的环境因素、心理因素及躯体因素等。

（3）匹兹堡睡眠质量指数（pittsburgh sleep quality index，PSQI）：Buysse 等于 1989 年编制，用于评定被试者最近 1 个月的睡眠质量。既适用于睡眠障碍患者、精神障碍患者评价睡眠质量，也适用于一般人群睡眠质量的评估。量表由 9 道题组成，前 4 题为填空题，后 5 题为选择题。总分范围为 0～21 分，得分越高，表示睡眠质量越差。

（4）阿森斯失眠量表（athens insomnia scale，AIS）：是基于国际疾病分类第 10 版（ICD-10）失眠诊断标准设计的自评量表，AIS 适用于评价近 1 个月的睡眠情况。共有 8 个问题，前 5 个问题针对夜间睡眠情况评估，后 3 个问题针对日间功能进行评估。每题的评分范围为 0～3，AIS 总分为 0～24 分。分数越高，代表睡眠质量越差。

2. 客观评估方法

（1）多导睡眠图检测：多导睡眠图（PSG）可以监测患者睡眠结构、睡眠效率、觉醒次数、呼吸等客观指标，是睡眠障碍诊断和客观评估睡眠质量的一种重要方法。PSG 上主要指标为：关灯时间；监测（卧床）时间；总睡眠时间；入睡潜伏时间；R 期潜伏时间；入睡后清醒时间；睡眠效率；各期睡眠时间；各期睡眠占总睡眠时间的百分比。

（2）脑电图：通过将电极放置在头皮上，记录和分析大脑神经细胞的电活动来进行睡眠监测。脑电图信号可根据频率和振幅的变化来判断人们的不同睡眠阶段，如清醒期、快速眼动期（REM）、非快速眼动期（NREM）等。清醒期表现为高频、低振幅的脑电波，而 REM 期则表现为高频、低振幅、类似清醒期的脑电波，NREM 期则表现为低频、高振幅的脑电波。通过分析和比较脑电图的特征，可以评估睡眠质量和判断是否存在睡眠障碍。

（3）肌电图：肌电图监测是通过放置电极在人体肌肉上来记录肌肉电活动的变化。在清醒期，肌电图会显示出较大的电活动，而进入睡眠阶段后，肌电图的电活动会逐渐减小。通过使用肌电图监测，可以检测人们在睡眠中肌肉的放松程度，进而估计人们的睡眠质量和判断是否存在睡眠障碍。

（4）眼动图：眼动监测通常通过放置电极在眼周围记录眼球运动来进行。眼动在 REM 期间较为活跃，因此通过监测眼动可以识别 REM 睡眠。当眼动监测到较多的快速眼动时，可判断为 REM 期。这种方法可以帮助确定人们是否进入了有效的 REM 睡眠阶段。

(5) 生理参数监测：除了上述基于生物电信号的监测外，还可以通过监测心率、呼吸、体动、体温等生理参数来评估人们的睡眠状况。心率和呼吸率的变化可以帮助判断人们是否经历了紧张或兴奋的情绪，从而了解其是否处于深度睡眠状态。体动监测可以显示人们在睡眠中移动的频率和幅度，从而判断睡眠质量和安宁度。体温监测可以监测人体温度的变化，了解人体的睡眠周期。

（三）睡眠时间

睡眠持续时间（sleep duration）是指一个人在夜间或 24h 内的总睡眠时间减去觉醒次数。美国睡眠医学学会和睡眠研究学会建议，为了达到最佳健康状态，成年人应有 7 小时或更长时间的睡眠，13～18 岁的青少年应有 8～10 小时的睡眠，6～12 岁的儿童应有 9～12 小时的定期睡眠。

睡眠潜伏期（sleep latency，SL）是指从清醒状态过渡到睡眠状态所需的时间，这个时间因人而异。SL 16～30 分钟为睡眠质量好，60 分钟及以上为睡眠质量差。

1. 主观评估方法

睡眠日记法是国际公认的辅助检查睡眠的方法，我们可以通过记录睡眠日记来自测睡眠时间，了解自己的睡眠情况。

2. 客观评估方法

（1）睡眠监测设备：使用可穿戴的设备监测睡眠时间，通过传感器和算法来监测和分析睡眠信息。这些设备可以记录睡眠时间、入睡时间、醒来时间、睡眠质量等信息，也可以记录睡眠时长、深度、次数等指标。

（2）睡眠应用程序：通过智能手机的 App 记录睡眠信息，并提供睡眠分析和报告。

（3）多导睡眠图检测：多导睡眠图（PSG）可以监测患者关灯时间、监测（卧床）时间、总睡眠时间、入睡潜伏时间、R 期潜伏时间、入睡后清醒时间、睡眠效率、各期睡眠时间、各期睡眠占总睡眠时间的百分比。

（四）睡眠深度

睡眠深度（sleep depth）是指人在睡眠过程中的不同阶段。通常将睡眠分为浅睡眠、深睡眠和快速眼动期。深睡眠是身体修复、恢复能量的重要阶段，而快速眼动期是记忆巩固的重要阶段。睡眠深度一般以身体活动减少和感觉灵敏度降低作为衡量的指标。

1. 主观评估方法

可以通过症状来评估，如果个体处于深度睡眠的状态，可能会出现身体乏力、肌肉酸痛、记忆力减退等不适症状，还可能会出现尿床的现象；如果个体处于浅度睡眠的状态，可能会对声音敏感、容易做梦，精神状态差，新陈代谢减慢。

2. 客观评估方法

（1）多导睡眠图检测：若发现脑电波为 δ 波波形，则处于慢波睡眠（深度睡眠）。

（2）脑电图：深度睡眠患者的脑电图 S 波占 50% 以上，浅度睡眠时脑电图可能出现 Q 波，并伴有少量 S 波。

（3）眼动图：可以通过患者快速眼动期的表现以及非快速眼动期的几个睡眠阶段，了解浅睡眠和深睡眠的表现。

（4）睡眠监测设备：能够了解患者睡眠过程中的各种生理功能，也可以判断患者是否存在睡眠障碍，从而确定患者睡眠的程度。

（五）睡眠效率

睡眠效率（sleep efficiency）是指总睡眠时间与总卧床时间的比值，随着年龄的增长而下降。根据美国国家睡眠基金会的研究统计数据，要达到最佳健康状态，理想的睡眠效率测量值应达 85% 或更高。如果睡眠效率低于 80%，说明睡眠质量不高，可能会出现易醒、多梦等现象。可通过监测睡眠时间计算睡眠效率。

（六）睡眠剥夺

睡眠剥夺（sleep deprivation）是指各种原因导致的睡眠缺失状态。一般是指 24 小时内睡眠时间少于 4 小时，并引起情绪、学习记忆、免疫功能等一系列变化。

研究中根据睡眠缺失的不同，将 SD 分为完全睡眠剥夺（TSD）、部分睡眠剥夺（PSD）和选择性睡眠剥夺（SSD）。

完全睡眠剥夺（TSD）意味着至少 24 小时不睡觉；部分睡眠剥夺（PSD）是指每天的睡眠量少于平时睡眠量的 50%，这种睡眠可以是持续性的，也可以是间歇性的。它一般是指 24 小时内的睡眠量少于个人平时 6~8 小时的睡眠量。与 TSD 相比，PSD 在现实中更为常见，尤其是在需要轮班的职业领域，如医疗值班、工厂夜班等。选择性睡眠剥夺（SSD）是在对总睡眠时间和其他睡眠时相影响尽可能小的情况下，剥夺一到两个睡眠时相，以了解每个睡眠时相的功能。

睡眠剥夺根据紧急程度可分为急性睡眠剥夺和慢性睡眠剥夺。急性睡眠剥夺指 24 小时或数十小时的快速全部或部分睡眠剥夺；慢性睡眠剥夺指连续 3 天每天睡眠不足 5 小时。

在实验室根据脑电图可分为慢波睡眠剥夺和快波睡眠剥夺。所谓慢波睡眠剥夺是指用脑电图监测，单纯剥夺慢波睡眠；快波睡眠剥夺是指用脑电图监测，单纯剥夺快波睡眠。

（七）睡眠呼吸暂停

睡眠呼吸暂停（sleep apnea）是指睡眠中呼吸停顿每次停顿 >10s，通常每小时停顿次数 >20 次，并合并病理生理改变。

1. 主观评估方法

（1）睡眠呼吸暂停初筛量表（STOP 和 STOP-BANG）：用于评价睡眠呼吸暂停及其术后并发症的风险。STOP 量表有 4 个问题，STOP-BANG 量表有 8 个问题，均以"是"或"否"作为回答。STOP 量表的 4 个问题包括打鼾、日间疲劳、呼吸暂停和高血压的情况。STOP-BANG 量表是在 STOP 量表 4 个问题的基础上，增加了 BMI、年龄、颈围和性别，显著提高了筛查阻塞性睡眠呼吸暂停的敏感度。

（2）柏林量表（Berlin questionnaire）：用于评估阻塞性睡眠呼吸暂停低通气综合征风险程度。问卷共 10 个问题，分为 3 类：打鼾和呼吸暂停（5 个问题）；白天过度嗜睡或疲劳（3 个问题）；BMI＞30 和高血压史。2 个或 2 个以上指标阳性表明阻塞性睡眠呼吸暂停低通气综合征高风险，由受试者自行勾选，再由医护人员计分。每题不同选项有相应分值，根据 3 方面的得分情况给出高风险和低风险两类结果。

2. 客观评估方法

（1）多导睡眠图（PSG）：诊断阻塞性睡眠呼吸暂停的标准，该检查监测患者睡眠结构、睡眠效率、觉醒次数、呼吸等客观指标，是诊断快速眼球运动睡眠期行为障碍和周期性肢体运动的金标准。

（2）生理性参数：口鼻呼吸气流、胸腹呼吸、鼾声、血氧饱和度以及心脏情况。测量并记录心率或心电图在夜间睡眠过程当中，发生了哪些周期性的变化；或者是伴随着呼吸暂停的发生和低氧的发生，心电发生了哪些变化。

（八）日间过度思睡

日间过度思睡（excessive daytime sleepiness，EDS）是指个体在白天无法保持应有的清醒和警觉，出现过度的睡眠需求，甚至不由自主地入睡。

1. 主观评估方法

（1）艾普沃斯嗜睡量表（epworth sleepiness scale，ESS）：是澳大利亚 Epworth 睡眠研究中心设计的用于主观评价白天过度嗜睡的量表，目前被各个睡眠中心广泛应用。ESS 可评价日常活动中 8 项不同状态下患者的嗜睡情况，包括白天阅读、看电视、开会、连续乘车 1h、下午静卧休息、与人交谈、饭后静坐、开车遇堵车或等待红绿灯，每项得分为 0～3 分（0 分＝从不，3 分＝经常），总分 0～24 分，0～9 分为正常，10～15 分为可疑嗜睡，16～24 分为过度嗜睡。

（2）斯坦福嗜睡程度量表（Stanford sleepiness scale，SSS）：是为某一时间点提供量化指标的自评量表，反映受试者的困倦程度。该问卷主要用于测定一天中不同时间段的警醒/嗜睡程度。可对同一患者一天中不同时段的嗜睡程度进行比较。针对目前的困倦程度,从1~7中做出选择。其中1代表充满活力,清醒和警觉程度最高;7代表已经不能抵抗困意,马上就能睡着。

2. 客观评估方法——多次睡眠潜伏期试验

多次睡眠潜伏期试验是患者通过白天进行4~5次小睡来判断其白天嗜睡程度的一种检查方法。每两小时测试一次,每次入睡后描记15分钟,未入睡则描记20分钟。计算患者入睡的平均潜伏时间及异常快速眼动睡眠出现的次数,睡眠潜伏时间≤8分钟者为嗜睡,>10分钟者为正常。

3. 其他评估工具

(1) 睡眠信念与态度(dysfunctional beliefs and attitudes about sleep scale,DBAS):BAS有30个项目和16个项目两个版本,DBAS-16相对使用较多。该量表主要用于评价睡眠相关的认知情况,是针对错误睡眠观念的自我评价。包括4方面的内容,即对失眠造成影响的认识、对失眠的担忧、对睡眠的期待、用药情况。针对量表中的观点,受试者以视觉量表的形式做出评价。在一条100 mm长的线上标有0~10的11个数字。0表示强烈不同意,10表示强烈同意。

(2) 失眠严重程度指数(insomnia severity index,ISI):ISI是由7个问题组成的自评量表,较多用于失眠筛查、评估失眠的治疗反应。每个问题有0~4共五个选项,总分0~28分。

(3) 国际不宁腿评定量表(international restless legs scale,IRLS):IRLS由国际不宁腿综合征小组2003年编制,用于主观评估最近2周不宁腿综合征症状(性质、强度、频率)及其对睡眠、生活质量和情绪变化的影响。共有10个问题,包括症状、频率和强度等方面内容。根据问题在0~4中选择符合的等级,总分为0~40分,评分越高,程度越严重,是不宁腿综合征症状评估的金标准,适用于评估不宁腿综合征严重程度和应用药物后的疗效评价。

(4) 快速眼动睡眠期行为障碍量表(REM sleep behavior disorder screening questionnaire,RBDSQ):该量表是用于筛查REM睡眠行为异常的自评量表。共有10个大题,包括梦境内容、梦境与行为的关系、致伤和神经系统疾病等方面的内容。要求受试者在"是"和"否"中做出选择。总分为0~13分,5分以上认为异常。存在神经系统疾病或其他睡眠障碍的患者中敏感度稍低。

(5) 梅奥睡眠量表(Mayo sleep questionnaire-patient,MSQ):MSQ是用于筛查RBD、周期性肢体运动障碍、不宁腿综合征等睡眠障碍的他评量表。共有16个项目。选项包括"是/否"选择以及0~10的数字评分。特别适用于有认知功能障碍的老年人RBD筛查。

知识延伸

1. 睡眠功能与脑保护

美国罗切斯特大学的研究者利用双光子显微镜观察小鼠睡眠过程中的脑活动，发现睡眠过程中运载胞脊液（CSF）的神经胶质细胞通道会扩张60%，大量脑脊液流入大脑，但是在清醒状态时却不会。结果表明：睡眠时大脑清理"垃圾"，睡眠不足会使毒素累积，导致大脑损伤，这或许和神经精神疾病的发生有关。

2. 睡眠功能与突触可塑性

来自美国纽约大学医学院的研究团队发现，睡眠能够促进学习后突触的形成，是记忆巩固的生物学基础。研究结果提示，睡眠不足会使学习后的树突棘的数目不可逆性减少，即使恢复睡眠也无法拯救睡眠剥夺对树突棘增长的破坏和记忆的损害。该项研究提示，睡眠不足通过影响树突棘的发生而损害认知功能，且这种损害不可逆。

3. 睡眠-觉醒节律与情绪调节

昼夜节律系统对调节人类的睡眠-觉醒周期具有十分重要的作用，其通过影响单胺类神经信号通路、免疫功能、下丘脑-垂体-肾上腺轴及神经发生等过程引起情绪的改变，甚至破坏其正常调控，导致情绪障碍的发生。

该综述指出，昼夜节律系统紊乱引起的睡眠-觉醒障碍对于情绪障碍发生和发展的影响不可忽视，通过寻找改善昼夜节律系统的药物靶点也将是临床上治疗情绪障碍的一个突破口。

4. 呼吸相关睡眠障碍治疗

一项多中心、前瞻性队列设计试验最近发表于《英格兰医学杂志》，它观察了因不能耐受CPA治疗而改为人工植入上气道刺激装置的OSAHS患者治疗后的症状改善程度。该项研究结果发现，上气道刺激装置可以显著提高OSAHS患者睡眠呼吸暂停低通气严重程度的主观及客观评定情况，提示上气道刺激可以作为CPAP治疗不耐受患者的首选方案。

 知识链接

1. 睡眠节律改变

表现为昼夜性节律去同步化（desynchronization），又称节律移位，是指病人正常的昼夜性节律遭到破坏，睡眠与昼夜性节律不协调。

根据疾病的发展和变化，临床住院病人的各项诊疗活动可能会在一天 24 小时内的任何时间进行。作为睡眠的重要干扰因素，诊疗活动发生的时间、频率、强度以及对病人的影响程度与病人的睡眠有着密切的关系。昼夜性节律去同步化的具体表现为白天昏昏欲睡，夜间失眠，觉醒阈值明显降低，极易被惊醒，继而出现焦虑、沮丧、不安、烦躁等症状。当睡眠节律改变时，机体会发生"再同步"来适应新的睡眠形态，重新获得同步化的时间通常要 3 天以上，同时会伴有倦怠和不适。

2. 睡眠质量改变

　　睡眠质量是各睡眠时相持续的时间、睡眠深度及睡眠效果三方面协调一致的综合体现。对住院病人睡眠质量的影响主要是睡眠剥夺、睡眠中断和诱发补偿现象（vulnerability to rebounds）。具体表现为：①入睡时间延长、睡眠持续时间缩短、睡眠次数增多、总睡眠时数减少，尤其是快波睡眠减少；②睡眠中断、睡眠时相转换次数增多，不能保证睡眠的连续性；③慢波睡眠的第Ⅲ、Ⅳ期和快波睡眠减少时，会在下一个睡眠周期中得到补偿，特别是慢波睡眠的第Ⅳ期优先得到补偿，同时分泌大量生长激素，以弥补因觉醒时间增加造成的能量消耗，这称为诱发补偿现象。快波睡眠不足时会导致症状更为严重，病人会出现知觉及人格方面的紊乱。

第三节　睡眠评估案例

（一）阻塞性睡眠呼吸暂停低通气综合征

　　阻塞性睡眠呼吸暂停低通气综合征（obstructive sleep apnea-hypopnea syndrome, OSAHS）是一种病因不明的睡眠呼吸疾病，睡眠中呼吸停顿，每次停顿≥10s，通常每小时停顿次数＞20 次，临床上表现为夜间睡眠打鼾、呼吸暂停和白天嗜睡，并伴有动脉血氧饱和度降低、低氧血症、高血压及肺动脉高压。

1. 病例示例

　　一位 47 岁的男性，被诊断为阻塞性睡眠呼吸暂停低通气综合征。患者主诉：打鼾 4 年，伴夜间憋醒、日间嗜睡 2 年。有高血压 3 年、糖尿病 2 年。查体结果：鼻中隔偏曲，软腭及腭垂形态为松弛、塌陷、肥厚。

2. 睡眠的评估及管理要点

1）评估阶段

评估阶段包括入院时、住院期间及出院前的评估。入院时的评估主要是为了了解患者的基本状况和确定治疗方案；住院期间的评估主要是对治疗效果和康复进展进行监测和评估；出院前的评估则是为了评估患者的出院能力和制订出院计划。

2）评估目标

评估该患者的睡眠状况，包括睡眠觉醒节律、睡眠质量、睡眠时间、睡眠效率、睡眠深度、睡眠习惯、睡眠障碍的类型、影响睡眠的因素；睡前是否需要服用药物、药物的种类、剂量以及夜间醒来的次数和原因、是否打鼾。确定异常睡眠对患者日常活动、生活质量及身体状况的影响程度，以制订患者个性化的康复计划，改善睡眠质量，减少影响睡眠的因素，提高睡眠效率和改善生活质量。

3）评估内容

（1）病史：了解患者既往睡眠状况、是否有遗传病史，询问患者的糖尿病及高血压史。

（2）症状评估：了解患者的呼吸状况，包括呼吸频率、深度以及是否出现呼吸暂停、呼吸暂停的持续时间和次数、夜间是否被憋醒、打鼾的频率、时长等。注意评估患者白天是否出现嗜睡以及嗜睡持续时间，评估患者白天的精神状态，是否出现身体乏力、肌肉酸痛或容易做梦、精神状态差等症状。

（3）身体状况的评估：评估患者的一般状况及生命体征，如神志、体温、脉搏、呼吸、血压、血氧饱和度等；评估患者的肢体活动能力和生活自理能力；评估患者的意识及精神状况。

（4）睡眠状况：评估患者的睡眠质量，包括个体醒来时和一整天的感觉，醒来后休息充分和精力恢复感觉，以及夜间睡眠期间醒来的次数；进行多导睡眠监测，包括睡眠结构、睡眠效率、觉醒次数、呼吸等客观指标。这些指标可以评估患者睡眠状态及睡眠障碍的严重程度。

（5）睡眠障碍类型：评估个体睡眠障碍的类型，包括失眠、睡眠呼吸暂停等症状的严重程度、原因以及对机体的影响。

（6）影响睡眠的因素：评估影响个体睡眠的原因，包括年龄、生理、环境、药物、个人习惯和生活方式等因素。

（7）生活质量评估：评估患者的生活质量，包括对疾病影响的认知、情绪状态、精力等方面。

4）评估策略或手段

根据评估内容的不同，可以采用相应的评估策略或手段。

（1）问诊：采集患者的病史和自述症状。包括：①询问患者过去是否因为呼吸问题住院或急诊就医，询问当时的情况；②询问患者关于呼吸暂停的感受，在什么情况下发生呼吸暂停以及持续时间和发生次数；③询问患者睡眠的情况，是否影响日常生活；④询问患者是否会在夜间醒来以及夜间醒来的次数；⑤询问患者是否经常打鼾；⑥询问患者白天的精力和身体状况；⑦询问患者既往史，是否有高血压、糖尿病等病史；⑧询问患者是否经常感到疲劳和虚弱，是否会影响日常生活。

（2）观察：观察患者是否白天出现嗜睡症状以及夜间是否经常打鼾、是否出现呼吸暂停、呼吸暂停的持续时间以及次数。

（3）辅助检查：

• 多导睡眠图检测：可以监测患者睡眠结构、睡眠效率、觉醒次数、呼吸等客观指标，是睡眠障碍诊断和客观评估睡眠质量的一种重要方法。

• 脑电图：通过将电极放置在头皮上，记录和分析大脑神经细胞的电活动来进行睡眠监测。

• 肌电图：通过放置电极在人体肌肉上来记录肌肉电活动的变化。

• 眼动图：通常通过在眼周围放置电极记录眼球运动。

• 体动记录仪：一种睡眠监测系统，能够在不影响日常生活的情况下进行连续的睡眠记录，具有方便易行、价格低廉、可长期监测等优点。

• 睡眠日记：国际公认的辅助检查睡眠的方法，可以通过记录睡眠日记来自测睡眠质量，了解自己的睡眠情况。

（4）相关的评估量表：包括匹兹堡睡眠质量指数（PSQI）、阿森斯失眠量表（AIS）、慕尼黑睡眠类型量表（MCTQ）、清晨型-夜晚型自评量表（MEQ）、STOP 和 STOP-BANG 量表、柏林量表、艾普沃斯嗜睡量表（ESS）、斯坦福嗜睡程度量表（SSS）等评估工具。

5）可能的护理诊断/护理问题

（1）气体交换受损，与疾病致呼吸暂停或低通气有关。

（2）睡眠形态紊乱，与疾病致嗜睡和睡眠呼吸暂停有关。

6）健康指导

（1）减少白天的睡眠时间，注意睡眠情况，出现呼吸暂停时唤醒病人。

（2）给予低流量吸氧。病情严重者给予 BiPAP 呼吸机辅助呼吸。

（3）加强 BiPAP 呼吸机管理，注意面罩有无漏气，保护受压部位的皮肤。

（4）控制饮食，多食水果、蔬菜。

（5）加强安全保护，防止外伤。生活规律，戒烟、酒，进行适当的体育锻炼；合理膳食，坚持减肥。

（二）甲亢

甲状腺功能亢进症（hyperthyroidism）简称甲亢，是由于甲状腺合成、释放过多的甲状腺激素，造成机体代谢亢进和交感神经兴奋，引起心悸、出汗、进食和便次增多、体重减少的病症。多数患者还同时有突眼、眼睑水肿、视力减退、失眠多梦等症状。

1. 病例示例

一位 45 的女性，被诊断为甲状腺功能亢进症。

患者主诉失眠 2 个月，近期吞口水有异物感，伴日渐消瘦、多食、多汗、手颤、容易发怒、夜尿三四次、眼睛热、身体乏力等症状，无特殊既往史。

体检结果：B 超显示甲状腺肿大。甲状腺功能检查显示患者促甲状腺激素水平下降，甲状腺素水平升高。

2. 评估要点

1）评估阶段

包括入院时、住院期间及出院前的评估。入院时的评估主要是为了了解患者的基本状况和确定治疗方案；住院期间的评估主要是对治疗效果和康复进展进行监测和评估；出院前的评估则是为了评估患者的出院能力和制订出院计划。

2）评估目标

评估该患者的代谢状况、睡眠状况、精神状态、生命体征、甲状腺功能、突眼状态、心血管功能、生殖系统功能，确定患者的康复需求，制订个性化的康复计划，以恢复甲状腺功能、改善患者代谢状况、精神状态，预防失眠，提升患者生活质量。

3）评估内容

（1）病史：了解患者的主诉和症状，包括是否有代谢综合征、心血管状况、排泄形态、水肿、突眼、失眠等症状，询问患者的既往史。评估是否出现怕热、多汗、食欲亢进等症状；是否出现心悸、心率增快以及心律失常等症状；是否出现多食、易饥及腹泻等症状；是否出现月经失调、闭经、男性乳房发育等症状；水肿及突眼的程度；是否出现失眠、易梦、幻觉等症状。

（2）基础代谢率的评估：基础代谢率正常值为±10%，一般用公式脉压＋脉率－111计算。轻度甲亢时基础代谢率为20%～30%，中度甲亢为30%～60%，重度甲亢为60%以上。

（3）生命体征的评估：评估患者的体温、脉搏、呼吸、血压状况，包括发热、脉压和脉率、呼吸频率以及收缩压和舒张压的变化。

（4）神经系统的评估：评估患者的精神和意识状态，包括精神异常的症状、行为的异常以及意识状态以及情绪状态，是否出现失眠、兴奋以及幻觉、焦虑易怒等状态。

（5）眼睛的评估：评估患者是否发生突眼，包括突眼的程度、视力状况、眼球是否突出、眼睑闭合程度、眼睛是否干涩等。

（6）皮肤状况的评估：评估患者的水肿状况，包括皮肤完整性、是否出现压疮、皮损的程度及范围。

（7）日常生活活动和自理能力：自理能力，即能否独自完成包括进食、穿衣、洗漱、如厕、做饭、购物等日常活动。注意患者有无因下肢水肿导致自理能力受限，评估受限的程度、范围、原因及表现等；日常活动，即主要的日常活动形式、活动的强度及持续时间等。

（8）体格检查：评估患者的甲状腺状况，是否出现肿大；评估患者突眼程度以及手颤的表现。

（9）睡眠评估：评估患者睡眠质量、睡眠障碍的类型以及睡眠异常的表现。

4）评估策略或手段

根据评估内容的不同，可以采用相应的评估策略或手段。

（1）问诊：采集患者的病史和自述症状。包括：①询问患者是否有易怒、失眠、焦虑等表现；②询问患者饮食状况以及排泄状况，是否出现易饥、腹泻等症状；③询问患者睡眠的情况，是否影响日常生活；④询问患者是否会在夜间醒来以及夜间醒来的次数；⑤询问患者入睡是否困难；⑥询问患者白天的精力和身体状况；⑦询问患者夜间是否会频繁喘息、出汗及做梦；⑧询问患者是否出现幻觉、狂躁。

（2）辅助检查：

• 甲状腺功能：包括促甲状腺激素（TSH）、总甲状腺素（TT4）、游离甲状腺素（FT4）、总三碘甲状腺原氨酸（TT3）、游离三碘甲状腺原氨酸（FT3）含量的检测，甲状腺功能改变时，促甲状腺激素的变化比甲状腺激素更为显著，FT4 和 FT3 水平不受甲状腺激素结合球蛋白的影响，能够准确反映甲状腺的功能状态。

• 甲状腺抗体测定：促甲状腺激素受体抗体水平升高，提示甲亢患者的病因是 Graves 病。在甲状腺功能亢进症的治疗过程中，也可用于判断药物的疗效，作为停药及判断预后的参考指标之一。

• 甲状腺彩超：可以查看甲状腺血流分布，甲状腺功能亢进症患者可表现为甲状腺动脉血流速度增快。还能够清楚地看出甲状腺的大小和甲状腺的形态，是否存在甲状腺的结节。

（3）相关的评估量表：包括日常生活能力评估量表、格拉斯哥评分（Glasgow coma scale，GCS）、匹兹堡睡眠质量指数（PSQI）、阿森斯失眠量表（AIS）、慕尼黑睡眠类型量表（MCTQ）、清晨型-夜晚型自评量表（MEQ）、STOP 和 STOP-BANG 量表、柏林量表、Epworth 嗜睡量表（ESS）、斯坦福嗜睡程度量表（SSS）等。

5）可能的护理诊断/护理问题

（1）营养失调：低于机体需要量，与甲状腺功能亢进所致代谢增高有关。

（2）睡眠形态紊乱：与疾病致失眠有关。

6）健康指导

指导病人自行检查颈部，如出现伤口红、肿、热、痛，体温升高、心悸、手足震颤、抽搐等情况，及时就诊。1~2 年为甲亢复发高峰期，故应按时复查，了解甲状腺功能。

甲亢患者应学会调整情绪，可以通过听音乐、户外活动保持乐观；避免高碘饮食，多吃蛋白质、维生素丰富的食物，多喝水，补充体内水分。严格遵医嘱用药，不能擅自停药或随意调整剂量。

（三）睡眠障碍

睡眠障碍（sleep disorders）是指各种原因引起的睡眠-觉醒的节律紊乱导致睡眠质量异常，是睡眠中行为异常所造成的临床综合征。睡眠障碍会出现疲劳、头昏、精神不振、全身乏力等，严重影响患者的社会功能。

1. 病例示例

一位 50 岁的女性，被诊断为睡眠障碍。

患者主诉失眠、心悸伴疲乏无力 4 年余。

患者 4 年前无明显诱因开始出现入睡困难，上床后须 1~2 小时才能入睡，睡眠浅，容易惊醒，每晚醒来4~5次，醒后不易再入睡，整体夜间睡眠质量欠佳，伴有心悸、疲乏无力，并呈进行性加重趋势，需长期服用安眠药助眠。近日大便呈稀水样便，长期不成形，易腹泻。体检结果：体形消瘦、精神欠佳。

2. 评估要点

1) 评估阶段

包括入院时、住院期间及出院前的评估。入院时的评估主要是为了了解患者的基本状况和确定治疗方案；住院期间的评估主要是对治疗效果和康复进展进行监测和评估；出院前的评估则是为了评估患者的出院能力和制订出院计划。

2) 评估目标

评估该患者的睡眠状况：包括睡眠-觉醒节律、睡眠质量、睡眠时间、睡眠效率、睡眠深度、睡眠习惯、睡眠障碍的类型、影响睡眠的因素、睡前是否需要服用药物、药物的种类、剂量以及夜间醒来的次数和原因、是否打鼾；确定异常睡眠对患者日常活动、生活质量及身体状况的影响程度，以制订患者个性化的康复计划，改善睡眠质量、减少影响睡眠的因素、提高睡眠效率和改善生活质量。

3) 评估内容

(1) 病史：了解患者的主要症状、睡眠及身体状况。询问患者的既往史、用药史。

(2) 症状评估：评估患者的失眠状况，包括入睡潜伏期、睡眠持续时间、夜间醒来次数以及睡眠质量、睡眠深度以及患者的精神状态。

(3) 营养状况的评估：评估患者体型以及饮食摄入量及排泄状况。计算患者的BMI，判断患者的体型，18.5~23.9为正常，小于18.5为偏瘦。

(4) 影响睡眠的因素：评估影响个体睡眠的原因，包括年龄、生理、环境、药物、个人习惯和生活方式等因素。

(5) 睡眠状况：评估患者的睡眠质量，包括个体醒来时和一整天的感觉，醒来后休息充分和精力恢复感觉，以及夜间睡眠期间醒来的次数；进行多导睡眠监测，包括睡眠结构、睡眠效率、觉醒次数、呼吸等客观指标，这些指标可以评估患者睡眠状态及睡眠障碍的严重程度。

(6) 睡眠障碍类型：评估患者睡眠障碍的类型，包括失眠、睡眠相关呼吸障碍、中枢性嗜睡、昼夜节律睡眠-觉醒障碍、睡眠异态、睡眠相关运动障碍以及其他睡眠障碍；评估睡眠障碍的严重程度、原因以及对机体的影响。

(7) 精神状况的评估：评估患者精神状态，包括夜惊、疲劳、头昏、精神不振、全身乏力等。

(8) 生活质量评估：评估患者的生活质量，包括对疾病影响的认知、情绪状态、睡眠等方面。

4) 评估策略或手段

根据评估内容的不同，可以采用相应的评估策略或手段。

(1) 问诊：采集患者的病史和自述症状。例如：①询问患者夜间睡眠持续时间；②询问患者夜间醒来次数、持续时间；③询问患者夜间惊醒次数；④询问患者入睡时间；⑤询问患者睡眠深度；⑥询问患者白天的精力和身体状况；⑦询问患者睡眠的情况，是否影响日常生活；⑧询问患者是否经常感到疲劳和虚弱；⑨询问患者睡觉前是否用药。

（2）观察：观察患者白天是否疲乏无力以及夜间是否经常醒来、醒来后入睡时间以及是否做梦、身体状况是否出现异常。

（3）辅助检查：

• 多导睡眠图检测：可以监测患者睡眠结构、睡眠效率、觉醒次数、呼吸等客观指标，是睡眠障碍诊断和客观评估睡眠质量的一种重要方法。

• 脑电图：通过将电极放置在头皮上，记录和分析大脑神经细胞的电活动来进行睡眠监测。

• 肌电图：通过在人体肌肉上放置电极来记录肌肉电活动的变化。

• 眼动图：通常通过在眼周围放置电极记录眼球运动。

• 体动记录仪：一种睡眠监测系统，能够在不影响日常生活的情况下进行连续的睡眠记录，具有方便易行、价格低廉、可长期监测等优点。

• 睡眠日记：国际公认的辅助检查睡眠的方法，可以通过记录睡眠日记来自测睡眠质量，了解自己的睡眠情况。

（4）相关的评估量表：包括匹兹堡睡眠质量指数（PSQI）、阿森斯失眠量表（AIS）、慕尼黑睡眠类型量表（MCTQ）、清晨型-夜晚型自评量表（MEQ）、STOP 和 STOP-BANG 量表、柏林量表、Epworth 嗜睡量表（ESS）、斯坦福嗜睡程度量表（SSS）等评估工具。

5）可能的护理诊断/护理问题

（1）焦虑：与夜间多次惊醒有关。

（2）睡眠形态紊乱：与疾病致睡眠障碍有关。

6）健康指导

（1）心理护理：好的心理护理是治疗的关键。和患者沟通，找到引起睡眠障碍的原因，消除心理障碍。

（2）生活护理：养成良好的生活习惯和睡眠习惯，规律作息时间。如白天可以进行适当的体育锻炼，睡前避免紧张刺激，避免喝浓茶或咖啡等使人兴奋的饮品，睡前可以泡个热水澡，有助于睡眠。

（3）起居的环境：卧室光线宜暗，不应有嘈杂的声音；睡衣选用全棉的，颜色以浅淡色为宜；枕头的高度适宜；卧室不应该有香水之类的刺激性的味道。

（4）饮食宜清淡：晚餐不宜吃过多油腻食物，不宜空腹也不宜吃太饱，可以吃燕麦粥和馒头。

第六章

认知评估

 学习目标

知识

1. 简述与认知有关的生理机制;
2. 识记导致异常认知发生的原因;
3. 识记认知相关概念、常用评估标准及认知能力评估框架。

能力

1. 运用认知评估框架对不同场景或患者开展认知评估;
2. 准确判断认知异常及提供管理。

价值

1. 提升专业态度,注意评估过程中的人文关怀及保护患者隐私;
2. 增强学生团队合作意识。

> **情景导入**
>
> 患者男，70岁，已婚，退休。近半年来经常讲家中东西少了，被保姆和邻居偷窃了。常常半夜起来检查窗户、门锁是否已经关好。一次外出时找不到回家的路，在路人的帮助下才回到家中，白天经常喃喃自语，回答问题时常答非所问。
>
> 请思考：
> 问题1. 患者可能出现了什么问题？依据是什么？
> 　　2. 如果你是该患者的责任护士，应如何对患者进行评估？

第一节　认知的生理机制及常见健康问题

一、认知的生理机制

认知（cognition）是指个体通过感知、思维、记忆和判断等心理过程，来获取信息和处理信息的过程。这些过程使我们能够理解世界、与他人交流，并作出合理的决策。认知是大脑的高级神经功能，也是人类最基本的心理过程之一。

（一）脑的组成

脑可分为大脑、间脑、小脑和脑干四个部分。大脑是人体最重要的生理器官，是人的行动中枢和思维中枢，是决定人是最高级动物的最重要因素。大脑分为左脑和右脑，左、右大脑半球有各自侧重的不同分工，分别掌管人体的语言、逻辑思维、运动、感觉、记忆等功能。大脑半球的表面布满深浅不同的沟和裂。主要的沟裂有中央沟、外侧裂和顶枕裂。这些沟裂将大脑半球分成四个叶：①额叶，在中央沟的前方；②顶叶，在中央沟和顶枕裂之间；③枕叶，在顶枕裂后方；④颞叶，在外侧裂下方。大脑沟裂间隆起的地方称为脑回，在每一叶内，一些细小的沟裂又将大脑表面分成许多回，如额叶的额上回、额中回、额下回、中央前回等，颞叶的颞上回，颞中回和颞下回，顶叶的中央后回等。

（二）脑与认知功能的关系

1. 额叶

人的额叶占整个大脑半球面积的25%。它是人最复杂的心理活动的生理基础，负责计划、调节和控制人的心理活动，对人高级的、目的性行为有重要作用。前额联合区既与注意、记忆、问题解决等高级认知功能有密切关系，也与人格发展有密切关系。额叶的功能是对信息的顺序化和对刺激作出分类后的整合，包括意念产生、概念形成、动作步骤的组织与排序、时间安排。

2. 顶叶

顶叶的功能主要包括精细触觉、本体感觉、运动觉的接收、加工整合；视觉、触觉、听觉输入的识别；运动顺序所需的视运动记忆痕迹或程序的存储；人体姿势模式，身体各部位空间位置及语词的理解、语调解释，语词的强度与时度声音调制。大脑顶叶有感觉中枢和其他许多重要区域。顶叶受到损害，可出现大脑皮层性异常感觉或感觉障碍、运用不能（失用症）、失读症、病灶对侧同向性下象限盲、空间定位障碍及身体萎缩等症状。

3. 枕叶

枕叶包括视觉皮质和一级视觉区，枕叶纹状区是初级视觉皮质中枢，传递来自视网膜的信息，副纹状区是二级视觉中枢，与视觉信息的加工与综合有关。枕叶纹状区与两半球的其他区域有广泛的联系，在将视觉信息与由听觉及其他感觉系统汇集来的信息的整合过程中起重要作用，同时也将视觉信息与言语和其他执行功能的大脑加工系统联系起来。

4. 颞叶

颞叶位于外侧裂下方，由颞上沟和颞下沟分为颞上回、颞中回、颞下回。隐在外侧裂内的是颞横回。在颞叶的侧面和底面，在颞下沟和侧副裂间为梭状回，侧副裂与海马裂之间为海马回，围绕海马裂前端的钩状部分称为海马沟回。负责处理听觉信息，也与记忆和情感有关。颞上回的41区和42区及颞横回为听觉皮质区，颞上回的后部在优势半球为听觉言语中枢，称为Wernicke区。海马回钩为嗅味觉中枢。颞叶的前部为精神皮质，人类的情绪和精神活动不但与眶额皮质有关，与颞叶也大有关系，海马与记忆有关。

（三）认知功能的神经机制

认知活动历经三个基本阶段：感知、加工和反应。感知阶段是指大脑对外界刺激的感知过程，如我们看到某物；加工阶段是指大脑对刺激信息进行处理和整合，形成特定的认知表征，如我们意识到所看的是一本书；反应阶段是指大脑做出针对刺激的反应，如我们决定是否去阅读这本书。

在这整个过程中，与认知功能密切相关的是神经元之间的信号传递。神经元之间的信息传递是通过神经递质（如乙酰胆碱、多巴胺、谷氨酸等）进行的。当神经元兴奋后，会释放神经递质，该递质会顺着轴突进行传递，传到另一个神经元的神经末梢。接收到这些化学信号后，神经元会产生相应的反应，继续让我们的大脑进行认知活动。

除此之外，神经元之间还通过神经元的轴突分支进行连接，形成复杂的网络。这些神经元网络的复杂互动也是支配着复杂认知过程的重要因素。

二、认知的常见健康问题

认知过程建立在感知觉基础上,通过记忆、思维、概括、推理、想象而完成对外界事物本质的把握及其规律性的了解。广义上认知就是人的认识活动,包括注意、知觉、记忆、解释、分类、评价、原则推理、规则的演绎、想象各种可能性、产生各种策略、幻想等。狭义上认知就是思维和记忆。年龄的增长或大脑部分区域受损通常会导致认知相关问题的发生,常见的认知健康问题如下:

(一)阿尔茨海默病

阿尔茨海默病(Alzheimer disease,AD)是一组病因未明的原发性退行性病变性疾病。AD 起病可在老年前期,但老年期的发病率更高。早期起病隐袭,遗忘是 AD 的重要特征或首发症状。主要表现为记忆减退、判断力变差、情绪快速涨落、淡漠、焦虑或粗暴,以前的兴趣爱好消失。中期近、远期记忆明显损害,注意力和计算力明显受损,判断力损害,完全不能工作,生活不能自理。晚期智力严重减退、运动障碍、四肢强直、屈曲姿势、大小便失禁等。

(二)血管性痴呆

血管性痴呆(Vascular dementia,VD)是由于脑血管病变引起的脑损害,导致精神活动和智力的显著低下,包括记忆力、日常生活自理能力、感觉和运动能力、说话和人际交往能力、感情和情绪的自控能力在内的全面损害。其病因主要包括缺血性卒中、出血性卒中和脑区低灌注等脑血管疾病。这些疾病导致大脑皮层及皮层下结构的坏死,进而影响认知功能。VD 的病程可能呈现波动性,有时会出现平台期和下滑期。在某些因素(如情绪、感染等)的刺激下,病情可能出现波动和下滑。VD 的临床表现复杂多样,主要包括以下几个方面:①痴呆症状。记忆力减退(特别是近期记忆力)、认知功能障碍、注意力不集中、计算力下降、定向力丧失等。②脑血管病症状。根据脑血管病变的部位和程度不同,患者可能出现偏瘫、偏身感觉障碍、语言功能障碍(如吐词不清、找词困难、失语等)、头晕、步态不稳等神经系统症状。③情绪和行为改变。患者可能出现性格改变、情绪波动、抑郁、焦虑、睡眠障碍等精神症状。

(三)轻度认知障碍

轻度认知障碍(mild cognitive impairment,MCI)是指个体的认知功能及教育水平低于正常同龄人水平,但其日常生活能力与正常同龄人一致且其认知功能水平尚未达到痴呆的程度,是一种处于正常与痴呆之间的中间状态。MCI 对认知功能的损害较为局限,一般只对单个或少数几个认知领域造成损害。患者生活自理能力完好,临床诊断尚未达到痴呆标准。MCI 患者的临床表现主要为记忆能力、物品命名能力及语言流畅性下降。

(四) 精神发育迟滞

精神发育迟滞 (mental retardation, MR) 主要临床症状是精神发育迟滞与社会适应能力缺陷。精神发育迟滞分为轻度、中度、重度和极重度四个等级。1级重度智力低下精神发育迟滞，智商20分以下，约占总体智力低下精神发育迟滞的1%～5%；2级重度智力低下精神发育迟滞，智商20～34分，约占总体智力低下精神发育迟滞的8%；3级中度智力低下精神发育迟滞，智商35～49分，约占总体智力低下精神发育迟滞的12%；4级轻度智力低下精神发育迟滞，智商50～70分，占总体智力低下精神发育迟滞的75%～80%。

(五) 孤独症谱系障碍

孤独症谱系障碍 (autism spectrum disorder, ASD) 是一组以社交障碍、语言交流障碍、兴趣和活动范围狭窄以及重复刻板行为为主要特征的神经发育型障碍。ASD病因至今尚不明确，也没有特殊的药物治疗，但经早期筛查、早期合理系统化干预训练，绝大部分儿童会有不同程度改善，一部分孩子可以基本痊愈或基本具备自主生活、学习和工作能力。

第二节 认知的评估

一、评估实施过程

认知评估是一种系统性的评估方法，旨在评估个体的认知能力和功能。评估认知能力有助于确定个体的认知水平，识别可能存在的认知问题，并制定适当的康复措施及干预策略。

(一) 制定评估目标

根据患者住院前、中、后的不同评估时段，明确评估的目标是什么。

(二) 确定评估策略

收集与患者认知活动能力相关的信息，包括患者的病史、医疗记录、生活方式、社会支持等。

(三) 评估内容

(1) 注意力：包括注意持续时间、分散注意力、选择性注意力和分配注意力等。
(2) 记忆力：包括短期记忆、长期记忆、工作记忆和语义记忆等。
(3) 语言能力：包括语言理解、语言表达、语音识别和语音产生等。
(4) 空间能力：包括空间感知、空间记忆和空间定向等。

(5) 执行功能：包括计划、组织、灵活性、抑制和工作记忆等。

(6) 认知速度：包括信息处理速度、反应时间和注意力转移等。

二、相关子概念及评估

(一) 认知子概念

(1) 感觉 (sensation) 是一定的物质运动作用于感觉器官并经过外界或身体内部的神经通路传入脑的相应部位引起的意识现象，是整个认识过程的起点。

(2) 知觉 (perception) 是视觉、听觉、皮肤感觉、动觉等协同活动的结果，具有整体性、恒常性、选择性和理解性等基本特征。

(3) 社会知觉 (social perception) 是人对客体的认知和认识过程。社会知觉中有关对他人知觉的内容又称为人际知觉，即个体对他人的感知、理解与评价。包括对他人表情、性格的认知，对人与人之间关系的认知和对行为原因的认知等。

(4) 记忆 (memory) 是人脑对过去经验的反映，包括识记、保持、再认和再现四个基本过程。识记是记忆的开始阶段，是信息的输入和编码。保持是记忆过去的信息在头脑中得以巩固的过程。再现也称回忆，是对已存储的信息进行提取，使之恢复活动。再认是已存储的信息由于某种原因不能被提取，但当被刺激重新出现时却仍能加以确认。

(5) 注意 (attention) 是认知活动对一定对象有选择的集中。注意能使人的感受性提高，知觉清晰，思维敏锐，从而使行动及时、准确，是获得知识和提高工作效率的前提。注意的方向和强度受客观刺激物特点的影响，也受个人知识经验以及个性特征的制约。

(6) 思维 (thinking) 是内在知识活动的历程，在此历程中个人运用贮存在长期记忆中的信息，重新予以组织整合，从纵横交错的复杂关系中，获得新的理解与意义。思维是认识过程的高级阶段，反映的是客观事物的本质特征和内在规律性联系。间接性和概括性是思维两个最基本的特征。

(7) 语言 (language) 是人们进行思维的工具，思维的抽象与概括总是借助语言得以实现，思维和语言是一个密切相关的统一体，共同反映人的认知水平。

(8) 定向力 (orientation) 是个体对时间、地点、人物及自身状态的判断认识能力。包括时间定向、地点定向、空间定向和人物定向等。

(二) 认知子概念的评估

1. 感知觉评估

(1) 会谈：由评估者向患者提出相关问题，判断其是否存在感知觉相关问题。常见问题包括：①你觉得最近视力有变化吗？②你有夜间视物困难吗？③你的视力对你的生活有何影响？④你觉得你的听力有问题吗？⑤你做过听力测试吗？⑥你的听力对你的生活有影响吗？⑦你觉得最近你的味觉或嗅觉有变化吗？⑧你能否辨别气味，能否尝出食物的味道？⑨有没有一些平时没有的特殊感觉？⑩独自一人时，能听到有人与你说话吗？⑪声音从哪里来什么人的声音讲些什么？

（2）医学检测：通过视力、听力、味觉和嗅觉检查，验证经会谈获取的主观资料。

2. 注意力评估

（1）无意注意评估：通过观察患者对周围环境变化有无反应进行判断，如对所住病室开、关灯有无反应等。

（2）有意注意评估：指派任务让患者完成，同时观察其执行任务时的专注程度，询问其"能集中精力做事或学习吗？"等问题，对于儿童和老人，应着重观察其能否有意识地将注意力集中于某一具体事物。

3. 记忆力评估

（1）回忆法：为评估记忆最常用的方法，用于测量短时记忆和长时记忆。评估短时记忆时，让患者重复听一句话或一组由5～7个数字组成的数字串，如电话号码。评估长时记忆的，可让患者说出当天进食过哪些食品，或自己的生日，或家人的名字，或叙述孩提时代的重要事件等。

（2）再认法：评估记忆常用的方法，用于测量感觉记忆、短时和长时记忆，尤其当回忆法无法使用时，此时再认法可以弥补回忆法的不足。

（3）评定量表测评：适用于脑损伤、老年痴呆、智力低下等的研究，常用量表包括韦氏记忆量表（Wechsler memory scale，WMS）及其修订版、蒙特利尔认知评定量表（Montreal cognitive assessment，MoCA）、Rivermead行为记忆测验（Rivermead behavioural memory test，RBMT）、临床记忆量表（clinical memory scale，CMS）等。

4. 思维评估

思维评估主要针对思维形式和思维内容进行评估

（1）概念化能力评估：可在日常护理过程中进行，如请经数次健康教育后的患者总结概括其所患疾病的特征、所需的自理知识等，从而判断患者对这些知识进行概念化的能力，同时注意患者言语的速度、连贯性等，评估其有无联想障碍。

（2）判断力评估：询问患者有关日常生活或工作中可能出现的情况并请其作出判断，评估其有无判断能力受损。常见的判断力评估问题如：①你感到疼痛时怎么处理？②你出院后准备如何争取别人的帮助？③如果你违反了交通规则，警察示意你停下，你将怎么办？

（3）推理能力评估：根据患者的年龄特征提出问题，评估其归纳推理和演绎能力。通常让患者解释一些成语的意义，如拔苗助长、坐井观天、过河拆桥等；或让患者比较两种事物的异同点，如询问患者"橘子与苹果有什么异同点"等。推理能力受损者不能正确比较事物间的差异，或不能正确地解释成语。

（4）思维内容评估：通过询问以下问题评估患者有无思维内容障碍，如"周围的人如你的同事或家人对你的态度如何？""有没有人对你不友好，对你暗中使坏？""外界有没有能影响或控制你的思维或行动的东西？"等。

5. 语言能力评估

(1) 提问：提出由简单到复杂、由具体到抽象的问题，观察个体能否理解及回答是否正确。

(2) 复述：说一简单词句，让患者重复说出。

(3) 自发性语言：让患者陈述病史，观察陈述是否流利，用词是否恰当，能否完全陈述。

(4) 命名：取出一些常用物品，要求患者说出名称，不能说出者则说出其用途。

(5) 阅读：让患者诵读单个或数个词、短句或一段文字，默读一段短文或一个简单的故事，然后说出其大意，评价读音及阅读理解的程度。

(6) 书写：书写主要包括三种形式。第一种形式是自发性书写，要求患者随意写出一些简单的字、数码、自己的姓名、物品名称或短句；第二种形式是默写，即让患者写出评估者口述字句；第三种形式是抄写，即让患者随机抄写一段字句。

6. 定向力评估

定向力评估通常是由一名评估者向被评估者提出问题，由评估者判断被评估者是否存在定向力障碍，常见评估问题如下：

(1) 时间定向力：请问现在是几点钟？今天是星期几？请告诉我今年是哪一年？

(2) 地点定向力：请告诉我你现在在什么地方？你家住在哪里？

(3) 空间定向力：我站在你的左边还是右边？呼叫器在哪儿？床旁桌放在床的左边还是右边？

(4) 人物定向力：你叫什么名字？你知道我是谁吗？

三、认知评估常用测评工具

(一) 蒙特利尔认知评定量表

蒙特利尔认知评估量表（Montreal cognitive assessment，MoCA）由加拿大 Nasreddine 等根据临床经验并参考 MMSE（简明精神状态检查）的认知项目和评分而制定。于 2004 年 11 月确定最终版本，是一个用来对认知功能异常进行快速筛查的评定工具。该量表涵盖了多个认知领域，包括注意与集中、执行功能、记忆、语言、视结构技能、抽象思维、计算和定向力等，通过 11 个检查项目来全面评估个体的认知功能。MoCA 量表主要内容和检查项目如下：

(1) 交替连线测验：要求受试者按照数字到汉字的顺序连线，以评估其注意与集中能力。

(2) 视结构技能：通过让受试者画立方体图形来评估其视空间能力。

(3) 钟表绘制：要求受试者在空白处画一个钟表，并指示出特定时间，以评估其视觉记忆和规划能力。

(4) 命名能力：展示图片并询问受试者动物名称，以评估其语言功能。

(5) 记忆测试：包括即时回忆和延迟回忆，通过读出单词或数字让受试者重复或回忆，以评估其记忆能力。

(6) 注意力测试：如警觉性测试，通过读出数字串并要求受试者在读到特定数字时做出反应，以评估其注意力水平。

(7) 语言流畅性：让受试者在限定时间内尽可能多地说出动物名称，以评估其语言流畅性。

(8) 抽象思维：通过让受试者解释词语间的相似性来评估其抽象思维能力。

(9) 计算能力：如连续减 7 任务，以评估受试者的计算能力。

(10) 句子复述：要求受试者复述检查者说出的话，以评估其语言理解和记忆能力。

(11) 定向力：询问受试者当前的日期、时间、地点等信息，以评估其定向力。

MoCA 量表具有全面性、快速性、敏感性高及受教育程度影响四个特点。全面性是指 MoCA 量表涵盖了多个认知领域，能够全面评估个体的认知功能。快速性是指该量表测试时间短，通常只需约 15 分钟，适合临床快速筛查。敏感性高是指 MoCA 量表对轻度认知功能障碍具有较高的敏感性，能够早期发现认知功能下降。受教育程度影响是指量表评分受受试者受教育程度的影响，因此在评分时需考虑这一因素。

MoCA 量表广泛应用于临床、科研和教育领域，特别是老年科、神经内科等科室中用于评估认知功能障碍。然而，在应用过程中也需要注意以下几点：①标准化操作。确保测试过程标准化，避免引入人为误差。②考虑受试者因素。如年龄、文化背景、情绪状态等，这些因素可能影响测试结果。③结合其他评估工具。MoCA 量表虽然全面，但也可能存在局限性，因此可结合其他评估工具进行综合评估。总之，MoCA 量表是一个重要的认知功能评估工具，具有全面性、快速性和敏感性高等特点。在临床应用中，需根据受试者的具体情况进行标准化操作和综合评估。

(二) 简易精神状态检查量表

简易精神状态检查量表（mini-mental state examination，MMSE）是由美国 Folstein 等于 1975 年制定的一种标准化智力状态检查工具，广泛应用于认知障碍的筛查，特别是阿尔茨海默病的初步诊断。

MMSE 主要包括以下七个方面的检查内容：

(1) 时间定向力：询问当前的日期、星期、月份、年份等。

(2) 地点定向力：询问被测试者所在的地点、城市、楼层等。

(3) 即刻记忆：要求被测试者记住并重复几个（通常是 3 个）不相关的物品名称。

(4) 注意力及计算力：通过连续减法（如从 100 开始每次减 7）等任务来评估。

(5) 延迟记忆：询问被测试者之前记住的物品名称。

(6) 语言：包括命名能力、复述能力、三步命令执行、阅读能力和书写能力等。

(7) 视空间：通过图形临摹等任务来评估。

MMSE 的优势在于简单易行，操作时间短（5~10 分钟），敏感性好，易操作，易被受试者接受，是国内外广泛使用的认知功能筛查工具。其缺点为容易受到受试者受教育程度影响，对语言功能侧重较多，对非言语项目测试不足，对右半球和额叶病变引起的认知功能障碍不够敏感，不能用于痴呆的鉴别诊断，作为认知功能减退的随访工具也不够敏感。

（三）洛文斯顿认知功能成套评估工具

洛文斯顿认知功能成套评估工具（Loeweistein occupational therapy cognitive assessment，LOTCA）是由以色列希伯来大学和洛文斯坦因康复中心的专家们提出的，最初用于脑损伤后患者认知能力的评定，后扩展应用到具有认知障碍的脑性疾病患者。LOTCA具有效果肯定、项目简化、费时少的优点，可将脑认知功能的检查时间从约2小时缩短到30分钟左右。其评估内容分为四大类：定向力、知觉、视运动组织及思维运作检查，共20项测验（也有版本为28项或针对特定人群如老年人的版本为24项）。除部分检查为5分制外，其余均采用4分制评分标准。LOTCA主要应用于脑外伤、脑血管疾病（如脑卒中）或其他神经损伤患者、老年病患者以及精神病患者的认知功能评估，能为制定康复目标和干预方案提供依据。

（四）瑞文标准推理测验

瑞文标准推理测验（Raven's standard progressive matrices，RSPM）由英国心理学家瑞文（J. C. Raven）于1938年创制，在世界各国沿用，用以测验一个人的观察力及清晰思维的能力。它是一种纯粹的非文字智力测验，所以广泛应用于无国界的智力/推理能力测试，属于渐进性矩阵图。整个测验一共由60张图组成，由5个单元的渐进矩阵构图组成，每个单元在智慧活动的要求上各不相同。总的来说，矩阵的结构越来越复杂，从一个层次演变到多个层次，要求被测人的思维操作从直接观察到间接抽象推理渐进。

瑞文标准推理测验按逐步增加难度的顺序分成A、B、C、D、E五组，每组都有一定的主题，题目的类型略有不同。从直观上看，A组主要测知觉辨别力，图形比较，图形想象力等；B组主要测类同比较，图形组合等；C组主要测比较推理和图形组合；D组主要测系列关系，图形套合，比拟等；E组主要测互换、交错等抽象推理能力。测验通过评价被测者这些思维活动来研究他的智力活动能力。每一组中包含有12道题目，也按逐渐增加难度的方式排列。每个题目由一幅缺少一小部分的大图案和作为选项的6~8张小图片组成。由于瑞文测验具有一般文字智力测验所没有的特殊功能，可以在言语交流不便的情况下使用，适用于各种跨文化的比较研究，5~75岁的幼儿、儿童、成人、老人皆可借此量表粗分智力等级。

（五）临床记忆量表

临床记忆量表（clinical memory scale，CMS）是成套记忆测量工具，由中国科学院心理研究所研制，并经过标准化信度效度检验。临床记忆量表包含五项分测验，每项分测验都有其特定的内容和形式，分测验内容如下：

（1）指向记忆：属于听觉记忆，内容是一些词语，指导语和刺激词，均录制在磁带上，由录音机放送。

(2) 联想学习：同样属于听觉记忆，内容也是词语。

(3) 图像自由回忆：属于视觉记忆，通过一些图片进行测量，由主试按规定时间呈现图片刺激。

(4) 无意义图形再认：也是视觉记忆的一部分，要求被试再认之前呈现过的无意义图形。

(5) 人像特点联系学习：为听觉与视觉结合的记忆，主试在呈现图片刺激的同时，说出图片的特点。

CMS 适用于 7~89 岁的个体，并建立了不同年龄段的常模，包括 20~89 岁、15~19 岁、14 岁以下及无文化和有文化两部分常模，适合我国国情。该量表结构严谨，有结构相同、内容难度等值的甲、乙两套测验，可对同一被试在不同时间测量，以判定其记忆能力改变的程度。采用多维度测量，包括回忆和再认两种记忆活动，以及言语记忆和非言语记忆两方面内容，便于大脑两半球功能一侧化现象的检查或研究。CMS 还注重实际应用，量表包括生活中或临床上有实际意义的项目，并选用受文化因素影响较小的项目。同时，该量表结合实验心理学与一般心理测验方法，便于从记忆的结果和过程两方面进行分析。

（六）发育量表

1. 丹佛发育筛查测验

丹佛发育筛查测验（Denver development screening test，DDST）是测量儿童心理发育最常用的方法，适用于 2 个月~6 岁儿童（最适年龄≤4.5 岁）。共 104 个项目，各以横条代表，分布于个人-社会、精细动作-适应性、语言、大运动四个功能区，检查时逐项检测并评定其及格或失败，最后评定结果为正常、可疑、异常、无法判断。对可疑或异常者应进一步做诊断性检查。值得注意的是，DDST 是筛选性测验，并非测定智商，对婴幼儿目前和将来的适应能力和智力高低无预言作用，只是筛选出可能的智商落后者。此外，DDST 只能得出儿童是否有问题的初步结论，但不能提示问题的性质和原因，因此，不能代替诊断性评价或体格检查。DDST 具有可靠的信度和效度资料，其再测的符合率达到 95.8%，评分者符合率达到 90%。DDST 与斯坦福-比奈量表有高达 0.73 的相关。DDST 在各国广泛使用。我国上海曾对 DDST 进行修订和标准化，将题目简化到只有 12 项，仅需 5~7 分钟便可完成，具有实用意义。北京市儿童保健所也曾修订 DDST，基本保留了原 DDST 的项目（只去掉一项"会用复数"），在保健系统应用广泛。

2. 贝利婴儿发育量表

贝利婴儿发育量表（Bayley scales of infant development，BSID）由美国儿童心理学家 Bayley 编制，2006 年完成第三版（BSID Ⅲ）修订，适用于 2~30 个月的儿童。该量表主要用来测试心理发育水平，确定是否有发育迟缓及干预后的效果，也是研究儿童神经发育的工具。从认知、语言、运动、社会情感和适应性行为五个领域评估儿童发展。包括三个分量表：智能量表（mental scale）、运动量表（motor scale）、婴儿行为记录表

(infant behavior record)。

(七) 智力测试

1. 韦氏学前及初小儿童智力量表

韦氏学前及初小儿童智力量表（Wechsler preschool and primary scale of intelligence，WPPSI）适用于4~6.5岁儿童，测试内容包括次于类及操作类两大部分，测查一般智力水平、言语和操作水平，以及各种具体能力，如知识、计算、记忆、抽象思维等，是智力评估和智力低下诊断的重要方法之一。

2. 斯坦福-比奈智能量表

斯坦福-比奈智能量表（Standford-Binet intelligence scale，S-B）起源于20世纪初，由法国心理学家比纳（Alfred Binet）和西蒙（Theodore Simon）创立。他们最初是为了帮助法国教育部门鉴别学习困难的学生而设计了这一量表。1916年，美国斯坦福大学教授推孟（L. M. Terman）对比奈-西蒙量表进行了修订，形成了S-B量表。此后，该量表又经历了多次修订，包括1937年、1960年和1986年的重要修订。S-B量表包含多个分测验，这些分测验旨在全面评估受测者的认知能力，包括言语推理、抽象/视觉推理、数量推理和短时记忆等方面。测试项目随儿童年龄增长而更加强调言语技能和抽象思维能力。测试以个别方式进行，通常幼儿不超过30~40分钟，成人被试不多于90分钟。测验程序从稍低于被试实际年龄组开始，逐步增加难度，直至找到被试能够全部通过和全部失败的项目组，从而确定被试的智龄分数和上限年龄。该量表适用于2~18岁的儿童青少年，用于测试一般智力水平或为精神发育迟滞作出诊断和程度分类。

 知识延伸

几种特殊类型的意识障碍

去皮质综合征：又称去大脑皮质综合征，是指由于大脑皮质广泛性病变所引起的皮质功能丧失，而皮质下功能保存的一种特殊意识障碍状态。病人表现为无意识地睁眼、闭眼，对光反射、角膜反射存在，对外界刺激无意识反应，无自发言语及目的动作，呈上肢屈曲、下肢伸直的去皮质强直姿势，常有病理征，出现无意识的咀嚼和吞咽动作。常见于缺氧性脑病、脑血管疾病及严重颅脑外伤等。

植物状态：病人处于不可逆的深昏迷状态，丧失意识活动，但皮质下中枢可维持自主呼吸运动和心脏搏动。由大脑半球严重受损所致，但脑干功能相对保留。病人对自身和外界的认知功能全部丧失，呼之不应，不能与外界交流，有自发或反射性睁眼，偶可发现视物追踪，可有无意义哭笑，吸吮、咀嚼、吞咽等原始反射，二便失禁，睡眠觉醒周期存在。常见于颅脑外伤、感染、卒中、中毒、缺血缺氧、电击、肿瘤和脑退行性疾病等。

无动性缄默症：植物状态的一种特殊类型，又称醒状昏迷、睁眼昏迷，由于脑干上部或丘脑的网状激活系统及前额叶-边缘系统受损所致，大脑半球及其传出通路无病变。病人表现为能注视周围环境及人物，貌似清醒，但不能活动或言语，二便失禁，肌张力降低，无锥体束征，强烈刺激不能改变其意识状态，睡眠觉醒周期仍存在。常见于脑干梗死。

 知识链接

　　随着人口老龄化进程的加快，我国卫生与健康工作领域面临着严峻挑战。老年认知功能障碍和痴呆症患病率高，社会经济负担重，被认为是最重要的公共卫生问题。我国痴呆患者人口总数约占全球患病总数的25%，位居全球第一，预计2030年痴呆人口将达到2330万人。

　　2023年全国第八届"中国体能训练科学大会"中对目前痴呆的治疗手段进行了介绍。首要应进行各种健康体育运动，运动锻炼可以大大地延缓人类大脑功能上的快速衰老；第二是要多动脑，主动去用脑可以提高大脑的反应能力和思维能力；第三是要经常出去走走，多与周围的人交流；第四要科学管理时间，保证充足的睡眠；第五可以使用各种精神类药物辅助患者记忆。

第三节　认知评估案例

（一）孤独症谱系障碍

　　孤独症谱系障碍又称自闭症，是一类起病于发育早期，以社会交往障碍、交流障碍、兴趣狭窄和行为方式刻板为特征，多数伴有智力发育障碍的神经发育障碍性疾病。临床以性格孤僻、自我封闭、交流交往障碍、少语、无语、喃喃自语、动作刻板重复、兴趣狭窄为主要表现。

1. 病例示例

　　患儿，男性，7岁，就读于培智学校，语言发育迟滞，不与别人交流6年，伴行为异常、情绪不稳1年余。既往无重大躯体疾病史。患儿在分娩时曾出现短暂的窒息。两代三系无精神异常史。

　　初步诊断：儿童孤独症。

2. 评估要点

1) 生理评估

患儿的生活自理能力，如病人的进食、卫生、排便、睡眠以及自我安全保护能力；患儿的营养状况，包括营养的摄取能否满足病人的生长需求，是否存在营养低于机体需要量的情况；观察患者的皮肤有无外伤及感染。

2) 心理评估

重点评估患儿的语言能力，如语言的运用能力和理解能力；患儿的情感表达能力，当受到伤害时有无情感表达；人际交往状况，如喜欢和谁交往；患儿有哪些兴趣爱好；有哪些异常的行为表现，是否存在自伤行为；有无异常的感知觉，如对疼痛反应是否迟钝。

常用的评估工具有儿童孤独症评定量表（childhood autism rating scale，CARS）、克氏孤独症行为量表（Clancy autism behavior scale，CABS）、孤独症行为量表（autism behavior checklist，ABC）、Gilliam 孤独症评估量表（Gilliam autism rating scale，GARS）、孤独症诊断访谈修定量表（autism diagnostic interview-revised，ADI-R）等。其中，ABC 量表由 Krug 编制，包含 57 项孤独症儿童的行为表现（感觉 9 项，交往 12 项，躯体运动 12 项，语言 13 项，生活自理 11 项），采用 1~4 级评分，适合家长或抚养人评定，其阳性符合率达 80%~85%。国内学者认为 31 分可作为孤独行为筛选的划界分。

3) 社会评估

患儿是否回避他人的目光接触；在家是否跟随父母；有无兴趣与其他儿童共同游戏；当周围人对他的态度发生改变时有无情绪变化；家长对患儿的态度；家长的学习能力；家长与患儿的沟通方式、家长对孤独症的认识等。

3. 健康指导

（1）制订详细的训练计划（如进食、穿衣、如厕、清洗、整理床铺、活动等计划），将每一种需要训练的生活技能分解为若干小单元的动作内容，由简单到复杂，进行多次重复，记录患儿在接受训练后的掌握程度。训练要细分出具体步骤，如穿衣：披衣→穿袖→扣纽扣→翻衣领→整理。根据患儿的接受和掌握程度确定每天训练内容的多少。在训练的过程中，对每一个微小的进步都要及时地给予言语、行动、表情或物质上的强化（奖励）和鼓励，直至患儿完全掌握。

（2）保证入量，给予高热量、高维生素的食物，保证每日水的摄入量为 2000~2500mL，培养按时进餐的习惯。

（3）合理安排作息时间，保证患儿有充足的睡眠时间，建立良好的睡眠规律。

（4）做好安全护理：保证患儿的活动处于巡视护士的视线范围内，患儿活动时要保证周围环境安全。

（二）老年性痴呆

阿尔茨海默病（Alzheimer disease，AD），又叫老年性痴呆（senile dementia），是一种中枢神经系统变性病，起病隐袭，病程呈慢性进行性，是老年期痴呆最常见的一种类型。主要表现为渐进性记忆障碍、认知功能障碍、人格改变及语言障碍等神经精神症状，严重影响社交、职业与生活功能。AD 的病因及发病机制尚未阐明，特征性病理改变为 β 淀粉样蛋白沉积形成的细胞外老年斑和 tau 蛋白过度磷酸化形成的神经细胞内神经原纤维缠结，以及神经元丢失伴胶质细胞增生等。

1. 病例示例

患者，女性，71 岁，十年前开始记忆减退，注意力涣散，自发语言错乱，有抑郁、焦虑、易怒等症状，并且进行性加重。目前该患者为完全性遗忘，对自己子女、丈夫等完全不清楚，每天不说话、不笑，有少动、震颤、肌肉直等症状。

家族史：患者家族中共有 8 例患者，其中女 5 例，男 3 例。第 1、2、3 代均有患者出现，该患者为第 3 代。

初步诊断：家族性老年痴呆症（FAD）。

2. 评估要点

（1）一般情况评估：评估患者一般情况、自理能力、痴呆程度、家族史和危险因素，进行安全评估和照料者评估。

（2）认知功能评估：首先进行筛查量表检查，对认知功能进行全面、快速检测，如简易精神量表（MMSE）。该量表内容简练，测定时间短，易被老人接受，是目前临床上测查本病智能损害程度最常见的量表。

（3）日常生活能力评估：如日常生活能力评估（ADL）量表可用于评定患者日常生活功能损害程度。

（4）行为和精神症状的评估：包括阿尔茨海默病行为病理评定量表（behavioral pathology in Alzheimer's disease rating scale，BEHAVE-AD）、神经精神症状问卷（neuropsychiatric inventory，NPI）和 Cohen-Mansfield 激越问卷（Cohen-Mansfield agitation inventory，CMAI）等。

3. 健康指导

（1）提供有关 AD 疾病的科学知识相当重要，包括疾病的本质、疾病的早期表现、治疗策略，以提高照料患者的能力。

（2）鼓励患者保持心情舒畅，情绪稳定。家庭物品固定地方，放置有序，方便取用，防止撞伤。

（3）嘱其家属，发现患者行为异常时应采取恰当的沟通交流方式缓解患者的异常行为。例如：引导患者表达自己的想法，疏导情绪；在患者焦虑不安时尽量用语言安慰、疏导，多与患者进行思想感情交流，满足其合理要求，减少冲突，言谈中应避开"痴""傻""呆"等词。

（4）对晚期患者，生活上给予关心、协助，但不是完全包办。

（三）精神分裂症

精神分裂症是一组病因未明的严重精神疾病。多发病于青壮年，常有知觉、思维、情感和行为等方面的障碍，一般无意识及智力障碍。病程多迁延，反复发作，恶化会导致精神残疾，给患者、家属及社会带来严重疾病负担。目前认为该病是脑功能失调的一种神经发育性障碍，复杂的遗传、生物及环境因素的相互作用导致了疾病的发生。

1. 病例示例

患者，女性，25岁，本科，未婚，学生，无宗教信仰。渐起多疑、紧张、行为乱1年余。患者主要以敏感多疑伴紧张为主要临床表现。患者家族中没有相关疾病的家族史。

初步诊断：精神分裂症。

2. 评估要点

（1）病人的一般情况：包括年龄，性别，住址，文化职业背景等一般情况；病人家庭情况；生活方式及受教育程度，个人爱好。

（2）病人近期状况：住院原因，最近有无经历创伤性事件或其他诱因，发病时间及病情特点，以往有无类似经历及就诊情况；人际关系变化，病人处理压力的方式；近期工作、生活、学习状况、病人的观念等；性格有无改变，是否有家族史等；其他，如对性的态度、是否滥用麻醉品等。

（3）躯体状况评估：意识状态、外貌、自我照顾的情形、生命体征、全身营养情况、睡眠状况、饮食状况、排泄状况等，是否有躯体疾病，有无生活懒散、疲倦感等。

（4）精神状况评估：思维状态评估，有无思维障碍及类型、特点；情绪状态评估，有无抑郁、焦虑、兴奋、易激惹及程度；对疾病认识的评估；妄想内容是否离奇、抽象、脱离现实。

（5）社会家庭评估：家庭成员对疾病的认识程度，家庭环境气氛、患者在家中的地位、经济状况。工作环境、社会支持系统对病人恢复的影响，是否有条件让病人治疗、休养。患者能否坚持正常工作，与同事能否正常相处。

（6）常用评估工具如下：

①威斯康星卡片分类测试（Wisconsin card sorting test，WCST）：将不同颜色、形状及数目的卡片展示于患者的眼前，病人根据指示分类，连续10次分类无误所需要进行的实验次数作为评测尺度。该测验主要用于测验患者的工作记忆、灵活性及执行功能。

②韦氏记忆测验（WMS）：主要用于对患者的记忆障碍的评价。包括长时记忆测验，如个人经历；短时记忆测验，如视觉再认、图片回忆等；瞬时记忆测验，如顺背和倒背数目。WMS是成套的记忆测验，可以单独使用也可以联合使用。

③数字划消测验（number cancellation test，NCT）：该测验较多地用于测量患者的注意功能障碍，是临床中测试患者注意障碍的主要方法。此外，顺序连续数字测验利用屏幕图像显示辨别运动反应试验，测验其正、误反应次数来评价注意力。临床中数字划消测验常与其他测验一起联合使用，通常不单独使用，较适用于儿童。

④加利福尼亚语言学习测试（California verbal learning test，CVLT）：该系列测试包括16个项目，分为四类，以学习后总的回忆指数作为评测的尺度。主要用于评价患者的言语学习能力和延迟记忆。

⑤简明精神病评定量表（brief psychiatric rating scale，BPRS）是一个评定精神病性症状严重程度的量表，适用于具有精神病性症状的大多数重性精神病患者，尤其适宜于精神分裂症患者。此量表主要评定最近一周内的精神症状及现场交谈情况。评定员由经过训练的精神科专业人员担任。评定的时间范围：入组时，评定入组前一周的情况，以后一般相隔2～6周评定一次，一次评定大约需作20分钟的会谈和观察。本量表无具体评分指导，主要根据症状定义及临床经验评分。

3. 健康指导

（1）护理人员应高度重视安全护理，对重症患者应心中有数，重点防范。护理人员对病人要有高度的责任感和同情心，掌握病情动态变化。夜间、凌晨等以及医护人员交接班时段等较容易发生意外，护士应提高警惕，密切观察。

（2）严格执行工作常规，做好安全检查工作，防止留存或获得用于自杀、伤人的物品。

（3）要特别注意对病人的态度。护理过程中，护士要细心、耐心、和蔼、同情、尊重病人，不使用刺激性语言，避免激怒病人。

（4）重视病房设施安全工作，勤查勤修，各门户随时上锁。

（5）重症病人（兴奋躁动、伤人毁物、自杀自伤、木僵、拒食、出走以及伴有严重躯体症状的患者）应安置在重症监护室内、实行24小时专人护理，密切注视。

（6）对有冲动行为者、自杀自伤者予以相应紧急处理，必要时予以约束，谨防意外。有自杀危险的病人禁止住单间，应安置在重症室，由专人护理。

（7）对持续躁动的病人，要注意保证病人的营养及摄入液体量，摄入液体不应少于2500mL/d，并注意观察生命体征的变化。

（8）密切配合治疗，观察病人的病情动态变化和用药后的反应，检查和治疗时应防止损坏器械和用品，如防止病人咬碎体温计等。

第七章

应激评估

 学习目标

知识

1. 简述应激相关理论;
2. 识记应激的评估内容、观察方法。

能力

1. 识别心理活动异常导致的相关健康问题;
2. 运用应激和创伤的评估方法,结合不同的评估工具,对患者进行针对性的评估。

价值

1. 提高学生的评判性思维和问题解决能力,使其在健康评估过程中能够全面、准确地分析和解决问题;
2. 培养学生的人文关怀精神。

第七章 应激评估

 情景导入

一对双胞胎兄妹小东、小丽因父母发生车祸住院导致无人照护,由公安及两位学校老师护送至未成年人保护中心求助。兄妹俩刚到未保中心时,年仅12岁的妹妹小丽就表现出了明显的抵触情绪与深切的不安,并且对周遭的一切充满了戒备与不信任,反复向老师哭诉着:"不!我不要待在这里,我想回家!"待老师等人离开后,小丽从一开始能够在哥哥和其他同龄儿童的陪伴下游戏,到表现出烦躁、焦虑、恐惧、愤怒、伤心、绝望、歇斯底里等负面情绪,并且对于为什么会被送往未保中心临时监护感到不解,出现不守规则、想要逃跑、破坏性、攻击性和轻微自伤等行为,该情绪和行为在2天内反复出现。

问题:小丽可能出现了什么问题?你是如何判断的?

第一节 应激的生理机制及常见健康问题

一、应激的生理机制

"压力"(stress)一词来自拉丁文 stringere,原意为紧紧地捆扎或用力地提取。中文对该词的翻译有三种:压力、应激和紧张。本书根据专业的需要,选择"应激"这一概念。

(一)应激的定义

应激是个体"察觉"各种刺激对其生理、心理及社会系统威胁时的整体现象,所引起的反应可以是适应或适应不良。随着学者们对应激问题的研究深入,应激的概念亦在不断发展。在现代心理应激理论中,以 Folkman 为首的研究者在 Lazarus 的理论基础上,逐渐趋向于将心理应激看作以认知因素为核心的一种作用过程,分别从"应激源(刺激物)""应激中介变量"和"应激反应"三个方面认识生活事件、认知评价、应对方式、社会支持、个性、心身症状等应激相关变量,将应激看作一个连续的动态过程,既不是简单的刺激,也不是简单的反应,而是受多种中介因素如认知评价、应对方式、社会支持和个性特征影响的动态过程。

(二)应激相关理论

应激的理论模型是用来解释应激发生、发展过程的理论体系。借助于应激理论模型,人们可以更好地理解应激。下面介绍两种主要的应激理论模型。

1. 应激过程模型

应激过程模型认为应激是由应激源到应激反应的多因素作用的过程（图 7.1）。

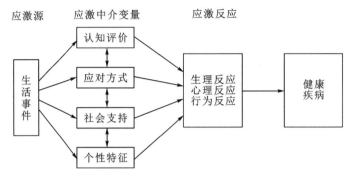

图 7.1 应激过程模型示意图

根据应激过程模型，应激是个体对环境威胁或挑战的一种适应过程；应激的原因是生活事件，应激的结果是适应的和不适应的身心反应；从生活事件到应激反应的过程受个体的认知、应对方式、社会支持等多种内外因素的制约。

应激过程模型基本上还是单维的，只是反映应激各有关因素之间的部分关系，其中心点是指向应激反应。

2. 应激系统模型

应激系统模型认为应激有关因素之间不仅仅是单向地从因到果或从刺激到反应的过程，而是多因素相互作用的系统（图 7.2）。

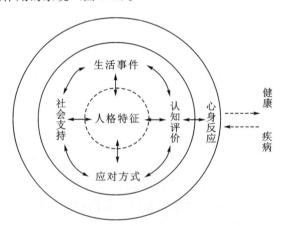

图 7.2 应激系统模型示意图

应激系统模型具有以下基本特征（法则）：①应激是多因素作用的系统；②各因素相互影响，可能互为因果；③各因素之间动态的平衡或失衡，决定个体的健康或疾病；④认知因素在平衡和失衡中起关键作用；⑤人格因素起核心作用。

根据应激系统模型，个体可以对刺激作出不同的认知评价，从而采用不同的应对方式和利用不同的社会支持,导致不同的应激反应;反过来,应激反应也影响社会支持、应对方式、认知评价直至生活事件;同样,认知评价、应对方式、社会支持、个性特征等也分别各自或共同影响其他因素或者反之受其他因素的影响。它们既可以是因,也可以是果。

二、应激的常见健康问题

(一)焦虑症

焦虑症是一种以焦虑、紧张、恐惧情绪为主,伴有自主神经系统症状和运动不安等特征的神经症。患者的焦虑情绪并非由实际威胁或危险引起,或其紧张不安与恐慌程度与现实处境很不相称。这是世界公认的一组高发疾病。我国调查显示:焦虑症在一般居民中的发病率为2%,女性多于男性,在文化程度低、收入低或家庭气氛不和睦中更多见。

1. 病因及发病机制

(1)人格基础:以多愁善感、敏感、情绪化,容易忧虑、古板、保守、孤僻等情绪不稳定或性格内向的人多见。

(2)社会心理因素:常为诱发因素,非特异性,如要作出重要的决定,人们需要为此作出调整,当这种调整超出正常的适应能力,或超出可承受限度,就会导致焦虑。

(3)遗传因素:研究发现单卵双生子发生惊恐障碍的发病率高于双卵双生子。

2. 临床表现

1)广泛性焦虑症

广泛性焦虑症又称慢性焦虑症,可见于任何年龄阶段,较多见于40岁之前。缓慢起病,以经常或持久的、无明显对象的烦恼、过分担心和紧张不安为特征,占焦虑症的57%。主要表现为:

精神方面:过分担心而引起的焦虑体验,是广泛性焦虑症的核心症状,病人不能明确意识到他担心的对象或内容,而只是一种提心吊胆、惶恐不安的强烈的内心体验。

躯体方面:运动性不安(病人小动作增多、不能静坐、搓手顿足,或者自感战栗),肌肉紧张(多表现为紧张性疼痛),自主神经功能紊乱(表现为心动过速、胸闷气短、皮肤潮红或苍白、口干、便秘或腹泻、出汗、尿意尿频等;部分病人可出现阳痿、早泄、月经紊乱)。

警觉性增高:表现为对外界过于敏感、注意力难以集中、易受干扰、难以入眠、睡眠中易于惊醒、情绪激惹、易出现惊跳反应。

其他症状:广泛性焦虑症病人常合并疲劳、抑郁、强迫、恐惧、惊恐发作及人格解体等症状,但不是该病的主要临床相。

2) 惊恐障碍

惊恐障碍又称急性焦虑障碍，伴濒死感和自主神经功能紊乱症状，突然出现，历时5～20分钟，自行缓解。发作后一切正常、不久后可再发。可以用以下三方面症状概括：

惊恐发作：病人在进行日常各种活动时，突然出现强烈的恐惧感，感到自己马上就要失控（失控感）、即将死去（濒死感）。这种感受使病人痛苦万分，难以承受。同时病人会伴有一些躯体的不适，如心悸、胸闷或胸痛、过度换气或喉头梗塞感，可伴冷汗、头晕、震颤、面部潮红或苍白、手脚麻木、胃肠道不适等自主神经症状，因此病人会呼救、惊叫或逃离所处环境。有些病人有现实解体、人格解体等痛苦体验。一般发作突然，10分钟内达到高潮，往往不超过1小时即可自行缓解，病人意识清醒，事后能够回忆。

回避及求助行为：在发作时极度的恐惧感使得病人作出各种求助行为，包括向周围人群和医疗机构求救。大约有60%的病人在发作间期因担心再次发作时无人在侧，或发作时被围观，而采取明显的回避行为，如不去热闹的地方，不能独处，甚至不愿乘坐公共交通工具。

预期焦虑：大多数病人会一直担心是否会再次发作、什么时间会再发作、下次发作会在什么地点等，从而在发作间期表现为紧张不安、担心害怕等。

（二）抑郁症

抑郁症（depressive disorder）属于心境障碍，又称抑郁障碍或抑郁发作，是各种原因引起的以心情低落为主要症状的一种疾病。患者常有兴趣丧失、自罪感、注意困难、食欲丧失和自杀观念，并有其他的认知、行为和社会功能的异常。

1. 病因及发病机制

一般认为，遗传因素或早年生活经历（如童年丧亲经历）在抑郁障碍发展中可能导致一种易感素质，具有易感素质的人在一定环境因素的促发下发病。

（1）生物学因素：研究发现本病有家族史者高达30.0%～41.8%，血缘关系越近患病率越高、某些抑郁患者脑内的多巴胺功能降低，乙酰胆碱能神经元过度活跃，其中自杀者的脑脊液中5-羟色胺代谢产物5-HIAA含量降低等。

（2）生活事件与环境应激事件：如意外灾害、亲友亡故、经济损失等严重负性生活事件。

（3）心理因素：如早年经历对成年期障碍的影响，未能摆脱的童年压抑体验以及自我与超我之间的矛盾等。

2. 临床表现

既往将抑郁症的表现概括为"三低"症状，即情绪低落、思维迟缓、意志减退，但不一定见于所有抑郁症患者身上。目前将抑郁症的表现归纳为核心症状、心理症状群、躯体症状群三个方面。

（1）核心症状：包括情绪低落、兴趣缺失、精力减退。情绪低落可以从闷闷不乐到悲痛欲绝，悲观，对前途失望甚至绝望，丧失自信或自尊，无价值感和无助感，十分消极；兴趣缺失表现为对以前喜爱的活动都失去兴趣，丧失享乐能力；精力不足表现为过度疲乏、打不起精神、行动费劲、语调低沉、行动迟缓，严重者可卧床不起。

（2）心理症状群：焦虑、自罪自责、幻觉和妄想、认知扭曲、注意力和记忆力下降等；精神运动性迟缓、面部表情贫乏或缺乏表情或激越、无目的的失控行为增多；自知力受损；有自杀观念和行为。

（3）躯体症状群：睡眠紊乱，如不易入睡、睡眠浅、早醒（早醒是特征性症状）；食欲紊乱和胃肠功能紊乱，如食欲下降、胃痛胃胀；慢性疼痛，为不明原因的头疼和全身疼痛；性功能减退、性欲下降；其他非特异性症状如头昏脑涨、周身不适、肢体沉重、心慌气短等。症状表现为常晨重暮轻。

第二节 应激的评估

通常可采用问诊、观察、评定量表测评和体格检查等方法对个体面临的应激源、应激中介因素及应激反应等进行评估。

一、评估内容

问诊重点包括应激源、应激心理中介因素及应激反应。

（一）应激源

通过询问下列问题了解病人近1年内是否经历重大生活事件和日常生活困扰及其对个体影响的主次顺序。

（1）目前让你感到有压力或紧张焦虑的事情有哪些？
（2）近来你的生活有哪些改变？
（3）由于疾病、住院、生活改变或家庭事件，你经历了哪些压力？
（4）你所处的环境是否让你紧张不安或烦恼？什么原因？
（5）你与家人的关系如何？有无不和？有无使你感到痛苦或烦恼？
（6）你是否感到工作压力很大，无法胜任？
（7）你的经济状况如何？是否感到入不敷出？

（二）应激心理中介因素

应激心理中介因素包括病人对其所面临的应激源的认知评价、应对方式、社会支持及个性特征。

1. 对应激源的认知评价

（1）这件事对你意味着什么？你是如何看待的？

（2）你认为自己是否有能力应对这件事？

（3）如果你无法控制这件事，你会有何感觉？

2. 应对方式

（1）通常你采取什么方式缓解紧张或压力？

（2）告诉我下列措施中最能描述你应对方式的是哪种？与他人交谈、想办法解决问题、抱怨他人、寻求帮助、从事体力活动、祈祷、试图忘却、用药或酗酒、睡觉、什么都不做、认命或其他？

3. 社会支持

（1）当你遇到困难时，你的家人、亲友和同事中谁能帮你？

（2）当你遇到困难时，你是否主动寻求家人、亲友或同事的帮助？

（3）你对家人、亲友或同事的帮助是否满意？

4. 个性特征

（1）一般你面对困难时采取什么样的态度和行为？

（2）你做事情和作决定是独立完成还是依赖他人？

（3）遇到不开心的事，你是喜欢说出来还是闷在心里？

（三）应激反应

通过询问下列问题了解病人应对的有效性及应激的身心反应。

（1）通常你能否解决你的问题和烦恼？

（2）你采取的措施是否有用？

（3）你是否觉得身心疲惫？

二、评估量表

（一）应激源强度的评估

目前对应激源（生活事件）的评定主要有 Holmes 和 Rahe（1967）编制的"社会再适应评定量表（social readjustment rating scale，SRRS）"、杨德森和张亚林在1986年编制的生活事件量表（life event scale，LES）等。社会再适应评定量表用于测评近1年来不同类型的生活事件对个体的影响，预测个体出现健康问题的可能性，该量表的评价标准为生活事件单位（life change unit，LCU）。生活事件量表是由48条我国常见的生活事件组成，包括3个方面的问题：家庭生活方面（28条）、工作学习方面（13条）、社交及其他方面（7条），见表7.1。总分超过300分者，80%可能患病；生活事件单位总和为150～300分者，50%可能患病；生活事件单位总和小于150，30%可能患病。此外，住院病人压力评定量表可用于测评住院病人所经历的应激事件，累计分越高，压力越大，见表7.2。

表7.1 社会再适应评定量表

生活事件	生活事件单位	生活事件	生活事件单位
1. 配偶死亡	100	23. 子女离家	29
2. 离婚	73	24. 司法纠纷	29
3. 夫妻分居	65	25. 个人突出成就	28
4. 拘禁	63	26. 妻子开始工作或离职	26
5. 家庭成员死亡	63	27. 上学或转业	26
6. 外伤或生病	53	28. 生活条件变化	25
7. 结婚	50	29. 个人习惯改变	24
8. 解雇	47	30. 与上级矛盾	23
9. 复婚	45	31. 工作时间或条件改变	20
10. 退休	45	32. 搬家	20
11. 家庭成员患病	44	33. 转学	20
12. 怀孕	40	34. 娱乐改变	19
13. 性生活问题	39	35. 宗教活动改变	19
14. 家庭添员	39	36. 社交活动改变	18
15. 调换工作	39	37. 小量借贷	17
16. 经济状况改变	38	38. 睡眠习惯改变	16
17. 好友死亡	37	39. 家庭成员数量改变	15
18. 工作性质改变	36	40. 饮食习惯改变	15
19. 夫妻不和	35	41. 休假	13
20. 中量借贷	31	42. 过节	12
21. 归还借贷	30	43. 轻微的违法行为	11
22. 职别改变	29		

表 7.2　住院病人压力评定量表

生活事件	权重	生活事件	权重
1. 和陌生人同住一室	13.9	26. 担心给医护人员增添负担	24.5
2. 不得不改变饮食习惯	15.4	27. 想到住院后收入会减少	25.9
3. 不得不睡在陌生床上	15.9	28. 对药物不能耐受	26.0
4. 不得不穿病人衣服	16.0	29. 听不懂医护人员的话	26.4
5. 四周有陌生机器	16.0	30. 想到长期用药	26.4
6. 夜里被护士叫醒	16.9	31. 家人没来探视	26.5
7. 生活上不得不依赖别人帮助	17.0	32. 不得不手术	26.9
8. 不能随时读报，看电视，听收音机	17.7	33. 因住院而不得不离开家	27.1
9. 同室病友探访者太多	18.1	34. 毫无预测而突然住院	27.2
10. 四周气味难闻	19.1	35. 按呼叫器无人应答	27.3
11. 不得不整天睡在床上	19.4	36. 不能支付医疗费用	27.4
12. 同室病友病情严重	21.4	37. 有问题得不到解答	27.6
13. 排便排尿需要他人帮助	21.5	38. 思念家人	28.4
14. 同室病人不友好	21.6	39. 靠鼻饲进食	29.2
15. 没有亲友探视	21.7	40. 用止痛药无效	31.2
16. 病房色彩太鲜艳、太刺眼	21.7	41. 不清楚治疗目的和效果	31.9
17. 想到外表会改变	22.7	42. 疼痛时未用止痛药	32.4
18. 节日或家庭纪念日住院	22.3	43. 对疾病缺乏认识	34.0
19. 想到手术或其他治疗可能带来的痛苦	22.4	44. 不清楚自己的诊断	34.1
20. 担心配偶疏远	22.7	45. 想到自己可能再也不能说话	34.5
21. 只能吃不对胃口的食物	23.1	46. 想到可能失去听	34.5
22. 不能与家人、朋友联系	23.4	47. 想到自己患了严重疾病	34.6
23. 对医生护士不熟悉	23.4	48. 想到会失去肾脏或其他器官	39.2
24. 因事故住院	23.6	49. 想到自己可能得了癌症	39.2
25. 不知接受治疗护理的时间	24.2	50. 想到自己可能失去视力	40.6

(二) 应激心理中介因素的评估

1. 应对方式评定量表

应对方式评定量表是用于评估个体采取的应对方式的类型,常用的有 Jaloviee 应对方式量表、简易应对方式问卷 (simplified coping style questionnaire,SCSQ)、姜乾金等 (1999) 编制的特质应对方式问卷 (trait coping style questionnaire,TCSQ)、沈晓红等 (2000) 修订的 Feifel 医学应对问卷 (medical coping modes questionnaire,MCMQ) 等。Jaloviee 应对方式量表 (表 7.3) 和简易应对方式问卷适合测评普通人群面对挫折或压力时所采用的应对方式。特质应对方式问卷用于反映病人面对困难挫折时的积极与消极习惯性应对态度和行为特征,包括积极应对与消极应对两个方面。医学应对问卷用于测评病人面对疾病时的应对方式。在现实生活中,不同的人群所面临的应激源和可能采取的应对措施不同,最好运用针对性的量表加以测评。

表 7.3 Jaloviee 应对方式量表

应对方式	从不	偶尔	有时	经常	总是
1. 担心					
2. 哭泣					
3. 干体力活					
4. 相信事情会变好					
5. 一笑了之					
6. 寻求其他解决问题的办法					
7. 从事情中学会更多东西					
8. 祈祷					
9. 努力控制局面					
10. 紧张,有些神经质					
11. 客观、全面地看待问题					
12. 寻找解决问题的最佳办法					
13. 向家人、朋友寻求安慰或帮助					
14. 独处					
15. 回想以往解决问题的办法,并分析是否仍有用					
16. 吃食物,如瓜子、口香糖					

续表

应对方式	从不	偶尔	有时	经常	总是
17. 努力从事情中发现新的含义					
18. 将问题暂时放在一边					
19. 将问题化解					
20. 幻想					
21. 设立解决问题的具体目标					
22. 做最坏的打算					
23. 接受事实					
24. 疯狂、大喊大叫					
25. 与相同处境的人商讨解决问题的办法					
26. 睡一觉，相信第二天事情就会变好					
27. 不担心，凡事终会有好结果					
28. 主动寻求改变处境的方式					
29. 回避					
30. 能做什么就做些什么，即使并无效果					
31. 让其他人来处理这件事					
32. 将注意力转移到他人或他处					
33. 饮酒					
34. 认为事情已经无望而听之任之					
35. 认为自己命该如此而顺从					
36. 埋怨他人使你陷入此困境					
37. 静思					
38. 服用药物					
39. 绝望、放弃					
40. 吸烟					

2. 社会支持量表

由于社会支持涉及面广，一般采用多维的方式进行分类和评估，并形成不同的社会支持量表。肖水源（1987）通过总结文献将社会支持分为主观支持、客观支持和利用度3类，并形成一项社会支持量表。Blumenthal（1987）等在领悟社会支持量表中，将社会支持分为家庭支持、朋友支持和其他人支持三类，该量表已由姜乾金等引进。在Wilcox

(1982)的社会支持调查表中，社会支持被分为情绪支持、归属支持和实质支持。Sarason等（1981）的社会支持问卷有两个维度：社会支持的数量（即在需要的时候能够依靠别人的程度）和对获得的支持的满意程度。

3. 人格测验

这是评估个性心理特征的一种技术。目前用于测量人格的技术和方法主要分为人格调查和投射技术两类。人格调查通常是用经过精心编制的一系列问题调查表，要求被测者根据提出的要求选定适合自己情况的答案，作出反应。常用的人格调查有明尼苏达多相人格问卷（Minnesota multiphasic personality inventory，MMPI）、艾森克人格问卷（Eysenck personality questionnaire，EPQ）等。常用的投射技术有罗夏墨迹测验、主题统觉测验等。

（三）应激反应的评估

由于应激经常导致焦虑和抑郁情绪的产生，因此测量焦虑和抑郁的量表可作为测量应激反应的有效工具。

三、观察与医学检查

（一）一般状态与行为

观察有无畏食、胃痛、多食、疲乏、失眠、睡眠过多、头痛或胸痛等应激所致的生理反应；有无记忆力下降、思维混乱、解决问题能力下降等应激所致的认知改变；有无焦虑、抑郁、无助和愤怒等情绪反应；有无行为退化或敌对、物质滥用、自杀或暴力倾向等应激所致的行为反应。

（二）全身各系统的变化

注意评估有无心率、心律、血压改变；呼吸频率和形态的变化情况；消化道功能情况，有无畏食、腹痛等主诉；肌张力和身体活动情况；皮肤的温度、湿度和完整性情况。

第三节　应激评估案例

（一）焦虑障碍

焦虑障碍（anxiety disorder）又称焦虑症，是一种以焦虑、紧张、恐惧情绪为主，伴有自主神经系统症状和运动不安等为特征的神经症。按照临床表现和发病特点，常见的焦虑障碍包括广泛性焦虑障碍（generalized anxiety disorder，GAD）、恐怖性焦虑障碍

（社交恐怖、广场恐怖和特定的恐怖等）、惊恐障碍（又称急性焦虑障碍）等。其中，最常见的焦虑障碍是 GAD。它是一种以焦虑为主要临床表现的精神障碍，患者常常有不明原因的提心吊胆、紧张不安，显著的自主神经功能紊乱症状、肌肉紧张及运动性不安，患者往往能够认识到这些担忧是过度和不恰当的，但不能控制，因难以忍受而感到痛苦，常常因自主神经症状就诊于综合性医院，经历不必要的检查和治疗。本节仅介绍 GAD。

1. 病例示例

王女士，38 岁，公务员。主诉"感到极度担忧与紧张"。由于工作性质的特殊性，她频繁面临加班和临时性任务，一年前开始表现出焦虑、烦躁易怒情绪，并伴有失眠症状。病人经常出现胸闷气短，头晕，紧张时身体会颤抖，感觉身心疲惫。不能集中精力工作，总认为有不好的事情要发生，很少有心情安稳平静的时候，担心工作中出错，会被调整岗位，整日忧心忡忡，寝食难安。体重下降至 45kg，在家属陪伴下前来就医。

2. 评估要点

1）评估目标

评估该患者的健康史及目前的身体状况，包括焦虑的发作时间、严重程度等；确定焦虑对患者日常活动、生活质量的影响程度；制定患者个性化的康复计划，改善焦虑、提高生活质量。

2）评估内容

（1）精神方面：评估病人是否有焦虑症状或惊恐发作表现；是否有提心吊胆、惶恐不安的强烈的内心体验，其程度如何；有无小动作增多，不能静坐等运动不安表现；是否有心跳过速等自主神经功能紊乱情况；是否有对外界过于敏感、难以集中注意力情况等表现；有无突然出现的恐惧感，并伴有一些躯体的不适如心悸、胸闷；病人是否因此有各种求助行为或采取明显的回避行为。

（2）躯体方面：有无运动性不安、肌肉紧张、自主神经功能紊乱等表现；是否有感觉过敏、异常、缺失、皮肤不适等；是否有躯体化症状，如胃肠道不适和泌尿、生殖器症状等；躯体功能是否正常，有无实质性的躯体疾病。

（3）心理-社会方面：病前性格如何；近期有无生活事件，内容及强度如何；对应激的心理应对方式；社会背景、受教育程度如何；社交及人际关系是否受影响；家属对病人患病前后的评价如何，患病后家属对病人的态度怎样，病人的社会关系如何，患病后有无改变；病人对住院所持态度怎样。

3）评估策略或手段

根据评估内容不同，可以采用以下评估策略或手段：

（1）问诊：询问患者焦虑的表现与严重程度，包括是否存在担心的事件，有无紧张不安的情绪体验，有无认知功能改变、睡眠障碍、自主神经功能紊乱以及行为表现等。

询问患者病因与诱因，包括有无甲状腺功能亢进、脑炎、低血糖、精神疾病等可引起焦虑的相关疾病。了解用药情况，有无酗酒及滥用药物等。

询问患者应激与应对能力，包括既往的应对策略、近期所经历的各种应激事件、对应激事件的看法（包括对目前所患疾病的看法）、所采取的应对措施及其效果等。

询问患者个性心理特点，包括性格类型、思维和行为模式，对人生、自我及周围环境的态度及看法等。注意是否存在思维僵化、刻板，缺乏灵活性及想象力；行为谨慎、恪守常规、追求完美；对自身及周围环境容易采取否定和怀疑的态度等。

询问患者的社会支持系统，包括可提供帮助及情感支持的家人、朋友、同事等以及可获得的支持的性质及程度等。

询问患者的诊疗与护理经过，包括已接受的诊断性检查及结果、对自己的情绪状态的看法，以及已经采用的治疗或护理措施及其效果等。

（2）观察与医学检测：观察与测量患者的情绪与情感的外部表现与生理变化，包括是否表现为烦躁、易激惹、认知注意力不集中、认知范围缩小、咬指甲、来回踱步、反复翻弄东西、面部表情紧张以及肢端颤抖、快语、无法平静、心跳和呼吸加快、食欲下降出汗、头痛、胃痛、睡眠障碍等。

（3）评定量表测评：采用标准化的评定量表进行测评，常用的有 Avillo 情绪与情感形容词量表、Zung 焦虑自评量表（self-rating anxiety scale，SAS）、Beck 焦虑量表（Beck anxiety inventory，BAI）和综合性医院焦虑抑郁量表（hospital anxiety and depression scale，HADS）等。

3. 可能的护理诊断/问题

（1）睡眠形态紊乱，与焦虑引起的思虑过度有关。

（2）营养失调，如高于机体需要量，与焦虑所致进食过多有关。

（3）思维过程改变，与重度焦虑所致认知能力改变有关。

（4）有无能为力感，与重度焦虑有关。

4. 健康指导

（1）GAD 是慢性高复发性疾病，需全程治疗。

（2）整个治疗过程中，患者应定期随诊。对于在专科医院已明确诊断治疗的患者，可在社区进行随诊。随诊时关注患者症状变化以明确疗效，同时注意评估药物不良反应。如果病情波动需要调药，建议转诊；如果病情稳定，可建议患者 3～6 个月至专科医院评估 1 次。

（3）药物减量或停药前告知患者需至专科医院评估。

（二）分离障碍

分离障碍（dissociative disorders）以往也称癔症、歇斯底里，是指一种以解离症状和转换症状为主的精神症状。解离症状表现为部分或完全丧失对自我身份识别和对过去记忆；转换症状表现为在遭遇无法解决的问题和冲突时产生的不快心情转化为躯体症状，但症状与病人的现实不相符,也无可证实的器质性病变。

1. 病例示例

余女士,25岁,下肢突然不能行走1天来就诊。据朋友介绍,余女士3天前因恋爱事宜与父亲发生矛盾,其父一怒之下打了她一巴掌。病人大受打击,整日伤心哭泣,或者默默掉泪,或者失声痛哭。昨日母亲来劝架,但因双方观点不合再次发生激烈争吵,病人当时情绪非常激动,痛哭不已。今晨醒来后,发现双下肢无知觉,无法站立,不能行走。既往无脑器质性及躯体疾病史。

入院躯体检查无异常,神经系统检查:双下肢肌力0级,双上肢肌力5级,四肢肌张力正常,腱反射(+),病理征未引出,双下肢大腿中上部以下感觉完全缺失。实验室检查:血常规、尿常规均正常。病人意识清醒,无思维障碍,情感反应及内心体验与周围环境相协调,注意力集中,智能正常,定向力完整。

2. 评估要点

1)评估目标

评估该患者的健康史及目前的身体状况,包括分离(转换)性障碍的表现形式、持续时间、发作频率等;确定分离(转换)性障碍对患者日常活动、生活质量的影响程度;制订患者个性化的康复计划。

2)评估内容

(1)精神方面:评估病人是否有分离(转换)障碍表现;是否有感觉异常、躯体不适等;有无情绪爆发;是否具表演性;有无异常行为;有无痉挛发作;有无意识障碍;发作前有无诱发因素。

(2)躯体方面:有无运动性不安、肌肉紧张、自主神经功能紊乱等表现;是否有感觉过敏、异常、缺失、皮肤不适等;是否有躯体化症状,如胃肠道不适、泌尿、生殖器症状等;躯体功能是否正常,有无实质性的躯体疾病。

(3)心理-社会方面:病前性格如何;近期有无生活事件,内容及强度如何;对应激的心理应对方式;社会背景、受教育程度如何;社交及人际关系是否受影响;家属对病人患病前、后的评价如何,患病后家属对病人的态度如何;病人的社会关系如何,患病后有无改变;病人对住院所持态度怎样。

3)评估策略或手段

(1)问诊:询问患者分离(转换)障碍的表现与严重程度,包括是否有无力或麻痹、触觉、视觉、听觉或痛觉是否改变、减弱或丧失等。

询问患者病因与诱因,包括有无脑外伤等躯体疾病、紧张或恐惧等精神刺激、患者个性是否有显著特点(如自我为中心以及富于幻想)等。

询问患者应激与应对能力,包括既往的应对策略、近期所经历的各种应激事件、对应激事件的看法(包括对目前所患疾病的看法)、所采取的应对措施及其效果等。

询问患者的社会支持系统，包括可提供帮助及情感支持的家人、朋友、同事等以及可获得的支持的性质及程度等。

询问患者的诊疗与护理经过，包括已接受的诊断性检查及结果、对自己的情绪状态的看法，以及已经采用的治疗或护理措施及其效果等。

（2）观察：观察患者是否出现具有发泄特点的情感爆发；在没有器质性病变或损伤的基础上突然丧失对某些事件的记忆或全部的记忆（分离性遗忘）；在觉醒状态下突然离开日常生活环境进行的旅行（分离性漫游）；两种或两种以上的人格交替出现且转换突然（分离性身份识别障碍）；肢体瘫痪、肢体震颤、起立或步行不能、缄默症或失声症（运动障碍）；感觉缺失、感觉过敏、感觉异常、视觉障碍和听觉障碍（感觉障碍）以及抽搐发作等。

（3）评定量表测评：评定的量表有多种，在此仅介绍常用的两种。

分离体验量表（dissociative experience scale，DES）：由 28 个陈述句组成，用于评定个体在日常生活中分离性体验的发生率。该量表操作简单，信度和效度均较高，且在不同国家使用评定结果较稳定。然而，也有研究表明其假阳性率较高，尤其是对非临床研究对象。该量表其作为筛查性的自评量表广泛用于分离性障碍的研究和临床评估。

SCID-D 量表（structured clinical interview for DSM-IV dissociative disorders）：是基于 DSM-IV 的关于分离性障碍的诊断标准制定的半定式问卷，属于诊断用量表，既可用于分离性障碍的诊断，也可用于分离性症状严重程度的评定。

3. 可能的护理诊断/问题

（1）自我认同紊乱 与人格转换有关。

（2）感知觉紊乱 与感觉过敏或减弱、感觉异样有关。

（3）皮肤完整性受损 与分离（转换）性障碍瘫痪有关。

（4）有外伤的危险 与分离（转换）性障碍抽搐有关。

4. 健康指导

（1）积极关注患者的症状，在整个治疗过程中给予支持性心理治疗，重点在于引导患者进行正常生活，增加应对生活事件的能力。

（2）在诊断基本明确以后，应尽可能避免反复检查，过多的、不必要的检查往往会使病情进一步复杂化。

（3）寻找诱发、维持、强化患者症状的心理-社会因素，并在治疗过程中将心理-社会因素与患者的症状进行"分离"。分离症状的治疗可使用催眠、暗示、家庭或团体心理治疗等，抑郁、焦虑等精神症状应对症使用相应的精神药物治疗。

（三）强迫障碍

强迫障碍（obsessive-compulsive disorder，OCD）的基本特征是患者表现为来源于自我的强迫观念和强迫行为。多数患者认为这些观念和行为是没有必要或异常的，是违反自己意愿的，强迫与反强迫的强烈冲突使患者感到焦虑和痛苦，但无法摆脱，病程迁延。患者可表现出仪式行为，此时焦虑和精神痛苦减轻，但社会功能严重受损。

1. 病例示例

小王，男，17岁，高中生。主诉"反复检查和核对"。小王为独生子，父母对其学业成绩要求严格，如未完成要求则进行言语侮辱或体罚。为了避免责骂，他逐渐形成追求完美的性格。随着高考临近，小王逐渐紧张，近半年来每一次考试都非常小心，反复阅读题目2~3遍，反复检查，反复核对，甚至写作业时也是如此。这些强迫行为严重影响了小王的学习和社交生活，他内心明知道不必要去做，但又无法克服。有事不去反复做时就感觉特别痛苦，做完后能稍微缓解。但小王仍对自己很不满意，觉得自己没有用，内心恐惧不安，也不敢与他人接触。

2. 评估要点

1) 评估目标

评估该患者的健康史及目前的身体状况，治疗的依从性、适应证与禁忌证、疗效与不良反应；确定强迫障碍对患者日常活动、生活质量的影响程度；制订患者个性化的康复计划。

2) 评估内容

（1）精神方面：评估患者是否有强迫症表现；强迫症状的内容、频度、规律如何；患者情绪表现如何，情绪是否稳定，有无沮丧、烦躁、厌世等；强迫症状有无导致患者其他异常行为。

（2）情绪方面：情绪是否稳定，有无焦虑、紧张不安、急躁等。

（3）躯体方面：有无运动性不安、肌肉紧张、自主神经功能紊乱等；是否有感觉过敏、异常、缺失、皮肤不适等；是否有躯体化症状，如胃肠道不适和泌尿、生殖器症状等；躯体功能是否正常，有无实质性的躯体疾病。

（4）心理-社会方面：病前性格如何；近期有无突发性生活事件，内容及强度如何；对应激的心理应对方式；社会背景、受教育程度如何；社交及人际关系是否受影响；家属对病人患病前、后的评价如何，患病后家属对病人的态度如何；病人的社会关系如何，患病后有无改变；病人对住院所持态度怎样。

3) 评估策略或手段

（1）问诊：询问患者强迫障碍的表现与严重程度，包括各类的强迫症状，每天在强迫思维和强迫行为上花费的时间、设法摆脱强迫的努力程度及抵抗行为的程度等。

询问患者病因与诱因，包括是否有家族遗传史；是否有严重的脑外伤、癫痫，是否有长期精神因素等。

询问患者应激与应对能力，包括既往的应对策略、近期经历的应激事件、对应激事件的看法（包括对目前所患疾病的看法）、所采取的应对措施及其效果等。

询问患者的社会支持系统，包括可提供帮助及情感支持的家人、朋友、同事等以及可获得的支持的性质及程度等。

询问患者的诊疗与护理经过，包括已接受的诊断性检查及结果、对自己的情绪状态的看法以及已经采用的治疗或护理措施及其效果等。

（2）观察：观察患者强迫动作和行为的具体表现形式，如反复检查门窗是否关好、电插头是否拔掉（强迫检查）、反复洗手、消毒家具（强迫洗涤）、为了消除疑虑常反复询问他人（强迫询问）等，观察患者潜在的自伤或自杀及攻击他人的行为等。

（3）评定量表测评：

评估强迫症状：国内常用的量表是耶鲁-布朗强迫量表（Yale-Brown obsessive compulsive scale，Y-BOCS），美国精神障碍诊断统计手册第五版（diagnostic and statistical manual of mental disorders：DSM-V）推荐用重复想法与行为严重程度量表-成人（repetitive thoughts and behaviors severity scale-adult）。

评估焦虑、抑郁：大多数强迫症患者存在焦虑、抑郁等相关情绪问题，因此评估抑郁和焦虑的严重程度非常重要。相关的量表包括：SAS、抑郁自评量表（self-rating depression scale，SDS）、汉密尔顿焦虑量表（Hamilton anxiety scale，HAMA）、汉密尔顿抑郁量表（Hamilton depression scale，HAMD）等。

评估生活质量和社会功能：评价社会功能的有社会功能损害量表（SDSS），评价生活质量的有简明生活质量幸福与满意度问卷（quality of life enjoyment and satisfaction questionnaire，short form，Q-LES-Q-SF）和健康调查简表（SF-36）。

3. 可能的护理诊断/问题

（1）进食自理缺陷 与紧张不安、担心出事的焦虑症状有关。

（2）个人恢复能力障碍 与精力状态改变有关。

（3）有孤立的危险 与担心发作而采取回避的行为方式有关。

4. 健康指导

（1）鼓励患者参加病区文娱活动，培养爱好，建立新的兴奋点弱化强迫行为。

（2）告知患者接受与强迫行为共存，"顺其自然、为所当为"，带着症状去面对日常生活。

（3）教会患者用冥想、正念减压等调节身心的方法应对强迫症状带来的焦虑情绪，从而使患者更好地应对强迫症状，逐步减少其行为。

（4）与过度强迫行为的患者制订矫正计划（如规定起床、洗漱以及换衣服等的时间和次数），鼓励并督促患者逐步实施，给予正向强化，增强患者的治疗信心。

> **知识延伸**
>
> **焦虑与焦虑障碍的区别**
>
> 焦虑,几乎每个人都有过,是即将面临某种处境时产生的一种紧张不安的感觉和不愉快的情绪。这样的焦虑是建立在现实情况之上的,自己明确知道焦虑的来源,所担心的事情也符合客观规律。
>
> 焦虑障碍患者的焦虑状态则不同,其焦虑缺乏充分的理由,而是经常出现莫名其妙的持续性精神紧张、惊恐不安,并伴有头晕、胸闷、心悸、出汗等自主神经紊乱的症状和运动性紧张。即使有一定的诱因,其症状的严重程度与诱因也明显不相称。

第四节 创伤的相关健康问题

创伤及应激相关障碍（trauma-and stressor-related disorders）是一类因应激造成的心理障碍。在 DSM-5 中,创伤及应激相关障碍包括五种心理障碍：反应性依恋障碍、脱抑制性社会参与障碍、创伤后应激障碍、急性应激障碍以及适应障碍。由于创伤后应激障碍、急性应激障碍和适应障碍在人群中比较常见,所以本节将对这三种障碍详细阐述。

(一) 创伤后应激障碍

创伤后应激障碍（post traumatic stress disorder，PTSD）是指个体受到异常强烈的灾难性刺激或精神创伤后,数日至半年内出现的精神障碍。强奸、虐待、暴力袭击、绑架、重大交通事故等人为事件以及强地震、海啸等严重自然灾害均可诱发精神障碍。几乎所有经历这类事件的人都会感到巨大的痛苦,常引起个体极度恐惧、害怕、无助。其发病率不一,在美国,创伤后应激障碍发病率为 7%～12%,男性发病率为 5%～6%,女性发病率为 10%～12%。该病及其他焦虑谱系障碍已成为继精神分裂症和情感性精神障碍之后又一重要的研究范畴。

1. 病因及发病机制

PTSD 发生的脑病理学机制是近年来国际研究的热点,目前研究主要集中在三个方面：一是 PTSD 神经影像学的研究,二是脑电生理学的研究,三是神经内分泌研究。

1) PTSD 的脑神经影像学特征

研究结果发现患者的海马与海马旁回、杏仁核、内侧前额叶有某些异常。有学者提出 PTSD 的前额叶-杏仁核-海马环路,当前额叶功能减弱时,对杏仁核的调节和控制作用减弱,导致杏仁核对恐惧性反应的过度增强,而海马本身的损害以及与前额叶、杏仁核之间联系的失调主要参与了 PTSD 患者的陈述性记忆的损害过程。

2）PTSD 的脑事件相关电位特征

PTSD 研究较多的是 P300 波，研究结果提示 PTSD 情境依赖性的信息加工分离，对中性刺激的信息加工减低，但在创伤相关刺激或创伤相关线索情境下，对中性刺激的信息加工是加强的。

3）PTSD 的神经内分泌特征

应激状态下的神经内分泌变化错综复杂，目前比较肯定的有兴奋性氨基酸系统、GABA 能抑制系统、胆碱能系统、多巴胺系统、神经甾体系统以及其他神经调质、神经肽 Y、胆囊收缩素、物质 P 的参与，但主要是肾素-血管紧张素系统和 HPA 轴的激活，俗称应激系统。

2. 临床表现

1）闯入性再体验

在重大创伤性事件发生后，患者有各种形式的反复发生的闯入性地出现错觉、幻觉构成创伤性事件的重新体验，叫症状闪回（flashback）。此时，患者仿佛又完全身临创伤性事件发生时的情景，重新表现出事件发生时所伴发的各种情感。创伤性体验的反复重现是 PTSD 最常见，也是最具特征性的症状。

患者在创伤性事件后，频频出现内容非常清晰的、与创伤性事件明确关联的梦境（梦魇）。在梦境中，患者也会反复出现与创伤性事件密切相关的场景，并产生与当时相似的情感体验。患者常常从梦境中惊醒，并在醒后继续主动"延续"被"中断"的场景，并产生强烈的情感体验。

2）警觉性增高

警觉性增高表现为过度警觉，惊跳反应增强，注意力不集中，易激惹及焦虑情绪和躯体不适等症状。

3）回避

在创伤性事件后，患者对与创伤有关的事物采取持续回避的态度。回避的内容不仅包括具体的场景，还包括有关的想法、感受和话题。患者不愿提及有关事件，避免相关交谈，甚至出现相关的"选择性失忆"。患者似乎希望把这些"创伤性事件"从自己的记忆中"抹去"。

另外，在创伤性事件后，抑郁症状是很多 PTSD 患者常见的伴随症状。许多患者难以对事物产生兴趣，与外界疏远、隔离，对未来缺乏思考和规划，思考困难，记忆力下降，注意力难以集中。

多数患者在创伤性事件后的数天至半年内发病，病程至少持续 1 个月以上，一般在 1 年内恢复正常，少数患者可持续多年，甚至终生不愈。

(二) 急性应激障碍

急性应激障碍（acute stress disorders，ASD）又称为急性应激反应（acute stress reaction），是指以急剧、严重的精神刺激作为直接原因，患者在受刺激后立即（通常在数分钟或数小时内）发病，表现有强烈恐惧体验的精神运动性兴奋，行为有一定的盲目性；或者为精神运动性抑制，甚至木僵。如果应激源被消除，症状往往历时短暂，一般在几天至一周内完全恢复，预后良好，缓解完全。ASD出现与否以及严重程度不仅与应激事件有关，还与个体的人格特点，对应激源的认知和态度、应对方式以及当时躯体健康状态等因素密切相关。

急性应激障碍的临床表现如下：

(1) 以意识障碍为主的表现。病人多表现为定向力障碍、注意狭窄、言语缺乏条理、动作杂乱、对周围事物感知迟钝，可有人格解体，偶见冲动行为，有的可出现片段的心因性幻觉。病人事后常对发病情况出现部分遗忘。

(2) 以伴有情感迟钝的精神运动性抑制为主的表现。病人表现为目光呆滞、表情茫然、情感迟钝、行为退缩、少语少动，甚至出现缄默、对外界刺激毫无反应的木僵状态。此型历时短暂，一般不超过一周。有的可转入兴奋状态。

(3) 以伴有强烈恐惧体验的精神运动性兴奋为主的表现。病人表现为激越兴奋、活动过多，有冲动、毁物行为。

(4) 基本表现：部分病人可伴有严重的情绪障碍，如焦虑、抑郁；也可同时伴有自主神经症状，如大汗、心悸、面色苍白等。

以上症状可单独出现，也可混合出现，不同病人在表现上有较大差异。

(三) 适应障碍

适应障碍（adjustment disorder）是指在明显的生活或环境变化时产生的、短期和轻度的烦恼状态和情绪失调，常有一定程度的行为变化，但并不出现精神病性症状。典型的生活事件包括居丧、离婚、失业或变换岗位、迁居、转学、患重病、经济危机、退休等，发病往往与生活事件的严重程度、个体心理素质、心理应对方式等有关。

1. 病因及发病机制

应激源是引起适应障碍的主要原因。其应激源多为生活事件，如恋爱、婚姻、事业、上学、退休、亲人病重或死亡等。应激源也可以是自然灾害、意外事故等。

应激源可以是单一事件（如恋爱关系中断）或多个事件（如事业遇到困难的同时，婚姻也出现了问题），有些应激源可反复出现（如季节性商业危机）或持续存在（如有一个多种犯罪行为的邻居）。应激源可影响一个人、一个家庭、一群人或一个社区（如自然灾害）。有些应激源是人生过程中大多要经历的事件（如上学、离开父母、结婚、为人父母、未达到职业目标、退休）。

适应障碍的发病机制尚不清楚。很多人都可能遇到应激源，尤其是生活事件类的应激源，几乎每个人都会遇到。但并不是每个人都会发展出适应障碍。因此，应激源是否会导致适应障碍可能与个性和易感素质有关。有易感素质者，即使轻度的应激源也可出现明显的适应障碍。个性坚强或无易感素质者，即使遭受严重的应激源，也可能只出现轻微反应，甚至无明显反应。

2. 临床表现

发病多在应激性生活事件发生后的 1~3 个月内出现，临床表现多种多样，包括抑郁心境、焦虑或烦恼；感到不能应对当前的生活或无从计划未来；失眠、应激相关的躯体功能障碍（头疼、腹部不适、胸闷心慌）；社会功能或工作受到损害。有些患者可出现暴力行为，儿童则表现为尿床、吸吮手指等。

成年人多见情绪症状，以抑郁为主者，表现为情绪不高、对日常生活丧失兴趣、自责、无望无助感，伴有睡眠障碍、食欲变化和体重减轻，有激越行为；以焦虑为主者，则表现为焦虑不安、担心害怕、神经过敏、心慌、呼吸急促、窒息感等。青少年以品行障碍为主，表现为逃学、斗殴、盗窃、说谎、物质滥用、离家出走、性滥交等。儿童适应性障碍主要表现为尿床、吸吮手指等退行性行为以及无故躯体不适等含糊的躯体症状。

第五节 创伤的评估

一、临床访谈

由于有重复创伤的危险，所以应在确认受创伤者当前环境安全、心理较稳定和有能力讨论创伤性事件之后，才能开始常规的创伤评估。如果没有充分评估这些前提条件则可能导致不希望的结果发生，轻则使得来访者感到痛苦，重则导致情绪伤害。

（一）评估创伤暴露经历

创伤治疗师一旦有充分的依据认为来访者是安全和稳定的就可以开始对特定的创伤暴露经历及其反应进行调查。应遵循以下原则：

（1）在评估创伤之前，要建立有基本水平的信任和友好的关系。

（2）在评估访谈开始时，要花一些时间了解促使来访者来访的原因。

（3）以一种共情而非判断的方式问问题。

（4）评估者要以一种放松舒服的方式讨论性虐待和暴力经历的细节，人际创伤的受害者会对治疗师的声音和身体语言都特别敏感。

（5）运用行为定义。

（6）创伤是非常个人化的，来访者可能对耻辱感到害怕。在聚焦创伤的访谈中，来访者可能会暴露从没有说过的信息。治疗师要记得这种可能性，并且对这种暴露给予明显的支持。

（7）要注意暴露创伤历史可能引发强烈的感受，包括羞耻、窘迫和愤怒。来访者的反应可能是各种各样的，温和的支持和对来访者感受的肯定特别重要。

（8）必要时重复评估。

（二）评估创伤效应

创伤的效应可以分为两类：一类是过程反应，包括在访谈过程中就可以确定创伤（对来访者）的影响；另一类是症状反应，包括一些更典型的标志或各种形式的心理困扰。

（三）在创伤后反应中的精神病性问题

创伤和精神病之间有一定的关系：精神病性抑郁与PTSD常常会共病，而严重的创伤能导致短暂精神病性反应。具有潜在的精神病性过程者，由于警觉或自我照料水平降低，其被伤害的危险性也会增加。但是治疗精神病性障碍的方法对创伤后应激障碍并没有显著的疗效，所以在得出创伤幸存者是精神病患者的结论之前一定要非常谨慎。

二、评定量表测评

（一）结构化访谈量表（他评）

1. 创伤治疗师用PTSD量表

创伤治疗师用PTSD量表（clinician-administered PTSD scale，CAPS）被认为是创伤后应激障碍的结构化访谈"黄金标准"，包括17个测量PTSD的条目，还包含了创伤对社会和职业功能的损害、在上一次CAPS评估之后PTSD症状的改善、总体反应的有效性、总体PTSD症状的严重性以及内疚和解离的条目。优点是标准化的提示问题，对外显行为的评定，既评估症状的强度，也评估症状的频率。缺点是完成一次CAPS评估需要一个小时或者更长的时间。

2. 急性应激障碍访谈

急性应激障碍访谈（acute stress disorder interview，ASDI）包括19个项目，评估解离、再体验、努力回避和高唤醒症状。ASDI的信度、效度都较好，并且能在相对比较短的时间内完成。

3. 严重应激障碍的结构性访谈

严重应激障碍的结构性访谈（the structured interview for disorders of extreme stress，SIDES）是一种基于实时结构性访谈的评估PTSD的评定量表。SIDES共有45

个题项，测量即时和终身的急性应激障碍下的一种未特定说明的亚类诊断（disorder of extreme stress disorder, not otherwise specified, DESNOS）的六个症状群：情感紊乱、躯体化、注意和意识的改变、自我知觉、与他人的关系及意义系统。题目内容包括了具体的行为特征，使得创伤治疗师更容易评定。SIDES有着很好的信度和内部一致性。

4. DSM-IV解离性障碍结构性临床访谈-修订版

DSM-IV解离性障碍结构性临床访谈-修订版（the structured clinical interview for DSM-IV dissociative disorders, SCID-D）评估了现存的五种解离症状及其严重程度：健忘症、人格解体、去现实化、认同困扰和身份转换。SCID-D也会评估"内在-访谈"的解离线索，如行为的转换、自发的退行以及恍惚样状态，这些症状需要在访谈后进行编码。

5. 简明创伤后应激障碍访谈

简明创伤后应激障碍访谈（brief interview for posttraumatic disorder, BIPD）这一测量工具可以用于普通的临床实践，使用起来相对简单省时。它检测了因为明显的应激源引起的，与PTSD、急性应激障碍和短暂精神病性障碍有关的症状。另一方面，半结构访谈的方式不是那么客观，不能提供CAPS和ASDI那样对特殊症状诊断标准的细致定义。

（二）心理测验（自评）

1. 一般性测验

大量的心理测验可以用于对青少年和成人创伤幸存者的一般（而非创伤特异性）心理症状评估。这些一般性的测验包括：

（1）明尼苏达多相人格测试第二版（MMPI-2）。

（2）明尼苏达多相人格测试青少年版（MMPI-A）。

（3）心理评估调查（personality assessment inventory, PAI）。

（4）Millon临床多轴调查，第三版（Millon clinical multiaxial inventory Ⅲ, MCMI-Ⅲ）。

（5）90项症状自评量表修订版（symptom checklist 90-revised, SCL-90-R）。

2. 创伤测验

尽管一般心理测验可以检测出很多与创伤相关的非创伤特异性症状以及可能出现的共病，但心理学家在评估创伤后应激、解离和与创伤相关的自我能力缺陷时仍常常使用更特殊的心理测验。以下所列举的是最常用的此类工具。

1）评估创伤后应激以及相关障碍

（1）创伤后诊断量表（post-traumatic diagnostic scale, PDS）：该量表评估了对潜在

创伤事件的暴露程度、大多数创伤事件的特征、17 项根据 DSM-Ⅳ 诊断标准所制定的症状条目以及症状对来访者日常生活的影响程度。PDS 有着较高的内部一致性，并对 PTSD 的诊断标准具有较高的敏感性和特异性。但该量表还没有普通人群的常模，没有提供标准化 T 分。

(2) Davison 创伤量表（Davidson trauma scale，DTS）：DTS 是一个由 17 个项目组成的量表，通过五点量表测量了 DSM-Ⅳ 诊断标准中的每一个症状的发作频率和严重程度。DTS 有着很好的重测信度、内部一致性以及内容效度。

(3) 创伤症状调查（trauma symptom inventory，TSI）：TSI 是一个有 100 道题目的工具，主要用来评估经历了创伤的个体在前六个月所有水平的创伤后症状体验。该量表在一般人群中已经有了常模，并具有较好的信效度。TSI 有三个效度量表（反应水平、非典型反应和不稳定反应）和十个临床量表（焦虑唤醒、抑郁、愤怒和易激惹、侵袭性体验、防御性回避、解离、性关系、性功能失调、自我参照受损和压力减少行为）。常常被用来识别更复杂和广泛的创伤后问题。

2) 评估情感失调、人际相关以及认同问题

创伤和依恋信念问卷（the trauma and attachment belief scale，TABS）：TABS 是一个著名的用来测量与复杂性创伤暴露经历相关的认知图式和需要状态紊乱的工具。评估了五个领域的紊乱：安全感、信任、自尊、亲密感和控制。这些维度都有两个分量表，对"自己"和"他人"进行评分。TABS 评估了创伤幸存者在描述与他人联系的自我时，自我报告出的需要和期望。

3) 评估解离

(1) 解离体验量表（dissociative experiences scale，DES）：尽管还没有一般人群的常模，但 DES 是最常用的解离测量方法。DES 开发出了对这样的一些困扰问题的测量：认同、记忆、知觉、去现实化、人格解体或相关现象。

(2) 多维解离量表（multidimensional dream inventory，MDI）：MDI 是一个包括了 6 个分量表（脱离、人格解体、去现实化、记忆障碍、情绪压抑和认同解离）的临床测验。MDI 与童年期虐待经历、成人创伤暴露经历、PTSD 以及其他解离的测量方法都有很高的相关。

三、评估生理健康

目前常采用的生物标记测量简单易行、无创、客观，在实践中可操作性好，能够与病人相对主观的心理测量量表结合，相互印证。

(1) 心率和血压（heart rate & blood pressure）：监测心脏的跳动频率、体循环的动脉血压可了解病人的基本生命体征。持续的心率或血压升高可能是慢性的自主神经活动唤起的迹象。

(2) 心率变异度（heart rate variability，HRV）：心率变异度是指逐次心跳周期差异

的变化情况，反映神经体液因素对窦房结的调节作用，即反映自主神经系统交感神经活性与副交感神经活性及其平衡协调的关系。在副交感神经活性增高或交感神经活性减低时，心率变异度增高，反之相反。作为一个客观生理指标，与个体对应激的"心理承受能力"有很好的相关性，能够在一定程度上反映个体的精神心理障碍的轻重和社会功能损害程度。

（3）其他有实践意义的生物指标：其他比较好的生物标记有手掌皮肤电阻、尿肾上腺皮质激素水平和儿茶酚胺水平、血脂指标，以及疼痛敏感性检查（利用弹簧压痛仪）等。

第六节 创伤评估案例

（一）创伤后应激障碍

创伤后应激障碍（post traumatic stress disorder，PTSD），是指个体受到异常强烈的灾难性刺激或精神创伤后，数日至半年内出现的精神障碍。

1. 病例示例

2022年4月，肖女士和5岁的女儿在购物回家的路上，经过一处路口时，前方突然飞速行来一辆汽车将女儿撞飞，导致女儿当场死亡。肖女士当时就浑身发抖、号啕大哭。其亲属赶来时，肖女士已不认识亲人，只是哭喊"女儿别走""这是哪里"之类的话，且语言不连贯。直至医生给予镇静药服用后，才安静入睡。次日，肖女士表现较为安静，但面目表情茫然、双目直视、无任何反应。随后慢慢缓解，但常常流泪，自述忘不了女儿，白天夜晚脑子里都会突然出现女儿的音容笑貌，有内疚、负罪感，反复说为什么自己当时没有及时拦住女儿，才导致女儿被车祸夺去生命。从此，她经常把自己关在家里，不与人交流，偶尔出去也不愿路过事发地段，不敢走原来带女儿走过的路，对玩过的公园都需绕道走。

2. 评估要点

1）评估阶段

包括入院时、住院期间及出院前的评估。入院时的评估主要是为了了解患者的基本状况和确定治疗方案；住院期间的评估主要是对治疗效果和康复进展进行监测和评估；出院前的评估则是为了评估患者的出院能力和制订出院计划。

2）评估目标

评估该患者的健康史及目前的身体状况；确定创伤后应激障碍对患者日常活动、生活质量的影响程度；制订患者个性化的康复计划。

3) 评估内容

对创伤及应激相关障碍病人的护理评估主要包括心理、生理、社会行为、应激源等方面的内容,其中尤其要注意有无危及生命安全的行为存在,如自杀、自伤、拒食、拒水、冲动、伤人等。对应激源、应对方式、人格特征的评估有助于选择针对性的护理措施。

(1) 应激源评估:评估应激源的发生原因、种类、强度、持续时间、发生频率、当时情景、与病人的切身利益是否密切、与疾病发生的关系等。

(2) 精神状况和行为方式评估,包括:

- 精神状况:感知觉症状,如有无幻觉、妄想等;情感状态,如有无抑郁、焦虑、恐惧、淡漠等;意识状态等。
- 行为方式:有无现存或潜在的冲动、伤人、自杀、自伤、木僵等行为,有无退缩和品行障碍行为。
- 生理功能:躯体的一般情况和各器官的功能水平,以及营养、饮食、睡眠和排泄等情况。
- 心理应对方式和认知:病人平时对压力事件的处理方式、处理压力事件所需的时间、病人对应激事件的认识、对该疾病的态度。
- 社会功能:病人的人际交往功能、日常生活能力、职业功能、社会角色等;病人社会支持来源、强度、性质和数量;病人家属对本病的认识情况,对病人所持的态度等。

4) 评估策略或手段

(1) 问诊:应详细了解创伤性事件的来龙去脉以及当事人对创伤性事件的感受、体验,包括此事件带给当事人的躯体威胁、伤害以及心理感受到的威胁、伤害。为了避免漏诊和延误治疗,在建立良好医患、咨客关系的前提下,可借助一些创伤性事件评定工具或量表进行筛查。

(2) 评定量表测评:包括他评和自评。

- 他评:

临床用创伤后应激障碍诊断量表(clinician-administered PTSD scale,CAPS):用来评估 PTSD 症状严重性和诊断状态的一种定式晤谈工具。目前有 CAPS 以及 CAPS-CA(儿童以及青少年版本)两个版本,覆盖了 PTSD 的所有症状。目前的 CAPS 版本评定了 DSM-Ⅳ有关 PTSD 诊断标准的所有条目,包括标准 A(暴露于创伤性事件),标准 B-D(核心症状群:闯入、麻木和回避、过度警觉),标准 E(病期),标准 F(功能损害)以及伴随症状(如内疚和分离症状)。CAPS 评定目前的和终生的 PTSD 症状。

DSM-Ⅳ定式临床访谈(structural clinical interview for DSM-Ⅳ,SCID-P):可以定式评估轴Ⅰ、轴Ⅱ的所有精神障碍,按照 DSM-Ⅳ诊断标准分为相应的独立评定模块。每个定式问题由访谈者提出,紧接着有详细的询问提示,需要由经过专业培训的专业人员进行访谈。使用全版本 SCID-P 很费时,临床医生可选择性地使用部分模块去评估常与 PTSD 共病的障碍。

SCID-PTSD也存在一些使用上的限制：评分是两分法，即存在此症状或不存在此症状，而不是多维度的分析；不能够评估症状的频率或严重性；只针对最严重的创伤性事件，可能会忽略很多其他相关创伤事件的重要信息。

• 自评：

事件影响量表（impact of event scale-revised，IES-R）：是第一个目前仍在广泛使用的评估创伤事件发生后心理反应的量表，可评估创伤后应激障碍症状群的严重程度。最初由15个条目构成，DSM-Ⅳ发布后，修订为22个条目，包括了警觉性增高等症状，以便与DSM-Ⅳ PTSD的诊断标准保持一致。评估时间约10分钟。

PTSD清单（PTSD checklist，PCL-17）：由17项自评的PTSD症状构成，不同的记分方法可用于症状严重度的连续性评估，也可用于判定符合还是不符合PTSD的诊断，但最主要是用作PTSD的筛查，不作为最终诊断工具。现用的PCL-17是按照DSM-IV标准修订后的，包括平民版本（PCL-C）及军方版本（PCL-M）。PCL-C版本中的创伤经历重现及回避症状适用于一生的创伤事件，而PCL-M的创伤经历重现及回避症状仅适用于与战争有关的创伤事件。PCL广泛地应用于研究及临床，仅需5~10分钟。

Keane创伤后应激障碍量表（Keane PTSD scales of the MMPI-2）：此量表衍生于MMPI-2，Keane PTSD量表由46个来源于MMPI-2的条目构成，以"是或否"的形式作答。这个量表可以作为MMPI-2的一部分来使用，也可作为独立的量表使用。MMPI-2是应用最为广泛的临床病理心理评估和人格测验之一，Keane创伤后应激障碍量表不受性别、创伤经历类型及诊断分类等因素的影响，主要反映创伤后应激障碍症状的严重程度，而应对策略可能对应激程度产生一定影响。该量表特别适用于法医精神病学及残疾的评估，可用于分析人格特征、创伤事件、应激障碍症状之间的关系。

创伤后诊断量表（posttraumatic diagnostic scale，PDS）：由49个条目构成，用于DSM-IVPTSD的诊断及严重度的评估，可评估创伤的暴露程度，显示最为痛苦的创伤事件。PDS评估包括标准A（身体的威胁或无助感）、标准B~D（所有17个症状的强度和频度）、标准E（病程）、标准F（功能损害）。这个量表已被用于数组人群的研究，如战争退伍军人事故幸存者、性或非性创伤幸存者。完成评估需要10~15分钟。国内较少使用此量表。

（3）观察及医学检查：生理评估包括自主性生理活动的指数（如心率、血压、皮电反应等）以及通过记录面部肌肉活动反应负性情感的表达。心率通过心电图评估，同时记录基线、刺激时以及恢复期的心率。血压通过血压计测量。皮电反应可以通过安置在手掌的两个电极的电位差获得，电流的传导差异反映了汗腺的活动，在控制其他影响因素如室温、湿度的前提下，皮肤的传导或能最直接地反映交感神经的活动。面部肌肉的活动可以通过肌电图获得，皱眉肌、皱额肌参与许多负性面部表情的表达，是最常检测肌电图的部位。

3. 可能的护理问题

（1）创伤后综合征：与所发生的事件超出一般人承受的范围，感受到对自己或所爱者的严重威胁和伤害等有关。

(2) 环境认知障碍综合征：与应激引起的对周围环境认知的不正确有关。

(3) 急性意识障碍：与强烈的应激刺激以及应对机制不良有关。

(4) 有自杀自伤的危险：与应激事件引起的焦虑、抑郁情绪有关。

(5) 有暴力行为的危险：与应激事件引起的兴奋状态、冲动行为有关。

(6) 无效性角色行为：与家庭冲突、应激、不实际的角色期望、支持系统不足有关。

4. 健康指导

(1) 创造一个安静、舒适且能减少外界刺激的环境，避免嘈杂的声音或暴力的图像等可能触发应激反应的因素。

(2) 加强不安全因素和危险物品的管理，以便早期发现自杀、自伤或冲动行为的先兆，防患于未然。

(3) 教授患者和家属疾病知识，以免担心疾病会加重。

(4) 在间歇期，教会患者放松技术，如深呼吸、渐进性肌肉放松和正念练习，以缓解焦虑和紧张情绪。让患者了解并自行观察药物的作用和不良反应。鼓励患者通过绘画、写作、听音乐或参加支持小组等方式表达自己的情绪。

第八章

氧合评估

 学习目标

知识

1. 简述氧合评估的定义、目的和重要性;
2. 阐明氧合评估的基本方法和技巧;
3. 识记氧合评估的指标和参考范围。

能力

1. 识别和解释氧合评估结果的异常;
2. 分析常见的氧合问题,提出应急处理措施;
3. 简述氧合评估的相关研究和进展。

价值

能够与团队成员合作,共同进行氧合评估和护理工作。

> **情景导入**
>
> 王某，女性，30 岁，支气管哮喘 20 余年。上午 9 点到门诊就医，你与主治医生一起对其病情进行初步评估。患者交谈几分钟便开始出现气喘。诉数日前因支气管炎去了急诊科，服用了阿奇霉素，但病情未见好转。周一开始因哮喘发作服用了 40 mg 泼尼松，同时间断使用氟替卡松吸入器。平卧后呼吸困难，患者双手置于膝盖，甲床为蓝紫色。身体前倾，声音嘶哑，脸色苍白，眼睛周围有深色光环。检查示血压升高，呼吸为 32 次/分，血氧饱和度（SaO_2）为 91%，听诊呼吸音减弱，遵医嘱予鼻导管吸氧 4L/min。
>
> 问题：1. 王某出现了哪些问题？如何评估？
> 　　　2. 患者呼吸困难，为何血压会升高？

第一节　氧合的生理机制及常见健康问题

一、氧合的生理机制

（一）呼吸系统解剖及功能

呼吸系统是执行机体和外界气体交换的器官，由呼吸道和肺两部分组成。呼吸道包括鼻腔、咽、喉、气管和支气管，临床上将鼻腔、咽、喉统称为上呼吸道，气管和支气管为下呼吸道，呼吸道的壁内有骨或软骨支持以保证气流的畅通。肺主要由支气管及其末端形成的肺泡共同构成，气体进入肺泡内，在此与肺泡周围的毛细血管内的血液进行气体交换。吸入空气中的氧气，透过肺泡进入毛细血管，通过血液循环，输送到全身各个器官组织，供给各器官氧化过程所需，各器官组织产生的代谢产物（如 CO_2）再经过血液循环运送到肺，然后经呼吸道呼出体外。

（二）呼吸过程

呼吸是机体与外界环境之间的气体交换过程。在人和高等动物中，呼吸的全过程包括三个环节。这三个环节相衔接相同时进行。

1. 外呼吸

外呼吸指肺毛细血管血液与外界环境之间的气体交换的过程，包括肺通气和肺换气。前者是指肺泡与外界环境之间的气体交换过程，后者则为肺泡与肺毛细血管血液之间进行气体交换的过程。

2. 气体运输

气体运输指 O_2 和 CO_2 在血液中的运输，这是衔接外呼吸和内呼吸的中间环节。

（1）氧的运输：主要是与红细胞内的血红蛋白（Hb）结合，以氧合血红蛋白（HbO_2）的形式运输，约占98%；而溶解的约占2%。

（2）二氧化碳的运输：二氧化碳在血液中的物理溶解量相对较多，约占血液中所含二氧化碳的5%。二氧化碳在血液中的化学结合形式主要有两种：碳酸氢盐和氨基甲酰血红蛋白。其中，碳酸氢盐是主要的运输形式，约占88%。在组织内，二氧化碳首先溶解在血浆中，然后与水结合生成碳酸（H_2CO_3），碳酸再解离为氢离子（H^+）和碳酸氢根离子（HCO_3^-）。碳酸氢根离子主要与血浆中的钠离子（Na^+）结合，以碳酸氢钠（$NaHCO_3$）的形式运输。此外，约有7%的二氧化碳与血红蛋白结合形成氨基甲酰血红蛋白进行运输。

3. 内呼吸

内呼吸指组织细胞与组织毛细血管之间的气体交换以及组织细胞内的氧化代谢的过程，其中组织细胞与组织毛细血管之间的气体交换过程也称组织换气。

（三）氧合的生理机制

氧合是指血液中氧气与血红蛋白结合形成氧合血红蛋白的过程。正常情况下，氧气通过呼吸道进入肺泡，然后通过肺泡壁进入肺毛细血管。在肺毛细血管中，氧气与红细胞中的血红蛋白结合形成氧合血红蛋白，从而提高血液的氧含量和运输能力。氧合血红蛋白随着血液循环被输送到全身各组织和器官，释放氧气供组织和器官使用。血液中的氧气主要以氧合血红蛋白的形式运输。

氧合的特征如下：

（1）Hb 与 O_2 结合反应迅速而可逆、不需酶的催化、受 PO_2 影响：当血液流经 PO_2 高的肺部时，Hb 与 O_2 结合，形成 HbO_2；当血液流经 PO_2 低的组织时，HbO_2 迅速解离，释放 O_2，成为脱氧血红蛋白，其氧合过程为

$$Hb + O_2 \xrightleftharpoons[PO_2 \text{低的组织}]{PO_2 \text{高的肺部}} HbO_2$$

（2）氧合非氧化：Fe^{2+} 与 O_2 结合后仍是二价铁，因此该反应是氧合（oxygenation），不是氧化（oxidation）。

（3）Hb 结合 O_2 的量：血红蛋白是一种四聚体蛋白，由四个珠蛋白和四个血红素分子组成，每个血红素中心有1个二价铁离子，可以与1个氧分子结合，所以一个血红蛋白分子可以结合四个氧分子。氧合血红蛋白呈鲜红色，去氧血红蛋白呈紫蓝色，当体表表浅毛细血管血液中去氧 Hb 含量达 5g/100mL 血液时，皮肤、黏膜呈浅蓝色，称为发绀。

（4）氧离曲线：表示血液中氧分压和血红蛋白氧饱和度的关系的曲线，呈"S"形。

这表明血红蛋白与氧的结合是可逆的，受多种因素影响，如温度、pH、二氧化碳分压等。当氧分压高时，如在肺泡内，血红蛋白与氧结合增加，形成氧合血红蛋白；当氧分压低时，如在组织内，血红蛋白与氧解离增加，释放氧给组织。

（5）波尔效应：当二氧化碳分压升高或 pH 降低时，血红蛋白与氧的亲和力降低，氧离曲线右移，促进组织摄取氧的现象。这是因为二氧化碳和酸性物质可以与血红蛋白结合，改变其构型，使其更容易释放氧。

二、氧合的常见健康问题

氧合是指氧气进入血液和组织的过程，是人体生命活动的基础。氧合不足或过量都会对人体造成不良影响，导致一些健康问题。

（一）酸碱平衡失调

氧合水平不足会影响酸碱平衡，出现呼吸性酸中毒，CO_2 水平升高，导致血管舒张等。患者可出现颅内压升高，心率增快，可出现头痛、烦躁、意识水平下降、皮肤潮红等症状。酸碱平衡失调可见于胸部外伤、误吸、肺炎或服药过量的患者，也可见于气道清除下降、活动受限、焦虑等导致的氧合不足患者。

（二）细胞调控异常

血液中氧含量的改变也会影响细胞的调控。当氧含量降低时，如贫血或失血过多，全身工作负荷会增加，血液会从外周分流到重要器官，患者可能出现乏力、面色苍白、黄疸、心动过速等症状或体征。而当过量吸入高浓度的氧气发生氧中毒时，体内会产生大量的活性氧自由基，损伤细胞和组织。

（三）认知功能改变

脑供氧不足的患者会出现认知功能损害。患者可表现为记忆力减退、言语含糊不清或语无伦次。需要评估有认知功能障碍体征的患者，以排除急性脑损伤。

（四）循环灌注问题

血流灌注也会受到血液中氧含量不足的影响。组织灌注减少会导致器官氧供不足。患者可能由于心脏的工作负荷增加而表现出脉率和血压的变化。颜色、毛细血管充盈可能因组织氧合减少而受到影响。需要评估灌注情况，包括脉搏、指甲床、颜色、体位的舒适度和方向。应及时给氧并监测动脉血气。

综上所述，氧合障碍会引发机体内酸碱平衡失调、认知功能改变、影响细胞调控及循环灌注等健康问题。

第八章 氧合评估

第二节 氧合的评估

一、评估内容

对患者进行氧合评估需要患者自述健康史并进行体格检查或其他实验室检查来获取患者健康相关的主观和客观资料。

(一) 健康史

呼吸系统疾病的主要症状和体征是呼吸困难、咳嗽、排痰、胸痛、喘息和咯血。在询问健康史时，护士应了解发病的部位、持续时间、性质、加重和减轻因素、放射线因素以及出现问题和相关症状的时间。在评估健康史期间，护士会询问患者的生活方式、目前是否有呼吸困难、是否咳嗽或咳痰以及是否有危险因素（如职业接触化学物质、过敏、近期患病、吸烟等）。此外，还需要评估体征和症状对患者进行日常生活活动和参与日常工作和家庭活动能力的影响。

(二) 体格检查

体格检查是指护士运用自己的感观和借助于体温计、血压计、叩诊锤、听诊器等简便的检查工具客观地评估病人身体状况的一组最基本的检查方法。体格检查一般在采集护理病史后进行，其目的是进一步验证问诊过程中所获得的有意义的临床症状，发现病人存在的体征，为确立护理诊断提供客观依据。

1. 体格检查的基本方法

主要包括视诊、触诊、叩诊和听诊。熟练掌握和运用这些方法对病人进行正确、有序、规范、全面而有重点的评估，既需要具备扎实的医学与护理知识，还需经过长期、反复的技能训练和临床实践。

2. 体格检查的注意事项

(1) 检查环境。安静、温暖、舒适并具有私密性。光线适宜，以自然光线为佳。

(2) 检查仪容态度。护士应衣着整洁端庄，举止大方，态度和蔼诚恳，以病人为中心，能关心、体贴病人，体现对其的关爱。

(3) 检查前准备。检查前，有礼貌地对病人作自我介绍并说明体格检查的原因、目的和要求，以取得病人的密切配合。在病人面前洗净双手，避免交叉感染。

(4) 检查顺序。按一定顺序进行，避免重复和遗漏，避免反复翻动病人。通常先进行生命体征和一般状态检查，再依次检查头、颈、胸、腹、脊柱与四肢及神经系统，必要时进行肛门、直肠和生殖器检查。

（5）检查要求。护士站在病人右侧，一般以右手检查。检查手法应规范、轻柔，被检查部位应充分暴露，检查过程中应注意左右及相邻部位的对照检查。

（6）检查动态性。根据病情变化及时进行复查，不断补充、修正检查的结果，以进一步调整护理诊断和完善护理措施。

（三）诊断性试验

诊断试验用于评估呼吸系统的异常，并监测慢性氧合障碍患者的变化。检查用于确定是否有炎症或感染，检测酸碱平衡的变化，观察胸廓结构。

1. 痰培养

痰培养标本可以用来鉴定微生物、炎症代谢物和免疫球蛋白是否存在。护士应确保进行检测的分泌物是来自肺部的痰，而不是来自口腔的唾液。正确识别微生物有助于选择合适的抗菌、抗病毒或抗真菌药物来治疗炎症。

2. 动脉血气分析

动脉血气（arterial blood gases，ABGs）可以直观反映血液中氧气和二氧化碳的交换情况以及酸碱平衡状况，是抢救危重病人和手术中监护的重要指标之一。

3. 血氧饱和度

血氧饱和度是一种无创的评估动脉血氧饱和度的方法，利用具有红外探头的夹子或黏合装置在血液流过探头的两个相对传感器视野时对血液进行分析。健康个体（肺功能无改变者）的预期 SaO_2 值大于 95%。

4. 肺功能测试

对支气管扩张剂反应不佳或氧合不良的个体可进行肺功能测试（pulmonary function tests，PFTs）。气道反应性疾病的诊断和鉴别诊断需要使用肺功能测试。PFT 显示肺-健康与通气气流、肺活量、气体扩散有关。它们包括吸入和呼出空气的测量以及肺泡毛细血管膜的扩散能力，还包括肺活量测定法、峰值流量计等。肺活量仪用于测量气流和肺容积。肺功能主要测量 1 秒用力呼气容积（FEV1）及其与用力肺活量的比值（FEV1/FVC）。即用肺功能仪测量的个体呼出空气的量和速度是反映肺功能缺损程度的一个指标。

5. 呼气峰流速

呼气峰流速（peak expiratory flow rate，PEFR）是用来监测一个人呼气特定量与个人年龄、性别、身高和体重有关的能力。PEFR 允许哮喘患者监测其肺部的反应性，并根据初级保健或专业专家和个人制订的计划调整哮喘治疗。PEFR 不能诊断反应性气道疾病如哮喘和 COPD。

6. 胸部 X 光检查

胸部 X 光检查（chest X-ray，CXR）可以对胸腔内容物进行二维显示。CXRs 可显示胸腔内是否存在液体、渗出物或肿块。CT 扫描和 MRI 提供了更多关于胸腔内结构的信息。

7. 肺血管造影和肺通气/灌注扫描

肺血管造影和肺通气/灌注扫描（pulmonary angiography ventilation/perfusion scan，V/Q）能够显示呼吸系统的通气和灌注活动。肺血管造影用于识别肺血管系统的结构变化。引起闭塞的结构变化可能包括血栓、肿瘤、动脉瘤和肺泡过度膨胀。肺通气灌注扫描（V-Q 扫描）使用放射性同位素来识别通气和灌注的缺陷，而吸入放射性白蛋白有助于确定灌注缺陷。

8. 支气管镜检

支气管镜检是一种可以直接观察肺部的检查方法，通常由呼吸科医生进行或急诊科医生进行。经口将支气管镜插入气管并推进至支气管分叉处。支气管镜检查可用于肺部结构的直接观察和摄影，从较大的细支气管抽吸黏液栓以及收集肺组织活检标本。

二、相关子概念及评估

（一）发绀

1. 定义

发绀（cyanosis）是指血液中脱氧血红蛋白（还原血红蛋白）增多或血液中含有异常血红蛋白衍生物所致的皮肤黏膜呈青紫色改变的一种表现。发绀在皮肤黏膜较薄、色素较少和毛细血管丰富的部位（如口唇、鼻尖、颊部和甲床等处）较为明显。当血液中还原血红蛋白的绝对含量增多超过 50g/L 时，即可出现发绀。血液中高铁血红蛋白达到 30g/L 或硫化血红蛋白达 5g/L 时，也可引起发绀。硫化血红蛋白引起的发绀临床较为少见。

2. 分类

根据病因与临床表现，发绀可分为：①血液中脱氧血红蛋白增引起的中心性、周围性、混合性发绀；②血液中由于存在的异常血红蛋白衍化物而引起的高铁血红蛋白血症和硫化血红蛋白血症。严重呼吸系统疾病引起的发绀大多为中心性发绀，如呼吸道阻塞、肺部疾病（肺炎、肺气肿、肺淤血、肺水肿）等。

3. 评估

（1）发病年龄与起病时间。新生儿发绀最常见的原因是心肺病变，主要见于肺不张或先天性心血管病（如法洛四联症）。青少年时期发绀提示先天性心血管病、严重风心病。成人和老年人的发绀多因肺部疾病引起。

（2）发绀部位及特点。如为全身性发绀，则当询问有无心悸、气急、胸痛、咳嗽、晕厥、尿少等心肺疾病症状。周围性发绀应注意上半身抑或肢体或肢端，有无局部肿胀、疼痛、肢凉、受寒情况，如肢端发绀常见于末梢动脉痉挛、血管闭塞性脉管炎、雷诺病等。

（3）询问有无药物或化学物质摄入史。如无心肺疾病表现，发病又较急，则应询问有无摄取相关药物、化学物品、变质蔬菜和在持久便秘情况下过多食蛋类与硫化物病史。

（4）伴随症状及体征。

- 呼吸困难：突然发作的高度呼吸困难，常见于急性呼吸道梗阻、气胸等；活动时呼吸困难，常见于各种原因所致的心功能不全及肺疾患。
- 杵状指（趾）：说明发绀严重，病程较长，主要见于发绀型先天性心脏病及某些慢性阻塞性肺部疾病。
- 衰竭表现和意识障碍：常见于某些药物或化学物质急性中毒、休克、急性肺部感染或急性心力衰竭等。

（5）体格检查。注意体温、脉搏、呼吸、血压生命体征情况，重点检查皮肤、黏膜，注意发绀的程度与出现的部位，有无杵状指（趾）及呼吸困难，有无心、肺、血管疾病的体征及肝脾肿大，有无意识障碍等，以确定发绀的类型。

（6）实验室检查。血气分析可了解动脉血氧饱和度（SaO_2）和动脉血氧分压（PaO_2）。血中高铁血红蛋白、硫化血红蛋白可用分光镜检测。

（7）影像学检查。发绀型先天性心脏病患者需做超声心动图、选择性心血管造影等检查。

（二）呼吸音

1. 正常呼吸音

（1）支气管呼吸音：由呼吸道吸入或呼出的气流在声门及气管、支气管内形成的湍流和摩擦所产生的声音。支气管呼吸音吸气时弱而短，呼气时强而长。正常人在喉部、锁骨上窝、背部第6颈椎至第2胸椎附近，均可听到支气管呼吸音。如在肺部其他部位听到支气管呼吸音则为病理现象。

（2）肺泡呼吸音：在肺泡中形成，其吸气较呼气音强。正常人除了上述支气管呼吸音的部位和下述的支气管肺泡呼吸音的部位，其余肺部都可听到肺泡呼吸音。

（3）支气管肺泡呼吸音：亦称混合呼吸音，是支气管呼吸音与肺泡呼吸音的混合音。吸气音和呼气音的强弱、音调、时限大致相等。正常人在胸骨角附近，肩胛间区的第3、

4胸椎水平及右肺尖可以听到支气管肺泡呼吸音。

2. 异常呼吸音

（1）减弱呼吸音：呼吸音强度降低或消失的现象。可能的原因有肺不张、肺气肿、胸腔积液、胸膜增厚等。

（2）湿啰音：由于气道内有液体积聚而产生的湿性泡沫声。①粗湿啰音为大水泡音，发生于气管、主支气管或空洞部位，多出现于吸气早期；②中湿啰音为中水泡音，发生于中等大小的支气管，多出现于吸气的中期；③细湿啰音为小水泡音，发生于小支气管，多见于吸气后期。可能的原因有肺水肿、肺炎、支气管扩张等。局限的湿啰音提示局部炎症；两肺底湿啰音常见于心功能不全之肺淤血；湿啰音满布两肺叶多见于急性肺水肿，严重的支气管肺炎。

（3）干啰音：由于气管、支气管、细支气管由于某些原因狭窄，气流再通过时阻力增大，以至于发生湍流而产生干啰音。其特点为持续时间较长，音调高，整个呼吸过程均可闻及（呼气时候更明显），强度、性质、部位均易发生变化。可能的原因有哮喘、慢性支气管炎等。

（4）哮鸣音：由于支气管痉挛或阻塞而产生的高调、连续性的喘息声。可能的原因有哮喘、慢性阻塞性肺疾病等。

（5）摩擦音：由于胸膜发炎或纤维化而产生的粗糙、不规则的摩擦声。可能的原因有胸膜炎、结核等。

（三）呼吸困难

呼吸困难（dyspnea）是指病人主观感觉空气不足、呼吸费力，客观表现为呼吸用力，并且可伴有呼吸频率、节律、深度的改变。严重者可出现鼻翼扇动、张口呼吸、端坐呼吸、发绀、辅助呼吸肌参与呼吸运动。

1. 肺源性呼吸困难分类

（1）吸气性呼吸困难：其特点是吸气显著困难，吸气时间延长，有明显的"三凹征"（吸气时胸骨上窝、锁骨上窝、肋间隙出现凹陷）。由上呼吸道部分梗阻，气流不能顺利进入肺，吸气时呼吸肌收缩，肺内负压极度增高所致。常见于气管阻塞、气管异物、喉头水肿等。

（2）呼气性呼吸困难：其特点是呼气费力，呼气时间延长。由下呼吸道部分梗阻，气流呼出不畅所致。常见于支气管哮喘、阻塞性肺气肿。

（3）混合性呼吸困难：其特点是吸气、呼气均感费力，呼吸频率增加。由广泛性肺部病变使呼吸面积减少，影响换气功能所致。常见于重症肺炎、广泛性肺纤维化、大面积肺不张、大量胸腔积液等。

2. 呼吸困难的评估

（1）呼吸困难的病史：呼吸困难的特征、起病时间、持续时间、诱发因素、加重或恶化因素（活动、体位、接触史、饮食史等）、缓解因素（吸氧、药物、体位、活动等）。

（2）呼吸困难的伴随症状：明确呼吸困难的病因和性质。①发作性呼吸困难伴哮鸣音，见于支气管哮喘、突发性重度呼吸困难见于急性喉头水肿、气管异物、大面积肺栓塞、自发性气胸等；②呼吸困难伴发热，见于肺炎、肺脓肿、肺结核、胸膜炎、急性心包炎等；③呼吸困难伴一侧胸痛，见于大叶性肺炎、急性渗出性胸膜炎、肺栓塞、自发性气胸、急性心肌梗死、支气管肺癌等；④呼吸困难伴咳嗽、咳痰，见于慢性阻塞性肺疾病、肺部感染、支气管扩张、肺脓肿等；⑤伴粉红色泡沫痰，见于急性左心衰竭；⑥呼吸困难伴意识障碍，见于脑出血、脑膜炎、糖尿病酮症酸中毒、尿毒症、肺性脑病、急性中毒、休克型肺炎等。

（3）既往史及诱因：询问既往有无心脏病、肺病、纵隔疾病及其他慢性消耗性疾病史；有无食物及药物过敏史；有无受凉、劳累过度等诱因。

（4）诊断和治疗经过：呼吸困难发生后是否接受过药物治疗，如哮喘患者是否应用β受体激动剂或糖皮质激素类药；心力衰竭患者是否应用强心剂、利尿剂及扩血管药物等。询问所用药物的名称、剂量、疗效及不良反应等。

（5）体格检查：

• 一般状态：生命体征、意识状况、精神、情感状态、体位；皮肤黏膜有无苍白、黄染，有无发绀及部位、程度，有无皮下出血。

• 头颈部检查：有无眼睑水肿、结膜充血水肿、巩膜黄染、颈静脉充盈、口唇苍白、发绀。

• 胸部检查：视诊有无胸廓外形、呼吸运动改变、三凹征；触诊有无触觉语颤改变、气管移位；叩诊有无叩诊音性质改变及心脏扩大；听诊有无呼吸音改变及干、湿啰音，有无心率改变及心脏杂音等。

• 腹部检查：有无腹部膨隆、腹壁静脉曲张、肝脾肿大、肝颈静脉回流征、移动性浊音等。

• 四肢检查：四肢有无水肿、发绀、杵状指（趾）。

（6）实验室及其他检查：

• 实验室检查：血、尿、便三大常规，生化全项检查，血气分析，凝血功能试验，心肌酶学检查等。

• 其他检查：心电图或动态心电图、胸部影像学、心脏及腹部超声检查、肺功能检查等。必要时进行血管造影检查及纤维支气管镜、胸腔穿刺等检查。

3. 呼吸困难评估工具

（1）改良英国医学委员会量表（modified medical research council dyspnea scale，mMRC）：在COPD的症状评估中，GOLD委员会建议将症状评分如慢阻肺患者自我评估测试问卷评分作为对COPD患者进行分类的一个指标。mMRC呼吸困难量表被推荐作为一个替代性评估工具，用于COPD患者A-D级的分类，但改良的英国医学委员会量表只能用于呼吸困难的评估。mMRC根据患者出现气短时的活动程度分为0～4个等级，4

级表示患者在最轻微的活动时即出现呼吸困难,如表 8.1 所示。

表 8.1　改良英国 MRC 呼吸困难分级量表

mMRC 分级	呼吸困难严重程度
0 级	仅在费力运动时出现呼吸困难
1 级	平地快步行走或步行爬小坡时出现气短
2 级	由于气短,平地行走时比同龄人慢或者需要停下来休息
3 级	在平地行走 100 米左右或数分钟后需要停下来喘气
4 级	因严重呼吸困难以至于不能离开家或在穿衣服、脱衣服时出现呼吸困难

(2) 慢阻肺患者自我评估测试问卷(COPD assessment test,CAT):用于慢阻肺患者自我评估。CAT 评分为综合症状评分,分值范围 0~40 分。0~10 分:轻微影响;11~20 分:中等影响;21~30 分:严重影响;31~40 分:非常严重影响。

表 8.2　CAT 评估量表

0 分症状	评分	5 分症状
我从不咳嗽	0~5 分	我总是在咳嗽
我一点痰也没有	0~5 分	我有很多很多痰
我没有任何胸闷的感觉	0~5 分	我有很严重的胸闷感觉
当我爬坡或上 1 层楼梯时,没有气喘的感觉	0~5 分	当我爬坡或上 1 层楼梯时,感觉严重喘不过气来
我在家里能做任何事情	0~5 分	我在家里做任何事情都很受影响
尽管我有肺部疾病,但对外出很有信心	0~5 分	由于我肺部疾病,对离开家一点信心都没有
我的睡眠非常好	0~5 分	由于我有肺部疾病,睡眠相当差
我精力旺盛	0~5 分	我一点精力都没有

(3) Borg 量表(Borg scale):由 Borg 于 1970 年设计,改进后的量表由 0~10 级构成,自下而上排列。量表的顶端即 10 级用于描述患者在极度剧烈运动情况下的呼吸努力程度,量表的底端即 0 级用于描述患者在休息时的呼吸情况。患者在运动时被要求选择最能描述他们呼吸努力程度的等级。量表一般配合六分钟步行试验应用,6MWT 开始前让患者阅读量表并询问患者说出呼吸困难级别,运动后重新评价呼吸困难的级别。量表如表 8.3 所示。

表 8.3 Borg 量表

分值	症状
0 分	一点也不觉得呼吸困难或疲劳
0.5 分	非常非常轻微的呼吸困难或疲劳,几乎难以察觉
1 分	非常轻微的呼吸困难或疲劳
2 分	轻度的呼吸困难或疲劳
3 分	中度的呼吸困难或疲劳
4 分	略严重的呼吸困难或疲劳
5 分	严重的呼吸困难或疲劳
6~8 分	非常严重的呼吸困难或疲劳
9 分	非常非常严重的呼吸困难或疲劳
10 分	极度的呼吸困难或疲劳,达到极限

(4) 视觉类比呼吸困难评分法(visual analogue scale,VAS)是由一条 100 mm 长的水平线或垂直线构成,有关呼吸困难严重性的描述被排列在线的不同位置,测量量表一端(无呼吸困难端)和患者标记点之间的距离来表示患者呼吸困难的得分。0cm:0 分,无呼吸困难;1~3cm:1~3 分,轻度呼吸困难,不影响工作和生活;4~6cm:4~6 分,中度呼吸困难,影响工作,不影响生活;7~10cm:7~10 分,重度呼吸困难影响工作和生活。

(5) 圣乔治呼吸问卷(St. George's respiratory questionnaire,SGRQ):由 Jones 等创立,含 76 个问题,是标准化自我问卷。共 5 个问题,需 10min,包括症状(频率和严重程度)、活动(能导致气促或受到限制的活动)和对日常生活的影响(气道疾病引起的社会能力损害和心理障碍)三部分,症状采取 5 分制,每一症状经过专家评估后给予不同的权重。SGRQ 可以用来测量 COPD、哮喘、间质性肺病及肺癌等疾病的生命质量。

(四)动脉血气分析

动脉血气分析(arterial blood gases,ABG)是一种有创的测量动脉血中氧、二氧化碳、pH 值和其他参数的方法,是评估氧合和通气功能的标准。ABG 分析需要从动脉穿刺取血,然后用专用仪器进行分析。ABG 分析可以直接测量动脉血氧分压(PaO_2)、动脉血二氧化碳分压($PaCO_2$)、pH 值等,也可以间接计算出动脉血氧饱和度(SaO_2)、碳酸氢盐(HCO_3^-)、碱剩余(BE)等。ABG 分析可以评估酸碱平衡、呼吸功能和代谢状态,对诊断和治疗呼吸衰竭、ARDS 等疾病有重要意义。其正常值范围见表 8.4。

表 8.4 动脉血气分析

指标	正常值范围
pH	7.35～7.45
$PaCO_2$	35～45mmHg
PaO_2	75～100mmHg
HCO_3^-	24～28mEq/L

(五) 血氧饱和度

(1) 脉搏血氧饱和度 (SpO_2): 通过无创的脉搏血氧仪来测量血红蛋白与氧结合的百分比,是评估组织缺氧程度的常用指标。正常值为 90%～100%,低于 90% 表示存在低氧血症。SpO_2 的优点是方便、快速、无创,但其缺点是受血流灌注、皮肤色素、环境光等因素的影响,不能反映组织的氧需求量。

(2) 动脉血氧饱和度 (SaO_2): 血液中血红蛋白与氧结合的百分比,可以反映血红蛋白的载氧能力以及组织的氧利用率。正常值为 90%～100%。

(3) 混合静脉血氧饱和度 (SvO_2): 混合静脉血中的氧合血红蛋白百分比,反映了全身组织对氧的利用情况。SvO_2 受到心输出量、动脉血氧含量、组织耗氧量等因素的影响。SvO_2 需要通过中心静脉导管或肺动脉漂浮导管进行连续监测或间断采样。正常情况下,SvO_2 为 75%～80%,如果低于 60%,提示组织缺氧。

(4) 中心静脉血氧饱和度 ($ScvO_2$): 上腔静脉或右心房内的静脉血中的氧合血红蛋白百分比,与 SvO_2 类似,也反映了全身组织对氧的利用情况。$ScvO_2$ 受到同样的影响因素,但由于上半身组织对氧的需求较低,$ScvO_2$ 通常比 SvO_2 高 4%～7%。$ScvO_2$ 也需要通过中心静脉导管进行监测或采样。正常情况下,$ScvO_2$ 约为 80%,如果低于 70%,提示组织缺氧。

(5) 血氧含量:每 100mL 血液中实际带氧量的毫升数,包括物理溶解的氧和化学结合的氧。用 CaO_2 表示动脉血氧含量,用 CvO_2 表示混合静脉血氧含量。氧含量可以反映血液的输氧能力以及组织的缺氧程度。正常值为 CaO_2 18～21mL/dL,CvO_2 12～16mL/dL。

(六) 肺功能检查

肺功能检查是运用呼吸生理知识和现代检查技术探索人体呼吸系统功能状态的检查。临床上常用的肺功能检查包括肺量计检查、肺容量检查、支气管激发试验、支气管舒张试验、肺弥散功能检查、气道阻力检查及运动心肺功能检查等。肺功能检查是临床上对胸和肺疾病诊断、严重程度、治疗效果和预后评估的重要检查手段,目前已广泛应用于医学、流行病学、潜水及航天医学等领域。

肺功能检查的适应证：①鉴别呼吸困难的病因、鉴别慢性咳嗽的原因；②诊断支气管哮喘、慢性阻塞性肺疾病；③评价肺功能损害的性质和类型以及严重程度，判断预后；④胸腹部手术及其他手术的术前评估，评估胸部手术后肺功能的变化；⑤评定药物或其他治疗方法的疗效；⑥职业性肺疾病劳动力鉴定；⑦鉴别气道阻塞的类型等。

肺功能检查的禁忌证：①近3个月患心肌梗死、脑卒中、休克，近4周有严重心功能不全、严重心律失常、不稳定性心绞痛、未控制的高血压、主动脉瘤；②大咯血、气胸及呼吸道传染性疾病；③癫痫发作需要药物治疗；④严重甲状腺功能亢进；⑤不能配合肺功能检查的患者等。尽管肺功能检查中并发症的发生率非常低，但是医护人员仍需引起重视。在肺功能检查之前应详细询问受试者的病史，了解受试者的用药情况，判断肺功能检查的适应证，排除禁忌证，以避免或减少不良事件的发生。

(1) 肺总量（TLC）是指肺在最大充气时的总体积。采用4个值计算 TLC：

- 总体积（total volume，TV）：正常、安静呼吸时吸入和呼出的体积（又称潮气量）。
- 吸气储备容积（inspiratory reserve volume，IRV）：超过正常吸气量的最大可吸入量。
- 呼气储备容积（expiratory reserve volume，ERV）：正常呼气后能呼出的最大呼出量。
- 残气量（residual volume，RV）：最大呼气后肺内剩余的空气量。

(2) 肺活量（vital capacity，VC）是最大吸气量后可呼出的空气总量。它是通过将 TV、IRV 和 ERV 相加计算得到的。

(3) 吸气量（inspiratory capacity，IC）是正常安静呼气后可吸入的空气总量。它是通过加入 TV 和 IRV 来计算的。

(4) 肺功能残气量（functional residual capacity，FRC）是正常呼气后残留在肺内的空气体积。加入 ERV 和 RV 来确定 FRC。

(5) 第1秒用力呼气容积（forced expiratory volume in one second，FEV1）是指1秒内能呼出的空气量。

(6) 用力肺活量（forced vital capacity，FVC）是指最大摄气量后能用力快速呼出的空气量。

(7) 每分通气量（minute volume，MV）是指1分钟内呼吸的空气总量或容积。

在老年患者中，残余容量增加，肺活量降低。这些与年龄相关的变化是由以下原因造成的：

- 肋软骨钙化，肋间肌力减弱，胸壁运动减弱；
- 椎体骨质疏松使脊柱柔韧性下降，后凸畸形程度加重，进一步增大了胸廓前后径；膈肌扁平，失去弹性。

三、氧合评估在特定人群中的应用

(一) 新生儿氧合评估

1. 新生儿呼吸系统生理学特点

(1) 胸壁顺应性强但易萎陷;
(2) 肺顺应性降低(由于早产或基因突变导致的表面活性物质缺乏的婴儿);
(3) 呼吸运动以膈肌运动腹式呼吸为主;
(4) 胸腔外导气管塌陷;
(5) 婴儿的气道口径较小,气道阻力增加,旁路通气量不增加,容易导致肺不张。

2. 新生儿呼吸窘迫

呼吸窘迫的症状和体征:①打呼噜;②鼻翼翕动;③肋间、肋骨上和胸骨上凹陷;④呼吸微弱,呼吸不规则或二者皆有;⑤呼吸急促和呼吸暂停;⑥发绀、苍白、斑驳、毛细血管延迟充盈或几种体征重叠;⑦低血压。

新生儿呼吸道症状和体征可在生后立即出现或是生后几分钟、几小时出现。

3. 护理评估

(1) 病史:新生儿的病史主要集中在产妇和产前病史,特别是孕龄、母体是否感染或出血、羊水胎粪是否染色、羊水是否过少或羊水过多、遗传性疾病家族史以及在新生儿期是否患有严重呼吸窘迫或是否兄弟姐妹或其他家庭成员死亡。

(2) 体格检查:重点检查心脏和肺。胸部不对称和腹部凹陷提示膈疝。弥漫性湿啰音、空气进入减少或呼噜声提示肺泡扩张不良,如肺表面活性剂缺乏。不对称呼吸音表示气胸或者肺炎。移位的左心尖搏动、异常的中央或外周搏动或二者的结合,提示有先天性心脏病。测定血压和股动脉搏动可以鉴别是否存在循环衰竭或者先天性缺陷。毛细血管充盈差可提示循环系统问题。

(3) 影像学检查:

• 肺实变:呼吸窘迫综合征最重要的超声影像学表现和诊断必备条件,实变的程度和范围与疾病程度有关。其特点为:①磨玻璃征样肺实变,为轻度、早期或恢复期呼吸窘迫综合征的主要超声影像学表现;②雪花征样肺实变,是呼吸窘迫综合征最具特征性的超声影像学表现;③轻症患儿的肺实变可仅限于胸膜下,呈小范围、局灶性,重度则实变范围扩大,并可扩展至肺野深部,甚至导致大面积肺不张;④实变可见于两侧肺脏的不同肺野,也可仅限于一侧肺脏的部分肋间隙。

• 胸膜线异常、A线消失。

• 双肺点:在轻度呼吸窘迫综合征急性期或重度呼吸窘迫综合征恢复期可有双肺点。

- 胸腔积液：15%～20%的患儿可有不同程度的单侧或双侧胸腔积液。
- 不同肺野病变程度或性质的不一致性：在呼吸窘迫时，双侧肺脏，甚至同一侧肺脏的不同肺野，其病变程度或性质可不同。如一侧肺脏有实变，另一侧无实变；或者同一侧肺脏的某一肺野表现为实变，其他肺野则表现为水肿或胸腔积液等。

(二) 老年人氧合评估

1. 老年人呼吸系统老化特点

老年人心肺器官生理老化，容易摄氧不足，具体特点如下：

(1) 清理呼吸道能力降低。呼吸道异物的清除主要靠气管、支气管及其分泌的黏液和纤毛运动。纤毛和黏液都在呼吸道内壁上，当有异物进入呼吸道时，就会被黏附在黏液上，然后纤毛将这些异物推向口腔排出。随着年龄的增长，气管和支气管纤毛逐渐受损，纤毛活动度减退，导致呼吸道清理能力下降，易引起肺内感染等病变。

(2) 胸式呼吸减弱和腹式呼吸相对增强。老年人由于脊椎后凸、胸骨前突、肋软骨钙化、肋间肌萎缩等原因，致使肋骨的移动度下降、胸廓前后径变大和横径变小而呈桶状胸。胸壁弹性及顺应性的减低使胸式呼吸减弱，腹式呼吸相对增强。

(3) 肺活量下降及功能残气量增加。年龄增长使肺组织质量减轻，肺泡数目减少，然而肺泡体积变大，所以肺容量无明显变化。肺泡弹性下降，导致肺不能有效扩张，终末细支气管和肺泡塌陷，出现肺通气不足。另外，因肺弹性纤维减少，肺弹性回缩能力减弱，导致呼气末肺残气量增多，肺活量减少，但潮气量保持相对恒定。据统计，老年人的肺活量与青年人相比约减少50%。

(4) 肺通气/血流比例改变。肺动脉和静脉随着年龄增长均出现硬化，使肺动脉压力增高，肺通气/血流比例改变，导致肺的气体交换功能减弱。肺通气/血流比例不均衡和肺生理性无效腔增加，导致氧饱和度降低。另外，肺扩张不全及有效咳嗽减少，使得排出呼吸道异物和沉淀物的能力降低，细菌易在呼吸道内停留、繁殖，因而老年人易发生呼吸系统感染。

 知识延伸

(1) 与传统仰卧位通气相比，俯卧位通气能缩短患者机械通气时间、ICU入住时间及住院时间。以通气方式为亚组变量对机械通气时间进行亚组分析，结果显示，间断俯卧位通气更利于减少患者机械通气时间。此外，有研究指出，体外循环心脏术后低氧血症患者对俯卧位通气均耐受。俯卧位通气能有效改善体外循环心脏术后低氧血症患者的氧合指数、缩短机械通气时间、ICU入住时间及住院时间，且不会引起明显的血流动力学变化。然而，由于各研究俯卧位通气持续时间及开始时间不统一,测定各项生理指标的时间点不一致,导致研究评价指标间存在异质性。尽管对主要指标进行了亚组分析,但仍然无法明确俯卧位通气的最佳持续时间和开始时间。因此,需要更多大样本、高质量的研究进一步评价俯卧位通气对体外循环心脏术后低氧血症患者的应用效果。因此在实施过程中,仍需注意关注患者血容量情况,必要时予以补充,做好充分评估,监测生命体征,尽量避免发生血压波动。

(2) 体外膜肺氧合 (extracorporeal membrane oxygenation, ECMO): 基本原理是通过动静脉插管,将血液从体内引流到体外,经人工膜肺氧合后,再经泵将氧合血灌注入体内,维持机体各器官的供血和供氧,对严重的心肺功能衰竭患者进行较长时间呼吸心脏支持,使患者心肺得以充分休息,为进一步治疗和心肺功能的恢复赢得宝贵的时间。

ECMO 循环支持可适用于:

- 冠心病,严重缺血或坏死使心肌收缩及舒张障碍,ECMO 的目的是建立有效循环,使缺血再灌注损伤的心肌得以恢复;
- 不明原因的心源性休克,紧急行 ECMO 实施 ECPR;
- 心脏手术术后严重低心排,常规治疗无效,在排除心脏结构畸形后,安装 ECMO 等待手术中缺血再灌注损伤的心肌得以修复;
- 爆发性心肌炎,继发严重心衰及心律失常,药物治疗无效,ECMO 作用十分明显;
- 心肌病,ECMO 对此类患者仅限于重症难治性心衰,以扩张型心肌病和特异型心肌病的 ECMO 效果较佳;
- 药物难治性高压;
- 肺塞;
- 心脏移植患者。①术前等待心脏移植的患者:血流动力学难以维持,ECMO 应用可减少血管活性药和正性肌力药的应用,保护其他重要脏器功能。②排异反应致供体心脏功能不全:心脏收缩减弱,ECMO 支持可使心脏功能逐渐恢复。③移植后供体心脏右心功能比术前肺阻力高,术后肺动脉压在边缘状态,ECMO 辅助心脏,一方面缓解肺血管痉挛,另一方面使右室心肌得到一定训练。④供体心脏小,受体体重大,血流动力学难以维持,可用 ECMO 辅助循环并训练心肌。

国际体外生命支持组织 (extracorporeal life support organization, ELSO) 2016 年数据显示,相对成人和儿童,新生儿呼吸疾病 ECMO 支持预后最佳,平均存活率达 74%。对常规呼吸支持技术无效的新生儿,ECMO 技术是一种有效的救助手段。

第三节 氧合评估案例

（一）慢性阻塞性肺疾病

慢性阻塞性肺疾病（chronic obstructive pulmonary disease，COPD）简称慢阻肺，是以持续气流受限为特征可以预防和治疗的疾病。其气流受限多呈进行性发展，与气道和肺组织对香烟烟雾等有害气体或有害颗粒的异常慢性炎症反应有关。

1. 病例示例

张某，男性，65岁。因"间断咳嗽、咳痰20余年，伴活动后胸闷，气促5年，加重10天"来诊。

患者20余年前，每于秋冬寒冷季节或感冒后即出现咳嗽、咳白痰，无喘息，每次发作持续时间达3个月以上，夏季时病情好转稳定。近5年病情渐重，出现活动后胸闷气短、乏力等症状，休息时可以缓解。10天前，因受凉感冒，感冒治愈后仍咳嗽、咳痰较重，咳黄痰，较黏稠，痰量较平日多，且在夜间卧床休息和清晨起床时加重，自觉胸闷气短较前加重，伴有上腹胀满，为防病情加重，来院治疗。病程中食欲减退，睡眠欠佳，体重无变化，大小便如常。16岁开始吸烟，5年前已戒，不饮酒。工作环境尚可。

2. 评估要点

1) 病史

吸烟是慢阻肺最重要的环境致病因素。燃料烟草、空气污染、职业性粉尘及患者的经济地位均与慢阻肺的发病相关。呼吸道感染是慢阻肺发病和加剧的重要因素，病毒和（或）细菌感染是慢阻肺急性加重的常见原因，慢性支气管炎也可增加发生慢阻肺的可能性，并可能与急性加重的次数和严重程度有关。

2) 症状

（1）慢性咳嗽：晨间咳嗽明显，夜间伴有阵咳或排痰，随病程发展可终身不愈；

（2）咳痰：一般为白色黏液或浆液性泡沫痰，偶可带血丝，清晨排痰较多。急性发作期痰量增多，可有脓性痰，伴发热；

（3）气短或呼吸困难：早期在较剧烈活动时出现，逐渐加重，以致在日常活动甚至休息时也感到气短，是标志性症状；

（4）喘息和胸闷：部分病人尤其是重度病人或急性加重时可出现喘息；

（5）其他：晚期病人有体重下降，食欲减退等。

3) 体格检查

（1）视诊：有桶状胸，有些病人呼吸变浅、频率增快，严重者可有缩唇呼吸；

(2) 触诊：语颤减弱；

(3) 叩诊：过清音，心浊音界缩小，肺下界和肝浊音界下降；

(4) 听诊：两肺呼吸音减弱、呼气期延长，部分病人可闻及湿啰音和（或）干啰音。

4）**实验室检查**

(1) 血液检查：红细胞减少，血红蛋白增加，感染时白细胞和中性粒细胞数量增加；

(2) 动脉血气分析：用于判断呼吸衰竭的类型。表现为低氧血症、高碳酸血症、酸碱平衡失调等；

(3) 肺功能检查：肺功能检查是目前检测气流受限公认的客观指标，是慢阻肺诊断的"金标准"，也是慢阻肺的严重程度评价、疾病进展监测、预后及治疗反应评估中最常用的指标。判断气流受限的主要客观指标 FEV1/FVC 是评价气流受限的敏感指标，FEV1％预计值是评估严重程度分级的良好指标。吸入支气管扩张药后 FEV1/FVC<70％及 FEV1<80％确定为不能完全可逆的气流受限。肺气肿：TLC、FRC、残气量增加，肺活量下降，表明肺过度充气，有参考价值。一氧化碳弥散量及其与肺泡通气量比值下降；

(4) 影像学检查：早期胸片无变化，逐渐可见肺纹理增多、紊乱，两下肺明显。肺气肿时两肺野透亮度增加，肋间隙增宽；

(5) 痰液检查：痰培养可检出病原体。

5）**心理-社会评估**

评估患者是否存在焦虑、抑郁、悲观、自卑等负性心理。

6）**病情严重程度评估**

根据 GOLD 2021 版指南，COPD 疾病严重程度评估包括以下四个方面：

(1) 症状评估：采用改良版英国医学研究委员会呼吸困难问卷（mMRC 问卷）或 COPD 患者自我评估测试（CAT）量表，评估患者的呼吸困难程度和生活质量。mMRC≥2 或 CAT≥10 分表示症状较多。

(2) 肺功能评估：使用肺功能检查，测量患者的第一秒最大用力呼气量（FEV1），评估气流受限的严重程度。$FEV_1/FVC<0.70$ 表示气流受限，FEV_1％预计值越低表示气流受限越严重。如表 8.5 所示。

表 8.5　COPD 气流受限严重程度分级标准（基于使用支气管扩张剂后的 FEV_1 的值）

分级	程度	FEV_1 值
GOLD 1：	轻度	FEV_1>80％预测值
GOLD 2：	中度	50％≤FEV_1<80％预测值
GOLD 3：	重度	30％≤FEV_1<50％预测值
GOLD 4：	极重度	FEV_1<30％预测值

注：针对 $FEV_1/FVC<0.70$ 的患者。

（3）急性加重风险评估：根据过去一年内发生的急性加重次数和住院情况，评估患者未来发生急性加重的风险。每年发生2次及以上中/重度急性加重或者1次及以上因急性加重住院，表示高风险。

（4）合并症评估：注意患者是否有全身或肺外的合并症，如心血管疾病、骨质疏松症、焦虑/抑郁、睡眠呼吸暂停综合征、恶性肿瘤等，这些合并症会影响患者的生活质量和预后。

根据以上四个方面的评估结果，可以将COPD分为四个分组（A、B、C和D），并制订相应的治疗方案，如图8.1所示。

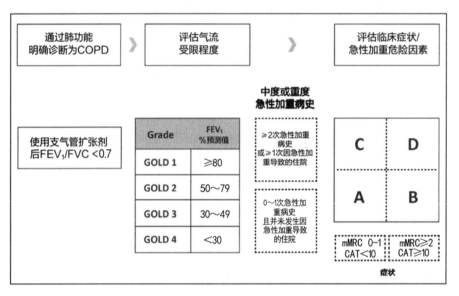

图8.1 2021年更新版ABCD评估工具

3. 护理问题

（1）气体交换受损：与气道阻塞、通气不足、呼吸肌疲劳、分泌物过多和肺泡呼吸面积减少有关。

（2）清理呼吸道无效：与分泌物增多而黏稠、气道湿度减低和无效咳嗽有关。

（3）焦虑：与健康状况的改变、病情危重、经济状况有关。

（4）营养失调：低于机体需要量，与食欲降低、摄入减少、腹胀、呼吸困难、痰液增多有关。

（5）活动无耐力：与疲劳、呼吸困难、氧供与氧耗失衡有关。

4. 健康指导

（1）疾病预防指导：戒烟是预防COPD的重要措施，能有效延缓肺功能进行性下降。对吸烟者应采取多种宣教措施劝导戒烟。同时应控制职业和环境污染，减少有害气体或粉尘、离开通风不良的烹饪环境或减少燃料烟雾的吸入。防治呼吸道感染对预防 COPD 也十分重要。患有慢性支管炎等 COPD 高危人群应定期进行肺功能监测，尽可能及早发现 COPD 并及时采取干预措施。

（2）疾病知识指导：教会病人及家属依据呼吸困难与活动之间的关系，采用呼吸困难问卷或自我评估测试问卷判断呼吸困难的严重程度，以便合理安排工作和生活。使病人理解康复锻炼的意义，发挥病人的主观能动性，制订个体化锻炼计划，进行腹式呼吸或缩唇呼吸训练以及步行、慢跑、气功等体育锻炼。指导病人识别使病情恶化的因素，在呼吸道传染病流行期间尽量避免到人群密集的公共场所，潮湿、大风、严寒气候时避免室外活动，根据气候变化及时增减衣物，避免受凉感冒。

（3）饮食指导：呼吸功的增加可使热量和蛋白质消耗增多，导致营养不良。故应制订足够热量和蛋白质的饮食计划。正餐进食量不足时，应安排少量多餐，避免在餐前和进餐时过多饮水。腹胀的病人应进软食，避免进食产气食物，如汽水、啤酒、豆类、马铃薯和胡萝卜等；避免易引起便秘的食物，如油煎食物、干果、坚果等；避免摄入高碳水化合物和高热量饮食，以免产生过多二氧化碳。

（4）心理指导：引导病人适应慢性病并以积极的心态对待疾病，培养生活兴趣（如听音乐，养花种草等爱好），以分散注意力，减少孤独感，缓解焦虑、紧张。

（5）家庭氧疗：指导病人和家属了解氧疗的目的、必要性及注意事项。指导患者和家属注意安全；告知患者及家属氧疗装置应定期更换、清洁、消毒。

（二）急性呼吸窘迫综合征

急性呼吸窘迫综合征（acute respiratory distress syndrome，ARDS）是一种非心源性肺水肿，经常使危重症更为复杂化的弥漫性肺部炎症综合征，是急性肺损伤（acute lung injury，ALI）的严重阶段，两者为同一疾病过程的两个阶段。ALI 和（或）ARDS 是由心源性的各种肺内和肺外致病因素导致的急性、进行性呼吸衰竭。临床表现为呼吸窘迫和顽固性低氧血症，肺部影像学表现为非均一性渗出性病变。主要病理特征为肺微血管高通透性所致的高蛋白渗出性肺水肿和透明膜形成，可伴有肺间质纤维化。病理生理改变以肺容积减少、肺顺应性降低和严重通气/血流比例失调为主。

ARDS 的病因和发病机制尚未阐明。与之相关的病因包括休克、严重感染、严重创伤、吸入刺激性气体或胃内容物、溺水、急性胰腺炎等。各种致病因子直接吸入下呼吸道或经过血流达到肺循环，激活效应细胞，释放炎症介质，最终引起肺毛细血管损伤，通透性增加和微血栓形成；肺泡上皮损伤，表面活性物质减少或消失，导致肺水肿，肺泡内透明膜形成和微肺不张，从而引起肺的氧合功能障碍。以上可能机制导致顽固性低氧血症。

1. 病例示例

李某，男性，60岁。因"发热、咳嗽1周，呼吸困难2小时"入院。发病时以咳嗽、呼吸困难为主要症状，伴有鼻塞、胸闷、气短、乏力、食欲缺乏。发病前，病人儿子、妻子均有"感冒"史，已痊愈。有吸烟史8年，未戒烟，有慢性支气管炎病史10余年。

体格检查：体温37.3℃，脉搏90次/分，呼吸25次/分，血压120/75mmHg，SpO_2 63%。全身皮肤、黏膜发绀，肢端厥冷，球结膜充血，咽充血，双肺呼吸音粗，两上、中肺布满细湿啰音，双下肢轻度水肿。

实验室及其他检查：血常规示白细胞$13.9×10^9$/L，中性粒细胞百分比71%，16.3%。血气分析：pH 7.44，PaO_2 44mmHg，$PaCO$ 43mmHg，PaO_2/FiO_2 180，PCWP 12mmHg 甲型HIN1病毒核酸抗原（+）。胸部CT检查示双肺呈弥漫性、渗出性改变，伴有大片实变影。

2. 评估要点

1）临床表现

除原发病的表现外，常在受到发病因素攻击（严重创伤、休克、误吸胃内容物等）后72小时内发生，表现为突然出现进行性呼吸困难、发绀，常伴有烦躁、焦虑、出汗，病人常感到胸廓紧束、严重憋气（即呼吸窘迫），不能被氧疗改善，也不能用其他心肺疾病解释。早期多无阳性体征或闻及少量细湿啰音，后期可闻及水泡音及管状呼吸音。

2）实验室及其他检查

（1）影像学检查：X线胸片表现出演变快速多变的特点。早期无异常或出现肺纹理增多，边缘模糊；继之出现斑片状并逐渐融合成大片状的磨玻璃或实变浸润影；后期可出现肺间质纤维化改变。

（2）动脉血气分析以低PaO_2、低$PaCO_2$和高pH为典型表现，后期可出现$PaCO_2$升高和pH降低。肺氧合功能指标包括肺泡-动脉氧分压差、肺内分流、呼吸指数、氧合指数等，其中氧合指数为最常使用的指标，对建立诊断、严重程度分级和疗效评价有重要意义。正常值为400~500mmHg，ARDS为＜300mmHg。

（3）床边肺功能监测：表现肺顺应性降低和无效腔通气量比例增加，但无呼气流速受限。

（4）心脏超声和肺动脉导管检查：通常仅用于与左心衰竭鉴别困难时。一般肺毛细血管楔压（PCWP）＜12mmHg，若＞18mmHg则支持左心衰竭的诊断。

3. 评估是否符合诊断标准

根据ARDS柏林定义，符合下列4项条件者可诊断为ARDS：

（1）有明确的ARDS致病因素且在1周内出现急性或进展性呼吸困难。

（2）胸部X线平片/胸部CT显示两肺浸润阴影，不能完全用胸腔积液、肺叶/全肺不张和结节影解释。

（3）呼吸衰竭不能完全用心力衰竭和液体负荷过重解释。如果没有临床危险因素，则需要用客观检查（如超声心动图）来评价心源性肺水肿。

（4）低氧血症氧合指数≤300mmHg。计算氧合指数的 PaO_2 需在机械通气参数呼气末正压（positive end-expiratory pressure，PEEP）/持续气道内正压（CPAP）不低于 $5cmH_2O$ 的条件下测定。所在地海拔超过 1000m 时，需对 PaO_2/FiO_2 进行校正，校正 PaO_2/FiO_2 ＝实际（PaO_2/FiO_2）×（所在地大气压值/760）。

根据氧合指数，可确定 ARDS 的严重程度：

（1）轻度：200mmHg＜PaO_2/FiO_2＜300mmHg

（2）中度：100mmHg＜PaO_2/FiO_2＜200mmHg

（3）重度：PaO_2/FiO_2＜100mmHg

4. 常见护理诊断/问题

（1）潜在并发症：重要器官缺氧性损伤。

（2）清理呼吸道无效：与呼吸道感染、分泌物过多或黏稠、咳嗽无力及大量液体和蛋白质漏入肺泡有关。

（3）低效型呼吸形态：与不能进行有效呼吸有关。

（4）焦虑：与呼吸窘迫、疾病危重以及对环境和事态失去自主控制有关

（5）自理缺陷：与严重缺氧、呼吸困难、机械通气有关。

（6）营养失调：低于机体需要量，与气管插管和代谢增高有关。

（7）语言沟通障碍：与建立人工气道、极度衰弱有关。

（8）潜在并发症：误吸、呼吸机相关性肺炎、呼吸机相关肺损伤。

5. 健康指导

（1）预防感染：注意个人卫生，勤洗手，避免接触感染源，定期更换口罩；按时接种流感和肺炎球菌等疫苗，增强免疫力；如有发热、咳嗽等感染症状，及时就医，遵医嘱使用抗生素等药物。

（2）营养支持：根据患者的营养状态和消化功能，选择合适的营养途径和方式；提供高蛋白、高能量、易消化的食物或配方奶；分次少量进食，避免进食油腻、辛辣、刺激性食物；进食后保持半坐位或侧卧位，防止胃内容物反流。

（3）心理支持：与患者和家属保持良好的沟通，了解情绪和需求；给予患者和家属必要的心理支持和安慰，帮助树立信心；教授患者放松技巧以缓解焦虑和抑郁，如听音乐、看书等。如有必要，可寻求专业的心理咨询或治疗。

（4）疾病知识指导：向病人及家属讲解疾病的发生、发展和转归。可借助简易图片讲解，使病人理解康复保健的意义与目的。与病人一起回顾日常生活中从事的各项活动，根据病人的具体情况指导病人制订合理的活动与休息计划，嘱病人避免氧耗量较大的活动，并在活动过程中增加休息。指导病人合理安排膳食，加强营养，改善体质。避免劳累、情绪激动等不良因素刺激。

（5）康复指导：教会病人有效呼吸和咳嗽咳痰技术，如缩唇呼吸、腹式呼吸、体位引流、叩背等方法，提高病人的自我护理能力，延缓肺功能恶化。指导并教会病人及家属合理的家庭氧疗方法及注意事项。鼓励病人进行耐寒锻炼和呼吸功能锻炼（如用冷水洗脸等），以提高呼吸道抗感染的能力。避免吸入刺激性气体，劝告吸烟病人戒烟并避免二手烟。嘱病人尽量少去人群拥挤的地方，避免与呼吸道感染者接触，减少感染的机会。

（6）用药指导与病情监测：出院时应将病人使用的药物、剂量、用法和注意事项告诉病人，并写在纸上交给病人，以便需要时使用。若有气急、加重等变化，应尽早就医。

第九章

循环灌注评估

 学习目标

知识

1. 描述与循环灌注有关的解剖和生理;

2. 识记休克、出血、栓塞、梗死、水肿、脑出血、急性心肌梗死等概念;

3. 陈述循环系统评估的主要内容。

能力

规范完成循环灌注系统异常患者的评估。

价值

在实施循环灌注系统评估时,能体现人文关怀,尊重关爱患者,保护患者隐私,确保患者安全舒适。

> **情景导入**
>
> 患者，男，66岁，因"胸痛10天"入院。
>
> 现病史：该患者于2月19日晚11:00无明显诱因突发胸痛，伴周身湿冷，伴大汗，疼痛持续不缓解，立即就诊于当地医院，诊断急性心肌梗死，予溶栓治疗（具体不详）。凌晨4:00左右胸痛逐渐减轻，临床考虑可能再通，但患者随即出现恶心、呕出大量鲜血，予对症止血等治疗后出血量减少，转至我院消化科继续治疗。对症治疗后现病情平稳，今为进一步治疗收入心内CCU。患者目前精神尚可，体力正常，食欲正常，睡眠正常，体重无明显变化，排尿正常，大便正常。既往史：平素健康，否认高血压、糖尿病、冠心病等疾病史，否认肝炎、结核、疟疾等传染病史，否认手术史，否认外伤史，否认输血史。过敏史：无食物及药物过敏史。

第一节　循环灌注的生理机制及常见健康问题

一、循环灌注的生理机制

循环系统是分布于全身各部的连续封闭管道系统，包括心血管系统和淋巴系统。心血管系统内循环流动的是血液，淋巴系统内流动的是淋巴液。淋巴液沿着一系列的淋巴管道向心流动，最终汇入静脉，因此淋巴系统也可认为是静脉系统的辅助部分。循环系统的主要功能是为全身各器官组织运输血液，通过血液将氧、营养物质等供给器官组织，并将器官组织产生的代谢废物运走，以保证人体新陈代谢的正常进行，维持生命活动。此外，循环系统还有内分泌功能。

（一）心脏

1. 心脏结构

心脏是一个中空的圆锥形器官，大约是一个成年人的拳头大小。国人成年男性正常心脏重284±50g，女性258±49g。心脏约2/3位于正中线的左侧；1/3位于正中线的右侧；前方对向胸骨体和第2～6肋软骨；后方平对第5～8胸椎；两侧与胸膜腔和肺相邻；上方连接出入心的大血管；下方临膈。心的长轴自右肩斜向左肋下区，与身体正中线构成45°角。心脏有时可以反位，成为右位心，通常同时伴有腹腔内脏器官的反位。

1) 心包

心包是包裹心和出入心的大血管根部的圆锥形纤维浆膜囊，分为内、外两层，外层是纤维心包，内层为浆膜心包。纤维心包由坚韧的纤维性结缔组织构成，上方包裹出入心的升主动脉、肺动脉干、上腔静脉和肺静脉的根部，并于这些大血管的外膜延续。浆膜心包位于心包囊的内层，又分为壁层和脏层。壁层衬贴于纤维性心包的内面，与纤维心包紧密相贴，脏、壁两层在出入心的大血管根部互相移行，两层之间的潜在性腔隙称为心包腔，腔内含少量浆液，在心脏收缩和舒张时起润滑作用。心包对心脏具有保护作用，能防止心腔过度扩大，以保持血容量恒定。

2）心壁和心间隔

■心壁

心壁由心外膜、心肌层和心内膜组成，它们分别与血管的三层膜相对应。心外膜即浆膜心包的脏层，包裹在心肌表面，表面被覆一层间皮，间皮深面为薄层结缔组织，在大血管与心连通处、结缔组织与血管外膜相连。心肌层是构成心壁的主要部分。心肌层为构成心壁的主体，由特殊的心肌细胞（肌原纤维）组成，包括心房肌和心室肌两部分；心房肌和心室肌附着于心纤维骨骼，被其分开而不连续，因此，心房和心室不会同时收缩。心内膜是被覆于心腔内面的一层润滑的膜，由内皮和内皮下层构成；内皮与大血管的内皮相延续；内皮下层由结缔组织构成，其外层较厚，靠近心肌层，又称心内膜下层，为较疏松的结缔组织，含有小血管、淋巴管和神经以及心传导系的分支。

■心间隔

心间隔把心分隔为容纳动脉血的左半心和容纳静脉血的右半心，它们之间互不相通。左、右心房之间为房间隔，左、右心室为室间隔，右心房与左心室之间为房室隔。

房间隔位于左、右心房之间。房间隔由两层心内膜中间夹心房肌纤维和结缔组织构成，其前缘与升主动脉后面相适应，稍后向后弯曲，后缘临近心表面的后房间沟。

室间隔位于左、右心室之间。室间隔可分为肌部和膜部两部分。肌部占据室间隔的大部分，由肌组织被覆心内膜而成，其左侧面心内膜深面由有左束支及其分支通过，在右侧有右束支通过，但其表面有薄层心肌覆盖。膜部位于心房与心室交界部位；膜部右侧面有三尖瓣隔侧尖附着，由此将膜部分为后上部和前下部，后上部位于右心房与左心室之间称房室部，而前下部位于左右心室之间称室间部。

房室隔为房间隔和室间隔之间的过渡、重叠区域。房室隔右侧面全部属于右心房，左侧面则属左心室流入道后部和流出道前部，大致呈前窄后宽的三角形。

3）心腔和瓣膜

心脏被心间隔分为左、右两半心，左、右两半心各分成左、右心房和左、右心室四个腔，同时心房和心室借房室口相通。

■右心房

右心房分为前、后两部分，前部分称固有心房，后部为腔静脉窦。固有心房内面有许多大致平行排列的肌束，称为梳状肌，梳状肌之间的心房壁较薄，在心耳处，肌束交错成网。当心功能障碍时，心耳处血流更缓慢，易淤积形成血栓。腔静脉窦内壁光滑，无肌性隆起，内有上、下腔静脉口和冠状窦口。右心房的前下部为右房室口，右心房的血液由此流入右心室。

■ 右心室

右心室腔被一弓形的肌性隆起，即室上嵴，分成后下方的右心室流入道和前上方的流出道两部分。右心室流入道的入口为右房室口，呈卵圆形，其周围由致密结缔组织构成的三尖瓣环围绕；三尖瓣基底附着于该环上，瓣膜游离缘垂入室腔；三尖瓣的游离缘和心室面借腱索连于乳头肌；三尖瓣环、三尖瓣、腱索、乳头肌是一个整体，称三尖瓣复合，它们共同保证血液的单向流动。右心室流出道又称动脉圆锥或漏斗部，内壁光滑无肉柱，呈圆锥体状，其上端借肺动脉口通肺动脉干，肺动脉口周缘有三个彼此相连的半月形纤维环为肺动脉环，环上附有三个半月形的肺动脉瓣，瓣膜游离缘向肺动脉干方向。

■ 左心房

左心房可分为前部的左心耳和后部的左心房窦。左心耳内壁也因有梳状肌而凹凸不平，但梳状肌没有右心耳发达且分布不均。左心房窦又称固有心房，腔面光滑，其后壁两侧各有一对肺静脉开口，开口处无静脉瓣，但心房肌可绕肺静脉延伸1～2cm，具有括约肌样作用，也可出现异常的心传导组织。左心房窦前下部借左房室口通左心室。

■ 左心室

左心室腔以二尖瓣前尖为界分为左后方的左心室流入道和右前方的流出道两部分。左心室流入道又称为左心室窦部，左心室流入道的入口为左房室口，口周围的致密结缔组织环为二尖瓣环，二尖瓣基底附于二尖瓣环，游离缘垂入室腔；二尖瓣前、后尖借助腱索附着于乳头肌上；二尖瓣环、二尖瓣、腱索、乳头肌是一个整体，称二尖瓣复合。左心室流出道又称主动脉前庭、主动脉圆锥或主动脉下窦，此部室壁光滑无肉柱，缺乏伸展性和收缩性。流出道的上界为主动脉口，其周围的纤维环上附有三个半月形的瓣膜，名主动脉瓣，瓣膜大而坚韧。

2. 心脏的泵血

心脏的节律性收缩和舒张对血液的驱动作用称为心脏的泵功能或泵血功能，是心脏的主要功能。心脏收缩时将血液注入动脉并通过动脉系统将血液分配到全身各组织；心脏舒张时则通过静脉系统使血液回流到心脏，为下一次射血做准备。正常成年人安静时，心脏每分钟可泵出血液5～6L。

1) 心动周期

心脏的一次收缩和舒张构成一个机械活动周期，称为心动周期。在一个心动周期中，心房和心室的机械活动都可分为收缩期和舒张期。由于心室在心脏泵血活动中起主要作用，故心动周期通常是指心室的活动周期。

心动周期的长度和心率成反比关系。如果正常成年人的心率为75次/分，则每个心动周期持续0.8秒。如图9.1所示，在心房的活动周期中，先是左、右心房收缩，持续0.1秒，继而心房舒张，持续约0.7秒。在心室的活动周期中，也是左、右心室先收缩，持续约0.3秒，随后心室舒张，持续约0.5秒。当心房收缩时，心室仍处于舒张状态；心房收缩结束后不久，心室开始收缩。心室舒张期的前0.4秒期间，心房也处于舒张状态，这一时期称为全心舒张期。在一个心动周期中，心房和心室的活动按一定的次序和时程先后进行，左、右两个心房的活动是同步进行的，左、右两个心室的活动也同步进行的，心房和心室的收缩期都短于各自的舒张期。心率加快时，心动周期缩短，收缩期和舒张期都相应缩短，但舒张期缩短的程度更大，这对心脏的持久活动是不利的。

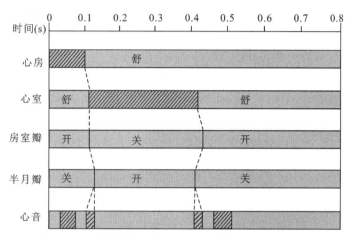

图9.1 心动周期中心房和心室活动的顺序和时间关系

2）心输出量

■每搏输出量和射血分数

一侧心室一次心脏搏动所射出的血液量，称为每搏输出量，简称搏出量。正常成年人在安静状态下，左心室舒张末期容积EDV约123mL，收缩末期容积ESV约55mL，两者之差即为搏出量，约70mL（60～80mL）。可见，心室在每次射血时，并未将心室内充盈的血液全部射出。

搏出量占心室舒张末期容积的百分比，称为射血分数。健康成年人的射血分数为55%～65%。正常情况下，搏出量与心室舒张末期容积是相适应的，即当心室舒张末期容积增加时，搏出量也相应增加，而射血分数基本保持不变。在心室功能减退、心室异常扩大的患者，其搏出量可能与正常人无明显差异，但心室舒张末期容积增大，因此射血分数明显降低。因此，与搏出量相比，射血分数能更准确地反映心脏的泵血功能，对早期发现心脏泵血功能异常具有重要意义。

■每分输出量和心指数

一侧心室每分钟射出的血液量，称为每分输出量，也称心输出量或心排出量。左、右两侧心室的心输出量基本相等。心输出量等于心率与搏出量的乘积。心输出量与机体的新陈代谢水平相适应，可因性别、年龄及其他生理情况的不同而不同。如果心率为75次/分，搏出量约为70mL，则心输出量约为5L/min。一般健康成年男性在安静状态下的心输出量为4.5～6.0L/min。女性的心输出量比同体重男性低10%左右。青年人的心输出量较老年人高。成年人剧烈运动时，心输出量可高达25～35L/min，而在麻醉情况下则可降低到2.5L/min左右。

不同身材的个体测量心功能时，若用心输出量作为指标进行比较，是不全面的。因为身材矮小和身材高大的机体具有不同的耗氧量和能量代谢水平，心输出量也就不同。调查资料表明，人在安静状态时的心输出量和基础代谢率一样，并不与体重成正比，而是与体表面积成正比。以单位体表面积（m^2）计算的心输出量称为心指数。安静和空腹情况下测定的心指数称为静息心指数，可作为比较身材不同个体心功能的评价指标。例如，中等身材的成年人体表面积为1.6～1.7m^2，在安静和空腹的情况下心输出量为5～6L/min，故静息心指数为3.0～3.5L/（min·m^2）。

在同一个体的不同年龄段或不同生理情况下，心指数也可发生变化。10岁左右的少年静息心指数最高，可达4L/（min·m^2）以上。静息心指数随年龄增长而逐渐下降，到80岁时接近于2L/（min·m^2）。运动时，心指数随运动强度的增加大致成比例地增高。在妊娠、情绪激动和进食时，心指数也均有不同程度的增高。

3. 心传导系

心肌细胞按形态和功能可分为两类：普通心肌细胞和特殊心肌细胞。前者构成心房壁和心室壁的主要部分，主要功能是收缩；后者具有自律性和传导性，其主要功能是产生和传导兴奋，控制心的节律性活动。心传导系由特殊心肌细胞构成，包括窦房结、结间束、房室交界区、房室束、左、右束支和Purkinje纤维网。窦房结为心脏正常的起搏点，冲动在窦房结形成后，随即由结间通道和普通心房肌传递，抵达房室结及左心房。冲动在房室结内传导速度极为缓慢，抵达房室束后传导速度加快，束支及Purkinje纤维的传导速度均极为快捷，使全部心室肌几乎同时被激动，完成1次心动周期。

1）窦房结

窦房结是心的正常起搏点。窦房结内的细胞主要有起搏细胞和过渡细胞，还有丰富的胶原纤维，形成网状支架。

2）结间束

结间束分前、中、后三条。结间束在房室结上方相互交织，并有分支与房室膈左侧的左房肌纤维相连，从而将兴奋传至左房。

3）房室交界区

房室交界区又称房室结区，是心传导系统在心房与心室互相连接部位的特殊心肌结构，位于房室膈内。房室交界区由3部分组成：房室结、房室结的心房扩展部和房室束近侧部，各部之间无明显分界。其中，房室结是房室交界区的中央部分。

房室交界区将来自窦房结的兴奋延搁下传至心室，使心房和心室肌依次先后顺序分开收缩。房室交界区是兴奋从心房传向心室的必经之路，而且是最重要的次级起搏点。

4）房室束

房室束又称His束，起自房室结前端，穿中心纤维体，继而行走在室间膈肌性部与中心纤维体之间,向前下行于室间膈膜部的后下缘,同时左束支的纤维继续从主干发出,最后分为右束支和左束支。

5) 左束支

左束支发自房室束的分叉部,在室间隔左侧心内膜下行走,于肌性室间隔上、中 1/3 交界水平,分为前组、后组和间隔组 3 组。其分支从室间隔上部的前、中、后 3 个方向散向整个左室内面,在心内膜深面互相吻合成一个 Purkinje 纤维网,相互间无明显界限。

6) 右束支

右束支起于房室束分叉部的末端,从室间隔膜部下缘的中部向前下弯行,经过右室圆锥乳头肌的后方,向下进入膈缘肉柱,到达右室前乳头肌根部分支分布至右室壁。

7) Purkinje 纤维网

左、右束支的分支在心内膜下交织成心内膜下 Purkinje 纤维网,主要分布在室间隔中下部心尖,乳头肌的下部和游离室壁的下部,室间隔上部、动脉口和房室口附近则分布稀少或没有。

(二) 血管

血管分动脉、毛细血管和静脉三类。

1. 动脉

动脉是运送血液离心的管道。动脉管壁较厚,可分为三层:内膜菲薄,腔面为一层内皮细胞,能减少血流阻力;中膜较厚,含平滑肌、弹性纤维和胶原纤维,大动脉以弹性纤维为主,中、小动脉以平滑肌为主;外膜由疏松结缔组织构成,含胶原纤维和弹性纤维,可防止血管过度扩张。动脉壁的结构与其功能密切相关。大动脉中膜弹性纤维丰富,有较大的弹性,心室射血时,管壁被动扩张;心室舒张时,管壁弹性回缩,推动血液继续向前流动。中、小动脉,尤其是小动脉的平滑肌可在神经体液调节下收缩或舒张以改变管腔大小,从而影响局部血流量和血管阻力。动脉在行程中不断分支,越分越细,最后移形为毛细血管。

1) 动脉血压

动脉血压通常指主动脉压。动脉血压可用收缩压、舒张压、脉压和平均动脉压等数值表示。收缩压是指心室收缩中期达到最高值时的血压。舒张压是指心室舒张末期动脉血压达最低值时的血压。脉搏压简称脉压,是指收缩压和舒张压的差值。平均动脉压则为一个心动周期中每一瞬间动脉血压的平均值。由于心动周期中舒张期较长,所以平均动脉压更接近舒张压,其精确数值可通过血压曲线面积的积分来计算,约等于舒张压加 1/3 脉压。在安静状态下,我国健康青年人的收缩压为 100~120mmHg,舒张压为 60~80mmHg,脉压为 30~40mmHg。

动脉血压存在个体、年龄和性别差异。随着年龄的增长,血压呈逐渐升高的趋势,且收缩压升高比舒张压升高更显著。女性的血压在更年期前略低于男性，而更年期后则与同龄男性基本相同，甚至略有超越。通常情况下，正常人双侧上臂的动脉血压也存在左高右低的特点，其差异可达5～10mmHg。

此外，正常人血压还存在昼夜波动的日节律。大多数人的血压在凌晨2—3时最低，上午6—10时及下午4—8时各有一个高峰，从晚上8时起呈缓慢下降趋势，表现出"双峰双谷"的现象。根据这一规律，临床上偶测血压应选择高峰时为宜。

2）动脉脉搏

动脉脉搏是指每个心动周期中，因动脉压力和容积发生周期性变化而引起的动脉管壁周期性波动。

动脉脉搏可沿动脉管壁传向末梢血管，其传播速度远比血流速度要快。动脉管壁的可扩张性越大，脉搏传播速度就越慢。老年人因动脉硬化，其主动脉脉搏传播速度可由原先的3～5m/s增高到10m/s。

2. 毛细血管

毛细血管是连接动、静脉末梢间的管道，管径较窄，管壁主要由一层内皮细胞和基膜构成。毛细血管彼此吻合成网，除角膜、晶状体、毛发、软骨、牙釉质和被覆上皮外，遍布全身各处。毛细血管数量多，管壁薄，通透性大，管内血流缓慢，是血液与组织液进行物质交换的场所。

3. 静脉

静脉是运送血液回心的血管。小静脉由毛细血管汇合而成，在向心回流过程中不断接受属支，逐渐汇合成中静脉、大静脉，最后注入心房。静脉管壁也可以分为内膜、中膜、外膜三层，但其界限常不明显。与相应的动脉比较，静脉管壁薄，管腔大，弹性小，容血量较大。

1）静脉血压

当血流经动脉、毛细血管到达微静脉时，血压已降低到15～20mmHg。微静脉血压无收缩压和舒张压之分，且几乎不受心脏活动的影响。血液最后流入右心房，此时血压已接近于零。通常将右心房和胸腔内大静脉血压称为中心静脉压，而将各器官静脉的血压称为外周静脉压。中心静脉压较低，正常波动范围是4～12cmH$_2$O，其高低取决于心脏射血能力和静脉回心血量之间的关系。一方面，若心脏射血能力减弱（如心力衰竭），右心房和腔静脉淤血，中心静脉压就升高。另一方面，如果静脉回心血量增多或回流速度过快（如输液、输血过多或过快），中心静脉压也会升高。在血量增加、全身静脉收缩或因微动脉舒张而使外周静脉压升高等情况下，中心静脉压都可能升高。因此，中心静脉压可反映心脏功能状态和静脉回心血量，在临床上常作为判断心血管功能的重要指标，也可作为控制补液速度和补液量的监测指标。

2）静脉回心血量

静脉回心血量在单位时间内等于心输出量，它取决于外周静脉压与中心静脉压之差以及静脉血流阻力。静脉回心血量会随着体循环平均充盈压、心肌收缩力、骨骼肌的挤压作用、体位、呼吸运动的变化而改变。

3）静脉脉搏

静脉脉搏是与心房相连的大静脉受到右心房的血压波动逆行传播，使它们的压力和容积发生周期性的波动而产生。动脉虽有明显的脉搏波，但在抵达毛细血管时脉搏波已经消失，故外周静脉通常没有脉搏波动。但在心力衰竭患者，可出现静脉压升高，右心房压波动较易逆行传到大静脉，引起较明显的颈静脉搏动。

（三）血液循环

在神经体液调节下，血液沿心血管系统循环不息。人体的血液循环主要包括体循环和肺循环，二者同时进行。而心肌的供血则主要通过冠脉循环进行。

1. 体循环

血液由左心室泵出，经主动脉及其分支到达全身毛细血管，血液在此与周围的组织、细胞进行物质和气体交换，再通过各级静脉，最后经上、下腔静脉及心冠状窦返回右心房，这一循环途径称为体循环，又称大循环。体循环的路程长，流经范围广，以动脉血滋养全身各部，并将全身各部的代谢产物和二氧化碳运回心脏。

2. 肺循环

血液由右心室搏出，经肺动脉干及其各级分支到达肺泡毛细血管进行气体交换，再经肺静脉进入左心房，这一循环途径称为肺循环，又称小循环。肺循环路程较短，只通过肺，使静脉血转变成氧饱和的动脉血。

3. 冠脉循环

冠脉循环是指供应心脏本身的血液循环。冠脉系统的动脉为左右冠状动脉及其分支，它们运送血液营养心肌细胞。血液流过毛细血管和静脉以后返回右心房。冠状动脉是主动脉的第一对分支，它的血压较高，血流速度较快，循环路径短，所以冠脉的血液供应相当充分。冠脉循环的正常运转，保证了心脏能不停地进行泵血。

（四）调节循环系统的神经-体液

1. 调节循环系统的神经

主要包括交感神经和副交感神经。当交感神经兴奋时，通过肾上腺素能 α 和 $β_1$ 受体使心率加快，心肌收缩力增强，外周血管收缩，血管阻力增加，血压升高。当副交感神经兴奋时，通过乙酰胆碱能受体使心率减慢，心肌收缩力减弱，外周血管扩张，血管阻力减小，血压下降。

2. 调节循环系统的体液因素

如肾素-血管紧张素-醛固酮系统、血管内皮因子、某些激素和代谢产物等。肾素-血管紧张素-醛固酮系统是调节钠钾平衡、血容量和血压的重要因素。血管内皮细胞生成的收缩物质，如内皮素、血管收缩因子等具有收缩血管作用，内皮细胞生成的舒张物质，如前列环素、一氧化氮等具有扩张血管作用。这两类物质的平衡对维持正常的循环功能起重要作用。

二、循环灌注的常见健康问题

（一）休克

休克是指机体在严重失血、失液、感染、创伤等强烈致病因子的作用下，有效循环血量急剧减少，组织血液灌注量严重不足，引起细胞缺血、缺氧，以致各重要生命器官的功能、代谢障碍或结构损害的全身性危重病理过程。

1. 病因

1）失血和失液

失血：大量失血可引起休克，称为失血性休克。常见于创伤失血、胃溃疡出血、食管静脉出血、宫外孕、产后大出血和弥散性血管内凝血（DIC）等。

失液：剧烈呕吐或腹泻、肠梗阻、大汗淋漓以及糖尿病时的多尿等均可导致大量的体液丢失，使有效循环血量锐减而引起休克，过去称为虚脱。

2）烧伤

严重的大面积烧伤常伴有血浆的大量渗出而丢失，可造成有效循环血量减少，使组织灌流量不足而引起烧伤性休克。其早期与低血容量和疼痛有关，晚期则常因继发感染而发展为脓毒性休克。

3）创伤

严重的创伤可因剧烈疼痛、大量失血和失液、组织坏死而引起休克，称为创伤性休克。

4）感染

细菌、病毒、真菌、立克次体等病原微生物的严重感染可引起休克，属于脓毒性休克。感染是指微生物侵入正常组织，并在体内定植和产生炎性病灶的病理过程。

5）过敏

某些过敏体质的人可因注射某些药物（如青霉素）、血清制剂或疫苗后，甚至进食某些食物或接触某些物品（如花粉）后，发生Ⅰ型超敏反应而引起休克，称为过敏性休克。

6) 心脏功能障碍

大面积急性心肌梗死、急性心肌炎、心室壁瘤破裂、严重的心律失常（房颤、室颤）等心脏病变和心脏压塞、肺栓塞、张力性气胸等影响血液回流和心脏射血功能的心外阻塞性病变均可导致心排血量急剧减少、有效循环血量严重不足而引起休克，称为心源性休克。

7) 强烈的神经刺激

剧烈疼痛、脊髓损伤或高位脊髓麻醉、中枢镇静药过量可抑制交感缩血管功能，使阻力血管扩张，血管床容积增大，有效循环血量相对不足而引起休克，称为神经源性休克。这种休克的微循环灌流正常并且预后较好，常不需治疗而自愈，有人称这种状况为低血压状态，并非休克。

2. 分类

1) 按病因分类

可按上述病因将休克分为失血性休克、烧伤性休克、创伤性休克、脓毒性休克、过敏性休克、心源性休克、神经源性休克等。这种分类方法有利于及时认识并清除病因，是目前临床上常用的分类方法。

2) 按始动环节分类

尽管引起休克的病因各异，但大多数休克的发生都存在有效循环血量减少的共同发病环节。而机体有效循环血量的维持是由三个因素决定的：足够的血量；正常的血管舒缩功能；正常的心泵功能。各种病因均可通过这三个因素中的一个或几个影响有效循环血量，使微循环功能障碍导致组织灌流量减少而引起休克。因此，将血容量减少、血管床容量增加、心泵功能障碍这三个因素称为休克的三个始动环节。按此方法一般可将休克分为以下三类：

（1）低血容量性休克，是指机体血容量减少所引起的休克。常见病因为失血、失液、烧伤、创伤等。大量体液丢失或血管通透性增加可导致血容量急剧减少，静脉回流不足，心排血量减少和血压下降。低血容量性休克的典型临床表现为"三低一高"，即中心静脉压、心排出量及动脉血压降低，外周阻力增高。

（2）血管源性休克，是指由于外周血管扩张，血管床容量增加，大量血液淤滞在扩张的小血管内，使有效循环血量减少且分布异常，导致组织灌流量减少而引起休克，故又称低阻力性休克或分布性休克。

（3）心源性休克，是指由于心脏泵血功能障碍，心排出量急剧减少，使有效循环血量和微循环灌流量显著下降所引起的休克。其病因可分为心肌源性和非心肌源性两类。心肌源性病因包括大面积的心肌梗死、心肌病、严重的心律失常、瓣膜性心脏病及其他严重心脏病的晚期。非心肌源性病因包括压力性或阻力性病因（如急性心脏压塞、心脏肿瘤和张力性气胸）和心脏射血受阻（如肺血管栓塞、肺动脉高压等）。这些原因最终导致血液回流受阻，心舒张期充盈减少，心排出量急剧下降，致使有效循环血量严重不足，组织血液灌注不能维持。这种由非心肌源性病因引起的心源性休克又称阻塞性休克。

3. 机体代谢与功能变化

1) 物质代谢紊乱

休克时，物质代谢变化一般表现为氧耗减少，糖酵解加强，糖原、脂肪和蛋白质分解代谢增强，合成代谢减弱。休克早期由于休克病因而引起过激反应，可出现一过性的高血糖和糖尿，这与血浆中胰高血糖素、皮质醇及儿茶酚胺浓度升高有关。休克过程中机体因高代谢状态，能量消耗增高，所需氧耗量增大而导致组织氧债增大。氧债指机体所需的氧耗量与实测氧耗量之差，氧债增大说明组织缺氧。

2) 电解质与酸碱平衡紊乱

（1）代谢性酸中毒。休克时的微循环障碍及组织缺氧，使线粒体氧化磷酸化受抑，葡萄糖无氧酵解增强及乳酸生成增多。同时，由于肝功能受损不能将乳酸转化为葡萄糖，肾功能受损不能将乳酸排除，结果导致高乳酸血症和代谢性酸中毒。

（2）呼吸性碱中毒。在休克早期，创伤、出血、感染等刺激可引起呼吸加深加快，通气量增加，$PaCO_2$下降，导致呼吸性碱中毒。呼吸碱中毒一般发生在血压下降和血乳酸增高之前，可作为早期休克的诊断标准之一。但应注意，休克后期由于休克肺的发生，患者因通气、换气功能障碍，又可出现呼吸性碱中毒，使机体处于混合性酸碱失衡状态。

（3）高钾血症。休克时的缺血缺氧使ATP生成明显减少，进而使细胞膜上的钠泵运转失灵，细胞内Na^+泵出减少，导致细胞内水钠潴留，细胞外K^+增多，引起高K^+血症。酸中毒还可经细胞外H^+-K^+离子交换而加重高K^+血症。

3) 器官功能障碍

休克过程中由于微循环功能障碍及全身炎症反应综合征，常引起肺、肾、肝、胃肠、心、脑等器官受损，甚至导致多器官功能障碍综合征（MODS）或多器官衰竭。

（二）局部血液循环障碍

完善的血液循环为细胞和组织提供氧和营养物，并维持内环境稳定。局部血液循环障碍可导致局部组织甚至器官的充血、水肿、出血、血栓形成、栓塞或梗死的发生。局部血液循环障碍可以是局部因素所致，也可能是全身血液循环障碍的局部表现。

1. 充血和淤血

1) 充血

器官或组织因动脉输入血量的增多，称为动脉性充血，一般简称充血，是一种主动过程，表现为局部组织或器官小动脉和毛细血管扩张，血液输入量增加。

■常见类型

多种原因可通过神经体液作用，使血管舒张神经兴奋性增高或血管收缩神经兴奋性降低，引起细动脉扩张，血流加快，使微循环动脉血灌注量增多。按发生原因，充血可分为生理性充血和病理性充血。

生理性充血是指局部组织或器官因生理需要和代谢增强而发生的充血。例如进食后的胃肠道黏膜充血，运动时骨骼肌组织充血，妊娠时子宫充血等。

病理性充血是指各种病理状态下局部组织或器官发生的充血。炎症性充血是较为常见的病理性充血，特别是在炎症反应的早期，由于致炎因子引起的神经轴突反射使血管舒张神经兴奋及血管活性胺类介质作用，使细动脉扩张充血，局部组织变红和肿胀。较长时间受压的局部组织或器官当压力突然解除后，细动脉发生反射性扩张引起的充血，称减压后充血。如绷带包扎肢体或腹水压迫腹腔内器官，组织内的血管张力降低，若突然解开绷带或一次性大量抽取腹水，局部压力迅速解除，受压组织内的细动脉发生反射性扩张，导致充血。

■后果

动脉性充血常是短暂的血管反应，原因消除后，局部血量恢复正常，通常对机体无不良后果。但在有高血压或动脉粥样硬化等疾病的基础上，情绪激动等原因可造成脑血管充血、破裂，严重时引起出血性脑卒中。

2）淤血

局部组织或器官静脉血液回流受阻，血液淤积于小静脉和毛细血管内，导致血量增加，称静脉性充血，一般简称淤血。淤血是一种被动过程，可发生于局部或全身。

■原因

静脉受压：多种原因可压迫静脉引起静脉管腔狭窄或闭塞，血液回流障碍，导致组织或器官淤血。如肿瘤压迫局部静脉引起相应组织淤血；妊娠时增大的子宫压迫髂总静脉引起下肢淤血；肠疝嵌顿、肠套叠、肠扭转压迫肠系静脉引起肠管淤血。

静脉腔阻塞：静脉血栓形成或侵入静脉内的肿瘤细胞形成瘤栓，可阻塞静脉血液回流，局部出现淤血。如下肢深静脉血栓形成后，患者会出现患肢的淤血、水肿、疼痛等。

心力衰竭：心力衰竭时心脏不能排出正常容量的血液进入动脉，心腔内血液滞留，压力增高，阻碍了静脉的回流，造成淤血。二尖瓣或主动脉瓣关闭不全、高血压病后期或心肌梗死等引起的左心衰竭，肺静脉压增高，造成肺淤血。因慢性支气管炎、支气管扩张症、硅沉着病等疾病引起肺源性心脏病时，右心出现衰竭，导致体循环淤血。

■后果

发生淤血的局部组织和器官体积增大、肿胀，重量增加。由于淤血时微循环的动脉血灌注量减少，血液内氧合血红蛋白含量减少而还原血红蛋白含量增加，发生于体表的淤血可见局部皮肤呈紫蓝色，称发绀。由于局部血流停滞，毛细血管扩张，散热增加，体表温度下降。

淤血的后果取决于器官或组织的部位和类型、淤血的程度和时间长短等因素。短时间的淤血后果轻微。长时间的淤血又称慢性淤血，由于局部组织缺氧，营养物质供应不足和代谢中间产物堆积和刺激，导致实质细胞萎缩、变性甚至死亡；间质纤维组织增生，并且组织内网状纤维胶原化，器官逐渐变硬，出现淤血性硬化。

2. 出血

血液从血管或心腔溢出，称为出血。毛细血管出血常常发生于慢性淤血；大动脉、大静脉出血的破裂性出血则常由血管外伤引起，或由炎症和肿瘤侵蚀血管壁引起。

1）病因

■破裂性出血

破裂性出血由心脏或血管壁破裂所致，一般出血量较大。原因有：

血管机械性损伤：如割伤、刺伤、弹伤。

血管壁或心脏病变：如心肌梗死后形成的室壁瘤、主动脉瘤或动脉粥样硬化破裂等。

血管壁周围病变侵蚀：如恶性肿瘤入侵及周围的血管；结核性病变侵蚀肺空洞壁的血管；消化性溃疡侵蚀溃疡底部的血管。

静脉破裂：常见于肝硬化时食管下端静脉曲张，破裂出血。

毛细血管破裂：此类出血多发生于局部软组织的损伤。

■漏出性出血

由于微循环的毛细血管和毛细血管后静脉通透性增高，血液通过扩大的内皮细胞间隙和受损的基底膜漏出血管外，称为漏出性出血。常见原因为：

血管壁的损害：这是很常见的原因，常由于缺氧、感染、中毒等因素的损害引起。如脑膜炎、双球菌败血症、立克次体感染、流行性出血热、蛇毒、有机磷中毒等损害血管壁致通透性增高等。

血小板减少或功能障碍：如再生障碍性贫血、白血病、骨髓内广泛性肿瘤转移等均可使血小板生成减少；原发性或继发性血小板减少性紫癜、弥散性血管内出血使血小板破坏或消耗过多；某些药物在体内诱发免疫反应，所形成的抗原-抗体免疫复合物吸附于血小板表面，使血小板连同免疫复合物被巨噬细胞吞噬等。

凝血因子缺乏：如凝血因子Ⅷ（血友病 A）、Ⅸ（血友病 B）、血管性假血友病因子以及纤维蛋白原、凝血酶原、凝血因子Ⅳ、Ⅴ、Ⅶ、Ⅹ等的先天性缺乏；肝实质疾患如肝炎、肝硬化、肝癌，凝血因子Ⅶ、Ⅸ、Ⅹ合成减少；DIC 时凝血因子消耗过多等。

2）后果

出血对机体的影响取决于出血的类型、出血量、出血速度和出血部位。破裂性出血过程迅速，在短时间内丧失循环血量20%～25%时，可发生出血性休克。漏出性出血出血广泛时，如肝硬化因门静脉高压发生广泛性胃肠道黏膜出血，亦可导致出血性休克。发生在重要器官的出血，即使出血量不多，亦可引起严重的后果，如心脏破裂引起的心包内积血可导致心功能不全；脑出血，尤其是脑干出血，因重要的神经中枢受压可导致死亡。局部组织或器官的出血，可导致相应的功能障碍，如脑内囊出血可引起对侧肢体的偏瘫；视网膜出血可引起视力消退或失明。慢性反复性出血还可引起缺铁性贫血。

3. 栓塞

在循环血液中出现的不溶于血液的异常物质，随血流运行阻塞血管腔的现象称为栓塞。阻塞血管的异常物质称为栓子。栓子可以是固体、液体或气体。最常见的栓子是脱落的血栓或其节段。罕见的为脂肪滴、空气、羊水和肿瘤细胞团。

1）栓塞的类型和对机体的影响

■血栓栓塞

肺动脉栓塞：造成动脉栓塞的栓子绝大多数（95%以上）来自下肢膝以上的深部静脉，特别是腘静脉、股静脉和髂静脉，偶可来自盆腔静脉或右心附壁血栓。栓子的大小和数量不同，其引起栓塞的后果不同。

（1）中、小栓子多栓塞肺动脉的小分支：常见于肺下叶，除多发性或短期内多次发生栓塞外，一般不引起严重后果。若在栓塞前，肺已有严重的淤血，微循环内压升高，使支气管动脉供血受阻，可引起肺组织的出血性梗死。

（2）大的血栓栓子栓塞肺动脉主干或大分支：较长的栓子可栓塞左右肺动脉干，称为骑跨性栓塞。患者可因急性呼吸和循环衰竭死亡（猝死）。

（3）若栓子小但数目多，可广泛性地栓塞肺动脉多数小分支，亦可引起右心衰竭猝死。

体循环动脉栓塞：80%体循环动脉栓塞的栓子来自左心腔，常见有亚急性感染性心内膜炎时心瓣膜上的赘生物、二尖瓣狭窄时左心房附壁血栓、心肌梗死区心内膜上的附壁血栓，其余见于动脉粥样硬化溃疡或动脉瘤的附壁血栓，极少有来自腔静脉的栓子通过房间隔缺损进入左心，发生交叉性栓塞。动脉栓塞的主要部位为下肢、脑、肠、肾、脾。栓塞的后果取决于栓塞的部位和局部侧支循环情况以及组织对缺血的耐受性。当栓塞的动脉缺乏有效的侧支循环时，可引起局部组织的坏死。上肢动脉吻合支丰富，肝脏有肝动脉和门静脉双重供血，故很少发生梗死。

■脂肪栓塞

循环血流中出现脂肪滴阻塞小血管，称为脂肪栓塞。脂肪栓塞的栓子常来源于长骨骨折、脂肪组织严重挫伤和烧伤，这些损伤可导致脂肪细胞破裂释出脂滴，由破裂的骨髓血管窦状隙或静脉进入血液循环引起栓塞。脂肪肝时，由于上腹部猛烈挤压、撞击，使肝细胞破裂释出脂滴进入血流。非创伤性的疾病（如糖尿病）、酗酒和慢性胰腺炎血脂过高或精神受强烈刺激、过度紧张也可使呈悬乳状态的血脂不能保持稳定而游离并互相融合形成脂肪滴。

脂肪栓塞的后果取决于栓塞部位及脂滴数量的多少。少量脂滴入血，可被巨噬细胞吞噬吸收或由血中脂酶分解清除，无不良后果。若大量脂滴（9～20g）短期内进入血液循环，使75%及以上的肺循环面积受阻时，可引起窒息或因急性右心衰竭而死亡。

■气体栓塞

大量空气迅速进入血液循环或原溶于血液内的气体迅速游离，形成气泡阻塞心血管，称为气体栓塞。前者称为空气栓塞，后者是在高气压环境急速转到低气压环境的减压过程中发生的气体栓塞，称减压病。

空气栓塞多由于静脉损破裂，外界空气由缺损处进入血流所致。空气进入血液循环的后果取决于进入的速度和气体量。少量气体入血，可溶解于血液内，不会发生气体栓塞。若大量气体（多于100mL）迅速进入静脉，随血流到右心后，因心脏搏动，将空气与血液搅拌形成大量血气泡，使血液变成泡沫状充满心腔，阻碍了静脉血的回流和向肺动脉的输出，造成了严重的循环障碍。患者可出现呼吸困难、发绀致猝死。进入右心的部分气泡，可直接进入肺动脉，阻塞小的肺动脉分支，引起肺小动脉气体栓塞。小气泡亦可经过肺动脉小分支和毛细血管到左心，致使体循环内的一些器官栓塞。

减压病又称沉箱病和潜水员病，是气体栓塞的一种。人体从高气压环境迅速进入常压或低气压环境，原来溶于血液、组织液和脂肪组织内的气体包括氧气、二氧化碳和氮气迅速游离形成气泡。氧和二氧化碳可再溶于体液内被吸收，但氮气在体液内溶解迟缓，致在血液和组织内形成很多微气泡或融合成大气泡，引起气体栓塞，又称氮气栓塞。氮气析出时因气体所在部位不同，其临床表现也不同。位于皮下时引起皮下气肿；位于肌肉、肌腱、韧带内引起关节和肌肉疼痛；位于局部血管内引起局部缺血和梗死，常见于股骨头、胫骨和髂骨的无菌性坏死；全身性特别是四肢、肠道等末梢血管阻塞可引起痉挛性疼痛；若短期内形成大量气泡阻塞了多数血管，特别是阻塞冠状动脉时，可引起严重血液循环障碍甚至迅速死亡。

■ 羊水栓塞

羊水栓塞是分娩过程中一种罕见严重并发症，死亡率大于80%。在分娩过程中，羊膜破裂、早破或胎盘早期剥离，又逢胎儿阻塞产道时，子宫强烈收缩，宫内压增高，可将羊水压入子宫壁破裂的静脉窦内，经血液循环进入肺动脉分支、小动脉及毛细血管内引起羊水栓塞。本病发病急，后果严重，患者常在分娩过程中或分娩后突然出现呼吸困难、发绀、抽搐、休克、昏迷甚至死亡。

■ 其他栓塞

肿瘤细胞和胎盘滋养叶细胞均可侵蚀血管，骨折时骨髓细胞可进入血液，这些情况都可引起细胞栓塞；动脉粥样硬化灶内的胆固醇结晶脱落引起动脉系统栓塞；寄生在门静脉的血吸虫及其虫卵栓塞肝内门静脉小分支；细菌、真菌团和其他异物如子弹（弹片）偶可进入血液循环引起栓塞。

4. 梗死

器官或局部组织由于血管阻塞、血流停止导致缺氧而发生的坏死，称为梗死。梗死一般是由于动脉的阻塞而引起局部组织缺血坏死。静脉阻塞使局部血流停滞缺氧，也可引起梗死。

1）梗死形成的原因和条件

血栓形成：血管血栓形成导致动脉血流中断或灌注不足是梗死形成的最常见的原因。

主要见于冠状动脉、脑动脉粥样硬化合并血栓形成时引起的心肌梗死和脑组织梗死。伴有血栓形成的脚背动脉闭塞性脉管炎可引起脚部梗死。静脉内血栓形成一般只引起淤血、水肿，但肠系膜静脉血栓形成可引起所属静脉引流肠段的梗死。

动脉栓塞：多为动脉血栓栓塞，亦可为气体、羊水、脂肪栓塞，常引起脾、肾、肺和脑的梗死。

动脉痉挛：在严重的冠状动脉粥样硬化或合并硬化灶内出血的基础上，冠状动脉可发生强烈和持续的痉挛，引起心肌梗死。

血管受压闭塞：如位于血管外的肿瘤压迫血管；肠扭转、肠套叠和嵌顿疝时，肠系膜静脉和动脉受压或血流中断；卵巢囊扭转及睾丸扭转致血流供应中断等引起的坏死。

2）梗死对机体的影响

梗死对机体的影响大小取决于发生梗死的器官、梗死灶的大小和部位以及有无细菌感染等因素。重要器官的大面积梗死可引起器官严重功能障碍，甚至导致患者死亡。例如大面积心肌梗死可导致心功能不全或死亡；大面积脑梗死可导致瘫痪或死亡。梗死若发生在脾、肾，则对机体影响较小，常常仅引起局部症状。如肾梗死可出现腰痛和血尿，不影响肾功能；肺梗死有胸痛和咯血；肠梗死常出现剧烈腹痛、血便和腹膜炎症状；肺、肠、四肢的梗死，若继发腐败菌感染，可引起坏疽，后果严重；败血性梗死，如急性感染性心内膜炎含化脓性细菌栓子的脱落引起的栓塞，梗死灶内可出现脓肿。

5. 水肿

水肿是指组织间隙或体腔内过量的体液潴留。通常所称的水肿乃指组织间隙内的体液增多，体腔内体液增多则称积水。水肿可表现为局部性的和全身性的，全身性水肿往往伴有浆膜腔积水，如腹水、胸腔积水和心包腔积水。

水肿按分布范围可分全身水肿和局部水肿。也可按发生部位命名，如脑水肿、肺水肿、皮下水肿等。正常体腔内只有少量液体，当体腔内液过多积聚时，称为积水，如心包积水、胸腔积水（胸水）、腹腔积水（腹水）、脑室积水、阴囊积水等等。

水肿常按其原因命名，如肾性水肿、肝性水肿、心性水肿、营养性水肿、静脉阻塞性水肿、淋巴水肿、炎症性水肿等。可见水肿并非独立疾病，而是一种重要病理过程或体征。

1）病因

（1）心源性水肿：各种心脏病发生右心衰竭时可出现水肿，水肿首先出现在身体最低部位，如下肢、臀部、背部等，严重时可引起全身水肿。

（2）肾源性水肿：肾小球肾炎、肾病综合征等均可出现水肿。水肿首先出现在眼睑、面部等疏松组织，严重时蔓延到全身，甚至出现胸水、腹水。

（3）肝源性水肿：如肝硬化时，由于门静脉压升高或肝功能不全引起低蛋白症时可出现水肿。其特点为发生缓慢，常以腹水为主，全身水肿较轻，下肢明显。

（4）营养不良性水肿：主要由于低蛋白血症引起血管内胶体渗透压降低所致。常发生于摄食不足、肠道吸收障碍、慢性消耗性疾病等。此外，维生素 B1 缺乏症也是产生水肿的附加因素。

（5）特发性水肿：女性多见，水肿可出现在眼睑及下肢。其发生原因为部分患者由于直立时交感神经兴奋不足导致脑部供血不足，通过容量感受器反射地引起醛固酮分泌增加所致，常伴有其他神经衰弱症状。部分女性于经前 7~14 天出现，月经来潮后消退，可能与性激素功能失调有关。

（6）其他：如结缔组织疾病所致铁水肿（硬皮病、皮肌炎）、药物（肾上腺皮质激素、甘草等）所致的水肿、内分泌疾病所致水肿（如黏液性水肿）。

2）水肿对机体的影响

水肿对机体的影响取决于水肿的部位、程度、发生速度及持续时间。全身性皮下水肿有时可以指示心力衰竭和肾衰竭，对诊断有帮助。局部的皮肤水肿影响伤口的愈合和感染的清除。肺水肿影响通气功能，甚至引起死亡。肺水肿时，水肿液不但聚集在肺泡壁毛细血管周，阻碍氧气交换，而且聚集在肺泡腔内，形成有利于细菌感染的环境。脑水肿可引起颅内压增高，脑疝形成，或压迫脑干血管供应，造成患者快速死亡。喉头水肿可引起气管阻塞，患者因此窒息死亡。

（三）缺血-再灌注损伤

机体的组织细胞必须持续不断地获得氧，生成 ATP 以维持正常的功能代谢。充足的血液灌注对于维持氧及营养物质的供应至关重要，由于各种原因造成组织血液灌注减少而使细胞发生损伤，称为缺血性损伤。缺血时间越长，细胞就可能出现不可逆损伤而导致器官、系统功能障碍，因此尽快恢复器官血流灌注是缺血性损伤最重要的治疗策略。但是，大量实验研究及临床证据表明，恢复某些缺血组织器官的血液灌注及氧供反而会加重组织损伤，此现象称为缺血-再灌注损伤。

1. 常见原因

（1）组织器官缺血后恢复血液供应，如休克时微循环的疏通、断肢再植和器官移植等。

（2）某些医疗技术的应用，如溶栓疗法、冠脉搭桥术以及经皮冠状动脉介入治疗等。

（3）体外循环条件下的心脏手术、肺血栓切除手术、心肺复苏、脑复苏等。

2. 功能代谢变化

1）心肌缺血-再灌注损伤

（1）再灌注性心律失常：缺血心肌再灌注过程中出现的心律失常。此类心律失常通常发生在再灌早期，发生率较高。

（2）心肌舒缩功能障碍：包括再灌注性心肌顿抑和微血管阻塞。缺血心肌在恢复血液灌注后，心肌舒缩功能要经过较长的一段时间（数天到数周）后才能恢复，此为可逆性的心肌功能障碍，称为心肌顿抑。动物实验显示缺血-再灌可引起心肌微血管发生阻塞，发生严重的肿胀与内皮细胞损伤，腔内血栓形成，供血减少，ATP合成减少，引起心肌舒缩功能障碍。

（3）心肌结构变化：再灌注损伤心肌的结构变化与单纯缺血心肌的变化性质基本相同，但前者程度更为严重，表现为基底膜部分缺失，质膜破坏，损伤迅速扩展到整个细胞使肌原纤维结构破坏，线粒体损伤。再灌注还可造成不可逆性损伤，出现心肌缺血、坏死。

2）脑缺血-再灌注损伤

脑是对缺氧最敏感的器官，它的活动主要依靠葡萄糖有氧氧化提供能量。一旦缺血缺氧，线粒体呼吸链功能障碍，ATP合成减少，无氧酵解增强，乳酸增多，细胞内酸中毒，离子分布异常，Na^+和Ca^{2+}内流，细胞水肿，神经元功能障碍。另外，再灌注又会引起自由基增多、兴奋性氨基酸生成增多，钙超载及炎症反应过度激活而引起激发性损伤，脑组织形态学最明显的改变是脑水肿和脑细胞坏死。临床表现为感觉、运动或意识等脑功能障碍，严重时甚至死亡。

3）其他器官缺血-再灌注损伤的变化

（1）肺缺血-再灌注损伤的变化：黄嘌呤氧化酶产生的氧自由基是引起肺缺血-再灌注损伤的主要介质；内皮细胞收缩，肺微血管通透性增加，引起细胞渗出、肺水肿。

（2）肝缺血-再灌注损伤的变化：肝移植和阻断血管的肝脏切除术等可发生肝缺血-再灌注损伤。此时，血清丙氨酸氨基转移酶、天冬氨酸氨基转移酶及乳糖脱氢酶活性明显增高，肝功能受损。

（3）肾缺血-再灌注损伤的变化：肾缺血-再灌注时，血清肌酐浓度明显增高，肾功能严重受损。再灌注时肾组织损伤较单纯缺血明显加重，表现为线粒体高度肿胀、变形、嵴减少，排列紊乱甚至崩解，空泡形成等。

（4）肠缺血-再灌注损伤的变化：肠套叠、血管外科手术和失液性休克等，可伴有胃肠道缺血-再灌注损伤，其特征为黏膜损伤和屏障功能障碍，表现为广泛上皮与绒毛分离，上皮坏死，大量中性粒细胞浸润，固有层破损，出血及溃疡形成。

第二节　循环灌注的评估

在全面收集患者主、客观资料的基础上，对循环系统疾病患者进行评估时，应着重注意如下内容。

一、病史

（一）患病及诊治经过

患病的起始情况和时间，有无明显诱因，主要症状及其特点（如出现的部位、性质、严重程度、持续时间、发作频率、加重或缓解因素），有无伴随症状，是否呈进行性加重，有无并发症。既往检查结果、治疗经过及效果。是否遵从医嘱治疗，包括药物治疗（如药物种类、剂量和用法）和非药物治疗（如心衰和高血压患者是否遵从低盐饮食）。

（二）目前状况

目前的主要不适及病情变化，对日常活动、饮食、睡眠、大小便有无影响，体重、营养状况有无改变。

（三）相关病史

患者有无与心血管病相关的疾病，如糖尿病、甲亢、贫血、风湿热、系统性红斑狼疮等，是否已进行积极的治疗，疗效如何。患者直系亲属中有无与遗传相关的心血管病，如肥厚型心肌病、原发性高血压、冠心病等。

（四）心理-社会状况

1. 患者角色

患者对疾病的性质、过程、预后及防治知识的了解程度。患病对患者生活、工作或学习的影响。患者是否能适应角色转变，正确应对。

2. 心理状况

有无焦虑、恐惧、抑郁、悲观等心理反应及其严重程度。在患病急性期，患者常因疾病引起的严重症状如呼吸困难、心悸、晕厥、疼痛伴濒死感而产生恐惧；在康复期，部分患者常由于疾病带来生活上的限制、病情的反复、职业的改变或提前退休、在家中角色地位的改变、家人过分保护等因素而感到自尊受到威胁，进而产生自卑、抑郁、悲观等负性情绪，还可能因担心心脏介入手术风险及效果而焦虑。

3. 性格特征

评估患者是否容易出现情绪激动、精神紧张。研究证实，A型性格是冠心病、原发性高血压的危险因素之一。此外，情绪激动和精神紧张也是引起心绞痛发作、心衰加重、血压升高的常见诱因。

4. 社会支持系统

评估患者的家庭成员组成，家庭经济状况，文化、教育背景，对患者所患疾病的认识，对患者的关心和支持程度；患者工作单位所能提供的支持，有无医疗保障；患者出院后的就医条件，居住地的社区保健资源等。

(五) 生活史

1. 个人史

评估患者的居住地在城市还是农村，居住条件是宽敞、干燥还是拥挤、潮湿，有无充足的阳光；从事的职业是脑力劳动还是体力劳动，是否需要高度集中注意力或久坐少动。原发性高血压、冠心病多见于城市居民和脑力劳动者，风湿性心脏瓣膜病则在农村较常见，在住房拥挤、环境潮湿的居民中发病率明显增高。

2. 生活方式

评估患者是否经常摄入高热量、高胆固醇、高脂肪、含盐或含咖啡因过多的食物，是否经常暴饮暴食，这些因素是某些心血管疾病（如冠心病、高血压）的危险因素。评估患者排尿有无异常，有无定时排便的习惯，有无便秘；日常生活是否有规律，生活自理的程度如何；是否有规律地进行体育锻炼，主要的运动方式及运动量；有无烟酒嗜好，每天吸烟、饮酒的量及持续年限，是否已戒烟酒。

二、身体评估

(一) 一般状态

1. 生命体征

生命体征评估对判断心血管病患者病情具有重要意义。如感染性心内膜炎患者常有体温升高；房颤患者脉搏短绌；奇脉是心脏压塞的表现之一；心源性呼吸困难患者有呼吸频率、节律及深度的变化；高血压患者血压有不同程度的升高；主动脉瓣关闭不全患者脉压增大。

2. 面容与表情

心绞痛、心肌梗死时患者常表情痛苦，二尖瓣狭窄患者可出现"二尖瓣面容"。

3. 体位

评估是否能平卧，严重心力衰竭的患者常取半卧位或端坐位。

4. 营养状况

难治性心衰患者常因长期食欲下降而消瘦，部分高血压、冠心病患者体型肥胖。

(二) 皮肤黏膜

皮肤黏膜的颜色、温度和湿度，有无发绀，有无身体低垂部位水肿。

（三）肺部检查

注意有无干、湿啰音，啰音的部位，与体位变化的关系；是否伴有胸腔积液征。两侧肺底湿啰音常见于左心衰竭肺淤血患者。

（四）心脏血管检查

评估有无心前区隆起，心尖搏动的位置和范围是否正常，有无震颤和心包摩擦感。是否有颈静脉充盈或怒张。叩诊心界的大小和位置是否正常。听诊心率快慢，心律是否整齐，心音有无增强或减弱，有无奔马律及心包摩擦音，各瓣膜区有无病理性杂音，有无心包摩擦音。

（五）腹部检查

有无腹水征及肝颈静脉反流征。

三、实验室及其他检查

（一）血液检查

如血常规、电解质、血脂、血糖、脑钠肽、心肌坏死标志物、肝肾功能、血培养、血气分析等。血液检查不仅有利于了解循环系统疾病的危险因素，协助病因诊断，还有助于病情严重程度和病程演变的判断，了解治疗效果。

（二）心电图检查

包括普通心电图、动态心电图、运动心电图、遥测心电图、食管心电图、起搏电生理、心室电位和心率变异性分析等。下面着重介绍常用的三种。

1. 心电图

心电图是循环系统疾病患者最常用的无创性检查之一，是诊断心律失常和急性心肌梗死的重要手段，还可用于电解质紊乱、房室肥大的判断。检查时要求患者仰卧，双臂与躯干平行，平静呼吸，避免紧张，防止产生干扰波形而影响分析。

2. 动态心电图

动态心电图又称 Holter 心电图，能记录受检者连续 24 小时甚至更长时间内日常生活或工作状态下的心电信号。动态心电图可提供以下信息：①心率，包括 24 小时平均心率、最快和最慢心率；②心律失常的类型、发作时间；③心脏停搏的持续时间、次数；④心电图的波形改变，如 ST 段抬高或下移；⑤心电图改变发生的时间，患者当时的活动状况及伴随症状。根据动态心电图资料，可了解临床症状（如心悸、晕厥、胸痛）与心电图变化之间的关系，有助于分析和寻找这些症状的原因。检查前应告诉患者，为取得可靠资料，应将自己 24 小时内的活动情况、出现的症状按时间顺序做好记录；若出现电极片脱落，及时告诉医护人员进行更换。

3. 运动心电图

运动心电图可用于早期冠心病的诊断和心功能的评价。目前临床上常采用的运动方式是平板或踏车运动，这两种运动试验的主要优点是可根据受试者个人的情况，达到受试者亚极量或极量负荷，符合运动试验的原理和要求，结果比较可靠。检查前应向患者讲明此检查的目的及如何进行运动；嘱患者试验前 3 小时禁食、禁烟，衣着要适于运动。由于某些药物可影响运动时的心率和血压变化，使试验结果的分析复杂化，应在医师指导下决定是否停用这些药物。运动试验结束后应注意观察血压、心率和心电图变化 10~15 分钟，确保安全后离开。

（三）动态血压监测

采用特殊血压测量和记录装置，按设定的时间间隔测量并记录 24 小时的血压，以了解不同生理状态下血压的波动。主要观察指标有 24 小时平均血压、昼夜变化规律及血压波动情况、夜间平均血压等。正常人 24 小时血压白昼高、夜间低，血压值分布趋势图呈勺形。部分高血压患者的血压趋势图呈非勺形或反勺形。动态血压监测对轻型高血压、阵发性高血压和假性高血压的检测具有重要意义，还可用来评价降压药的效果，有助于选择合理的剂量和用法，维持平稳的降压效应。

（四）心脏影像学检查

1. 超声心动图

超声心动图包括 M 型超声心动图、二维超声心动图、彩色多普勒血流显像、经食管超声心动图、冠状动脉内超声等。可用于了解心脏结构、心内或大血管内血流方向和速度、心瓣膜的形态和活动度、瓣口面积、心室收缩和舒张功能、左心房血栓、粥样硬化斑块的性质等情况。

2. X 线胸片

X 线胸片可显示心脏、大血管的外形。二尖瓣型心脏常见于二尖瓣狭窄，主动脉型心脏常见于高血压、主动脉瓣关闭不全，普遍增大型心脏常见于全心衰竭、心肌病。肺循环影像有助于先天性心脏病、肺动脉高压、肺淤血和肺水肿的诊断。

3. 心脏 CT

常规 CT 主要用于心包疾病和肺动脉栓塞等病变的临床诊断。近年来冠状动脉 CT 造影（CTA）发展迅速，逐渐成为评估冠状动脉粥样硬化的有效无创成像方法，是筛查和诊断冠心病的重要手段。

4. MRI 检查

MRI 对心肌病、心包疾病、主动脉瘤、主动脉夹层及大动脉炎的诊断具有较大价值。采用延迟增强技术可定量测定心肌瘢痕面积，识别存活心肌。

5. 放射性核素检查

目前临床上应用较多的是心肌灌注显像和正电子发射体层显像（PET）。心肌各部位放射性物质聚集的多少与该部位冠状动脉血液灌注量呈正相关，局部心肌缺血、细胞坏死及瘢痕形成表现为放射性稀疏区或缺损，运动或药物负荷可提高诊断的敏感性。主要用于评价心肌缺血的范围和严重程度，了解冠状动脉血流和侧支循环情况，检测存活心肌等。

（五）心导管术和血管造影

经外周血管，采用经皮穿刺技术，在 X 线透视下，将特制的导管送入右心、左心系统或分支血管内，测量不同部位的压力、血氧饱和度，测定心功能，记录心内局部电活动或注射造影剂显示心脏和血管图像，可获得准确的诊断资料。

第三节　循环灌注评估案例

（一）高血压

高血压是以体循环动脉压升高为主要临床表现的心血管综合征，可分为原发性高血压（primary hypertension）和继发性高血压（secondary hypertension）。原发性高血压又称高血压病，是心脑血管疾病最重要的危险因素，可损伤心、脑、肾等重要脏器的结构和功能，最终导致这些器官功能衰竭。继发性高血压是由某些确定疾病或病因引起的血压升高，约占 5%。

1. 病例示例

患者，女，56 岁，在行走时突感头痛，伴恶心、呕吐，继而跌倒在地，呼之不应，伴四肢抽搐，小便失禁。既往有高血压病史 10 年，未正规服用降压药物，未自我监测血压。

体格检查：体温 37.1℃，脉搏 100 次/分，血压 210/120mmHg。双肺呼吸音清，未闻及干、湿啰音。心律齐，各瓣膜听诊区未闻及病理性杂音。腹平软，无压痛、反跳痛及肌紧张，未闻及血管杂音。神经系统查体阴性，双下肢无水肿。

2. 评估要点

1) 评估阶段

包括入院时、住院期间及出院前的评估。入院时的评估主要是为了了解患者的基本状况和确定治疗方案；住院期间的评估主要是对治疗效果和康复进展进行监测和评估；出院前的评估则是为了评估患者的出院能力并制订出院计划。

2) 评估目标

评估该患者的循环状况，包括既往病史、危险因素、伴随症状、心理-社会状况、意识状态、生命体征、肢体功能、生活方式、体重变化状况、营养状况。确定高血压对患者日常活动、生活质量的影响程度；制订患者个性化的康复计划，改善血压状况，以提升患者的生活质量。

3) 评估内容

■病史

病因和危险因素：询问患者确诊高血压的时间，既往血压控制情况及血压最高水平，伴随症状及程度；是否遵医嘱使用降压药，其疗效及不良反应。评估患者有无冠心病、心力衰竭、脑血管病、周围血管病、糖尿病、痛风、血脂异常、肾脏疾病等病史；直系亲属中有无高血压、糖尿病、冠心病、脑卒中家族史及其发病年龄。询问患者饮食状况，是否存在高钠低钾饮食；有无长期精神应激以及吸烟史。

目前病情与一般状况：评估病人目前血压水平、有无伴随症状及程度；有无跌倒等受伤的危险；有无心血管危险因素、靶器官损害程度及伴随的临床疾患，评估病人的心血管风险程度。评估病人与疾病相关的生活方式，如是否存在脂肪、盐摄入过多；是否有烟酒嗜好；体力活动以及体重变化情况；是否服用使血压升高的药物等。

心理-社会状况：评估病人的性格特点、文化程度、工作环境、心理状况及有无精神创伤史等；对高血压疾病相关知识的了解程度；病人的社会支持情况。

■身体评估

正确测量血压和心率，必要时测定立卧位血压和四肢血压；测量体重指数、腰围及臀围；评估有无继发性高血压的相关体征（如触诊肾脏增大提示多囊肾或嗜铬细胞瘤；股动脉脉搏消失或延迟出现、下肢血压低于上臂血压提示主动脉缩窄等）；听诊颈动脉、胸主动脉、腹部动脉和股动脉有无杂音等。

4) 评估策略或手段

（1）问诊：采集患者病史，具体内容包括病因和危险因素、起病情况和临床表现、心理-社会状况。

（2）体格检查：

视诊：观察患者的生命体征，如血压升高程度；有无高热和呼吸节律（潮式、间停、抽泣样呼吸等）、频率和深度的异常；脉率和脉律。

观察患者的瞳孔大小及对光反射有无异常；有无意识障碍及其程度；有无头痛、呕吐、晕厥等症状；面色有无苍白、肢体有无运动障碍、视力是否正常。

触诊：患者有无水肿及其类型、性质和程度；机体营养状况；心脏搏动情况。

听诊：患者有无心脏杂音及其类型。

（3）辅助检查：

基本项目：血生化（血钾、空腹血糖、血清总胆固醇、甘油三酯、高密度脂蛋白胆固醇、低密度脂蛋白胆固醇、尿酸和肌酐）；血常规；尿液分析（尿蛋白、尿糖和尿沉渣镜检）；心电图。

推荐项目：24小时动态血压监测、超声心动图、颈动脉超声、餐后2小时血糖、血同型半胱氨酸、尿白蛋白定量、尿蛋白定量、眼底检查、X线胸片、脉搏波传导速度以及踝臂指数等。

选择项目：疑似继发性高血压的病人可以根据需要选择。如血浆肾素活性，血和尿醛固酮、皮质醇，血游离甲氧基肾上腺素及甲氧基去甲肾上腺素，血和尿儿茶酚胺，动脉造影、肾和肾上腺超声、CT或MRI、睡眠呼吸监测等。对有并发症的高血压病人，应进行相应的心、脑、肾功能检查。

5）可能的护理诊断/护理问题

（1）疼痛：与血压升高有关。

（2）有受伤的危险：与头晕、视力模糊、意识改变或发生直立性低血压有关。

（3）潜在并发症：高血压急症。

6）健康指导

（1）饮食指导：①减少盐摄入，每天钠盐摄入量应低于6g，增加钾盐摄入，建议使用可定量的盐勺。减少味精、酱油等调味品的使用，减少咸菜火腿、卤制、腌制等食品的摄入；②限制总热量，尤其要控制油脂类的摄入量；③营养均衡，适量补充蛋白质，增加新鲜蔬菜和水果，增加膳食中钙的摄入。

（2）控制体重：高血压病人应控制体重，使BMI＜24kg/m^2，男性腰围＜90cm，女性腰围＜85cm。告知病人高血压与肥胖密切相关，减轻体重可以改善降压药物的效果及降低心血管事件的风险，同时控制能量摄入和增加体力活动。

（3）戒烟限酒：吸烟是心血管事件的主要危险因素，被动吸烟也会显著增加心血管疾病危险。指导病人戒烟，必要时可药物干预。指导病人限酒，不提倡高血压病人饮酒，如饮酒，则应少量，白酒、葡萄酒（或米酒）与啤酒的量分别少于50mL、100mL、300mL。

（4）运动指导：定期的体育锻炼可增加能量消耗、降低血压、改善糖代谢等。指导病人根据年龄和血压水平及个人兴趣选择适宜的运动方式，合理安排运动量。建议每周4～7天、每次累计30～60分钟的中等强度运动，如步行、慢跑、骑车、游泳和跳舞等。运动形式可采取有氧、抗阻和伸展等，以有氧运动为主。运动强度因人而异，常用运动时最大心率来评估运动强度，中等强度运动为能达到最大心率［最大心率（次/min）＝

220－年龄］的60%～70%的运动量。高危病人运动前需进行评估。

（5）用药指导：①强调长期药物治疗的重要性，降压治疗的目的是使血压达到目标水平，从而降低脑卒中、急性心肌梗死和肾脏疾病等并发症发生和死亡的危险；②遵医嘱按时按量服药，告知有关降压药的名称、剂量、用法、作用及不良反应，并提供书面说明材料；③经治疗血压得到满意控制后，可遵医嘱逐步减少剂量。不能擅自突然停药，如果突然停药，可导致血压突然升高，特别是冠心病病人突然停用β受体拮抗药可诱发心绞痛、心肌梗死等。

（6）家庭血压监测指导：家庭血压测量可获取日常生活状态下病人的血压信息，可帮助排除"白大衣高血压"，检出隐蔽性高血压，在增强病人参与诊治的主动性、改善病人治疗依从性等方面具有优点。应教会病人和家属正确的血压监测方法，推荐使用合格的上臂式自动血压计自测血压。血压未达标者建议每天早晚各测量血压1次，每次测量2～3遍，连续7天，以后6天血压平均值作为医生治疗的参考。血压达标者建议每周测量1次。指导病人掌握测量技术，规范操作，如实记录血压测量结果，随访时提供给医护人员作为治疗参考。

（7）心理指导：应采取各种措施，帮助病人预防和缓解精神压力，纠正和治疗病态心理，必要时建议病人寻求专业心理辅导或治疗。

（8）定期随访：经治疗后血压达标者，可每3个月随访1次；血压未达标者，建议每2～4周随访1次。当出现血压异常波动或出现症状时，随时就诊。

(二) 急性心肌梗死

急性心肌梗死又叫急性心肌梗塞，是指因持久而严重的心肌缺血所致的部分心肌急性坏死。按梗死范围，心肌梗死可分为透壁性心肌梗死和心内膜下心肌梗死两类。按病变发展过程，心肌梗死可分为急性心肌梗死与陈旧性心肌梗死。

1. 病例示例

男性，55岁，胸骨后压榨性痛，伴恶心、呕吐2小时。

患者于2小时前搬重物时突然感到胸骨后疼痛，压榨性，有濒死感，休息与口含硝酸甘油均不能缓解，伴大汗、恶心、呕吐过两次，为胃内容物，二便正常。既往无高血压和心绞痛病史，无药物过敏史，吸烟20余年，每天1包。

体格检查：T：36.8℃，P：100次/分，R：20次/分，BP：100/60mmHg，急性痛苦病容，平卧位，无皮疹和发绀，浅表淋巴结未触及，巩膜不黄，颈软，颈静脉无怒张，心界不大，心律100次/分，有期前收缩5～6次/分，心尖部有S_4，肺清无啰音，腹平软，肝脾未触及，下肢不肿。

辅助检查：STV_{1-5}升高，QRSV_{1-5}呈Qr型，T波倒置和室性早搏。

2. 评估要点

1）评估阶段

包括入院时、住院期间及出院前的评估。入院时的评估主要是为了了解患者的基本状况和确定治疗方案；住院期间的评估主要是对治疗效果和康复进展进行监测和评估；出院前的评估则是为了评估患者的出院能力和制订出院计划。

2）评估目标

评估该患者的循环状况，包括既往病史、危险因素、心理-社会状况、精神意识状态、生命体征、心脏功能等。确定急性心肌梗死对患者日常活动、生活质量的影响程度；制订患者个性化的康复计划，改善急性心肌梗死状况，以提升患者的生活质量和活动能力。

3）评估内容

（1）病史：

发病特点与目前病情：评估患者此次发病有无明显的诱因，胸痛发作的特征，尤其是起病的时间、疼痛剧烈程度、是否进行性加重，有无恶心、呕吐、乏力、头晕、呼吸困难等伴随症状，是否有心律失常、休克、心力衰竭的表现。

患病及治疗经过：评估患者有无心绞痛发作史，患者患病的起始时间，患病后的诊治过程，是否遵从医嘱治疗，目前用药及有关的检查等。

危险因素评估：包括患者的年龄、性别、职业；有无家族史；了解患者有无肥胖、血脂异常、高血压、糖尿病等危险因素；有无摄入高脂饮食、吸烟等不良生活习惯，是否有充足的睡眠，有无锻炼身体的习惯；了解工作与生活压力情况及性格特征等。

心理-社会状况：AMI时胸痛程度异常剧烈，患者可有濒死感，或因行紧急溶栓、介入治疗可产生恐惧心理。由于AMI使患者活动耐力和自理能力下降，生活上需要照顾；患者入院后住CCU需进行一系列检查和治疗，加上对预后的担心、对工作与生活的顾虑等，患者易产生焦虑。

（2）身体评估：

具体包括患者的一般状态、生命体征、心脏听诊。

4）评估策略或手段

（1）问诊：采集患者病史，具体内容包括本次发病特点与目前病情、患病及治疗经过、危险因素评估、心理-社会状况。

（2）体格检查：视诊：观察患者的精神意识状态，尤其注意有无面色苍白、表情痛苦、大汗或神志模糊、反应迟钝甚至晕厥等表现。

观察患者的生命体征，观察体温、脉搏、呼吸、血压有无异常及其程度。

听诊：心脏听诊需注意心率、心律、心音的变化，有无奔马律、心脏杂音及肺部啰音等。

(3) 辅助检查：

心电图：心电图是否有 AMI 的特征性、动态性变化，对下壁心肌梗死者应加做右胸导联，判断有无右心室梗死。连续心电监测有无心律失常等。

血液检查：定时抽血检测血清心肌标志物；评估血常规检查有无白细胞计数增高。

5）可能的护理诊断/护理问题

(1) 疼痛/胸痛：与心肌缺血坏死有关。

(2) 活动无耐力：与心肌氧的供需失调有关。

(3) 有便秘的危险：与进食少、活动少、不习惯床上排便有关。

(4) 潜在并发症：心律失常、休克、急性左心衰竭、猝死。

(5) 恐惧 与起病急、病情危重、环境陌生等因素有关。

6）健康指导

(1) 疼痛指导：认真观察患者疼痛的性质、持续时间，尽快止痛。对不同患者采取不同的镇痛、镇静药物，给药的同时密切观察患者呼吸、面色的变化，以防药物对呼吸循环的抑制。

(2) 心理指导：当患者被确诊急性心肌梗死之后，其心理压力增加，会有明显的焦虑、恐惧，甚至绝望。因此，护理人员应多与患者进行沟通，为患者讲解治疗方法及注意事项。鼓励、安慰患者，排除患者烦躁、紧张的情绪，树立患者战胜疾病的信心，并取得患者及家属的配合，保持良好的心态，乐观面对并积极治疗。

(3) 饮食指导：应给予低脂、低盐、清淡、易消化、高维生素、适量纤维素、足量蛋白质的饮食，忌食刺激性食物。前3天进流质饮食，待病情稳定后改为半流质饮食，逐渐进普食，不宜过饱，适量饮水，避免进食过多增加心脏负担。还需要强制戒烟。

(4) 监测生命体征：观察患者的生命体征并进行相关检查。进行心电图监测，记录心电图的异常变动情况，测量并记录呼吸、脉搏、心率、血压、体温等，注意患者的神志、瞳孔、大小便变化等情况。

(5) 并发症指导：常见并发症是心律失常、急性肺水肿及心源性休克。当患者出现面色苍白、烦躁不安、四肢湿冷时应高度警惕，观察心率、节律、血压和胸痛变化，争取早期发现，尽早处理。

第十章

细胞调节评估

 学习目标

知识

1. 简述人体细胞调节的生理机制;
2. 识记细胞调节的不同变化;
3. 阐明癌症的病理生理机制、病因及临床表现。

能力

1. 概述细胞调节和其他概念之间的关系;
2. 解释正常细胞调节的过程;
3. 比较细胞调节常用检查手段的异同点;
4. 能独立开展对细胞调节改变患者的评估,并提出相关护理问题。

价值

培养学生人文关怀的能力,提高学生保护患者隐私的意识。

> **情景导入**
>
> 男孩，安某，8岁，由母亲陪同前来急诊科就诊。就诊时患儿用一条血淋淋的毛巾捂着鼻子。母亲口述孩子的鼻子出血已有1小时左右，且最近"看起来真的很累""看起来很容易受伤"。评估发现患儿无其他明显不适，呼吸：28次/分，无呼吸困难征象，脉搏：136次/分，血压：118/71mmHg。量血压时发现前臂有轻微分散的瘀伤。患儿否认其他外伤。
>
> 根据上述场景，思考以下问题：
> 问题1：需要通过哪些评估来判断细胞调节可能发生了改变？
> 　　2：患儿的血压和脉搏升高的原因是？
> 　　3：出血和瘀伤之间有何关系？
> 　　4：假设患儿大量失血，其首要的护理诊断是什么？
> 　　5：为了进一步评估患儿的病情，需要进行哪种血液检查？

第一节　细胞调节的生理机制及常见健康问题

一、细胞调节的生理机制

细胞是人体生命系统的基本单位。人体最初由一个细胞构成，到成年时期却由将近75万亿个细胞构成。细胞的类型、存在部位及功能各不相同，如胰腺细胞的功能与神经细胞的功能截然不同，但所有细胞均有某些共同的特征，如都有细胞核和线粒体。细胞的繁殖、增殖和生长都受到身体的调节，当细胞调节异常时会对身体组织和器官功能造成严重后果。

（一）正常细胞调节的特征

人体几乎所有的细胞都可在显微镜下观测到，虽然它们在大小、形状和功能上差异较大，但存在共同的特征。细胞共同特征如下：

1. 生理特征

（1）细胞膜：起保护细胞的作用，负责物质进出细胞。因细胞膜只允许某些物质进出细胞，又称为选择透膜（或半透膜）。不同物质以不同方式出入细胞膜。不同个体的细胞膜有特定标记。

（2）细胞质：又称细胞内容物，由蛋白质、核酸、气体、盐和其他生命必需物质组成。细胞质是细胞的内部环境，须维持平衡细胞才能生存。

（3）细胞核和核仁：细胞核有时被称为细胞的大脑。核内是调节和指导细胞内细胞器活动的生物"软件"。细胞核被双层核膜包围，核膜上有大孔，允许某些物质进出。染色质紧密缠绕成束称为染色体，主要含脱氧核糖核酸（deoxyribonucleic acid，DNA）。DNA的编码指令决定了个体的遗传特征，如头发、眼睛的颜色以及身体所需的各种蛋白质，这些指令也被称为基因。核仁是一个由密集纤维组成的球形体，位于细胞核内，其主要功能是合成核糖体所需的核糖核酸（ribonucleic acid，RNA）。中心体是管状结构，通常成对出现在细胞核中，它们含有中心粒，中心粒参与细胞分裂。

（4）核糖体：在内质网上或漂浮在细胞质中的细胞器。核糖体由RNA组成，生产细胞修复和繁殖所需的酶和蛋白质。

（5）内质网：在细胞质中由折叠膜形成的一系列通道。有两种形式：粗面内质网和滑面内质网。由于粗面内质网的表面有核糖体而呈现砂纸样的外观，负责蛋白质合成。合成的蛋白质被送到高尔基体进行处理。滑面内质网的表面无核糖体，故表面光滑，其主要功能是合成脂类（脂肪）和类固醇。

（6）线粒体：微小的豆形细胞器，是细胞的能量工厂，提供人体细胞修复、运动和繁殖所需的95%以上的能量。线粒体内含有特定酶以帮助吸收氧气并转化为能量。

（7）高尔基体：看起来像一堆扁平的膜状囊。蛋白质被内质网吸收后，由高尔基体包裹挤压并转运到细胞膜上释放或分泌。消化系统、唾液腺和胰腺等高分泌或高贮存的器官和腺体都是由含有一个大高尔基体的细胞构成的。

（8）溶酶体：含有强力酶的小泡，能清除细胞碎片和其他废物，还能够通过吞噬作用（吞噬微生物和细胞碎片的过程）来摧毁有害细菌，帮助人体维持健康。

2. 遗传因素

某些遗传因素在出生前能使个体易于发生细胞调节的改变。

1）DNA与基因

除了成熟红细胞，每个人体细胞都含有一套完整的DNA分子。这些分子由核苷酸或碱基的长序列组成，以字母A、T、C和G表示。碱基的排列顺序决定了细胞特定功能的确切指令。人细胞含有的全部DNA被称为人基因组或一个人的完整遗传。基因组包括细胞核中的DNA和线粒体中的DNA，每个人的基因组是独一无二的。

2）细胞周期

细胞周期包括细胞生长、发育的四个阶段：G1（首次生长阶段）、S（合成阶段）、G2（第二次生长阶段）和M（末期成熟阶段）。人类的细胞分裂有两种方式，分别为有丝分裂和减数分裂。

有丝分裂发生在身体的体细胞（组织）中，是产生新细胞的过程。细胞通过有丝分裂产生两个子细胞，它们在遗传上与原始细胞或母细胞完全相同。有丝分裂的作用是促使伤口愈合，替换皮肤、胃肠道和呼吸道内壁等部位丢失的细胞。受精卵及其子细胞的有丝分裂是人类生长发育的基础。通过有丝分裂，受精卵形成多细胞胚胎，进一步发育成胎儿、婴儿。

减数分裂发生在睾丸和卵巢生殖细胞中，形成精子和卵母细胞（配子）。通过一系列复杂机制，减数分裂后细胞遗传物质数量减少一半（23条染色体），但两个生殖细胞在受精过程中，后代细胞中又将出现完整数量的染色体（46条染色体）。两种不同生殖细胞的染色体具有不同遗传物质，提升了人类种群多样性。细胞周期蛋白与细胞周期蛋白依赖性激酶结合之后被激活，可调控细胞周期过程，确保细胞周期按正确顺序进行。细胞生长和分裂过程的调节功能失调会导致不成熟细胞快速增殖，甚至发生癌症。

细胞分化往往是当身体组织中出现不利条件时的一种保护性适应，可视为正常现象，其发生在许多细胞周期中，帮助细胞完成特定任务。例如部分肺部上皮细胞发育成纤毛高柱状细胞，有助于清除肺部的有害碎片。

（二）细胞调节的改变

1. 细胞调节异常

（1）增生（hyperplasia）：正常细胞数量或密度的增加。过度增生是对压力、新陈代谢需求增加或激素水平升高的反应。例如怀孕导致身体对氧气需求增加引起心肌细胞增生，雌激素水平上升引起子宫细胞增生等。这些增生细胞属于正常的DNA控制范围。

（2）化生（metaplasia）：一种正常分化模式的改变。分裂的细胞分化成在体内该部位不常见的细胞类型。化生是对不利条件的一种保护性反应，通常由炎症引起。化生细胞本身是正常的，但由于不在正常位置，故某些化生细胞功能不如所取代的细胞。化生细胞处于正常的DNA控制之下，当压力源或其他破坏条件停止时，化生是可逆的。吸烟者肺部常发生上皮化生，即正常纤毛上皮被鳞状复层上皮所取代，又为鳞状上皮化生。

（3）发育不良（dysplasia）：机体在应对不利条件时，对分化的DNA控制缺失引起的。发育不良细胞在大小、形状和外观上与发育正常细胞有明显不同，常排列紊乱，如吸烟慢性刺激引起的口腔黏膜白斑。

（4）发育不全（anaplasia）：细胞退化到未成熟或未分化的细胞类型，此时细胞分裂不再受DNA控制，通常由细胞分裂时的一些破坏性事件诱发，导致细胞因未能分化成熟而功能丧失。发育不全通常与恶性肿瘤发生有关，是癌细胞分级或判断侵袭性的标准之一。

增生、化生和发育不良在刺激因子消除后往往会逆转，但在一定条件下也会导致恶性肿瘤，尤其是发育不良，因其意味着DNA控制的缺失。发育不全是不可逆的，其程度决定了癌症发生的潜在风险。以上任何一种改变都有可能导致癌变或人体健康的紊乱。细胞调节异常影响人群较广，尤其是某些人群更易受影响，这些人群更容易发生癌症、贫血、镰状细胞病（sickle cell disease，SCD）等。人体的系统可单独研究，但没有一个系统是真正孤立的，一个系统的功能可极大影响一个或多个其他系统。心理-社会因素也可影响身体系统和生理过程。

2. 典型细胞调节障碍：癌症

癌症是一组复杂的疾病，其临床表现取决于受影响的身体系统和细胞类型。其特点是不受控制的生长和异常细胞的扩散，可发生在任何年龄、性别、种族或地理位置。虽然癌症的发病率和死亡率自1990年以来一直下降，但它仍然是最令人恐惧的疾病之一。癌症是正常细胞突变成异常细胞时发生的，且这些细胞在体内永久存在，可影响任何身体组织。它并非一种病，而应视作多种疾病的整合，且是一个破坏性的、危及生命的过程，会影响个体和其重要成员。因此，癌症患者的护理具有整体性、全面性，护理重点是将癌症视作一种急性发作的慢性病，患者宜居家治疗，且需采用多种治疗，护理措施包括预防、早期发现、治疗、支持性护理、长期随访以及临终关怀等。

肿瘤学是研究癌症的学科。肿瘤学家专门治疗癌症患者，可包括内科医生、外科医生、放射学家、免疫学家或研究人员等。肿瘤护士接受过癌症护理和治疗的专门培训，是肿瘤科团队的重要成员。肿瘤护士在处理与癌症和绝症相关的患者或家属心理-社会问题方面具有特殊技能。卫生保健专业人员（如外科医生、肿瘤学家、护士、社会工作者）通过协作确保对癌症患者实施最有效的护理和治疗。

1）病理生理

肿瘤是一团新的组织或细胞的集合，独立于周围组织生长，且无生理功能。肿瘤有自主性的原因在于：①生长速度与身体需要不协调；②具有母细胞的一些特性，但大小和形状不同；③对宿主无益处，甚至是有害的。

肿瘤的生长并非完全自主，需要依赖周围的组织来提供营养和氧气。根据损害程度和生长特征可将肿瘤分为良性或恶性。

（1）良性肿瘤：局部生长，形成固定、有明确边界、被包裹的肿物。良性肿瘤对人体的体内平衡控制能做出反应，如当肿瘤到达组织边界时会停止生长（这个过程称为接触抑制）。良性肿瘤生长缓慢、大小固定，由于有外膜包裹，肿瘤较易摘除，且不会复发，故良性肿瘤通常是无害的。但如果聚集在组织周围阻碍器官功能，则可有破坏性，如良性脑膜瘤（来自大脑和脊髓的脑膜）可导致颅内压严重升高，并逐渐损害个体大脑功能。如不切除，持续上升的颅内压会最终导致昏迷、死亡。

（2）恶性肿瘤：恶性肿瘤生长具浸润性，对人体的体内平衡控制无反应。恶性肿瘤不内聚，呈不规则形状。恶性肿瘤不是慢慢地将其他组织挤到一边，而是切断周围组织（这一过程称为侵袭），其在生长过程中会引起出血、炎症和坏死（组织死亡）。原发肿瘤的恶性细胞可通过血液或淋巴侵入身体其他组织和器官，形成继发性肿瘤，并向身体其他部位扩散，转移是其最具破坏性的特征。另外，恶性肿瘤可在手术切除原发性、继发性肿瘤及其他治疗后复发。（见表10.1）

第十章 细胞调节评估

表 10.1 良性和恶性肿瘤的比较

良　　性	恶　　性
局部的	侵入性的
有黏着力的	无黏性的
边界分明	无边界生长
挤压其他组织	侵入并破坏周围组织
生长缓慢	生长迅速
有包膜	转移到远处部位
容易手术摘除	不易被摘除
不复发	复发

癌细胞的转移步骤包括：①内渗的恶性肿瘤细胞通过血液或淋巴血管壁进入血液循环；②逃逸的血液恶性肿瘤细胞（细胞为了生存，必须逃避机体免疫监视的注意，只有大约 1000 个细胞能逃逸）；③溢出循环和植入新组织。肿瘤细胞往往聚集在一起形成栓子，并继续生长，直到它们的大小阻止了在血管或淋巴管中的进一步移动。生长中的肿瘤肿块利用其侵袭性能力（分泌酶和运动因子）向最近的器官移动。

免疫系统发现肿瘤时，会试图利用各种资源摧毁它，包括化学介质、激素和酶、血细胞、抗体、蛋白质以及炎症和免疫反应，也会调动体液、电解质和营养系统。如果肿瘤足够小（即显微镜下可见），免疫系统可将其摧毁，肿瘤可以完全清除掉，但 1 厘米及以上的肿瘤大多数免疫系统难以对抗。

2）病因

（1）致癌理论（癌症的产生或起源）：包括细胞突变、致癌基因和肿瘤抑制基因的参与。该理论提到了癌症病因学的两个重要观点。首先，无论是遗传的还是来自外部的，都为癌症的发生设置了必要的初始条件。其次，人体免疫系统受损，会削弱其破坏异常细胞的能力。

（2）致癌物：目前已证实有某些物质会导致癌症或者至少与某些类型的癌症密切相关。这些致癌物质可能是外部的如化学物质、辐射、病毒，也可能是内部的如激素、免疫条件、遗传突变。这些因素可能共同作用或依次启动促进癌变。

3）风险因素

（1）遗传：据估计 5%～10% 的癌症可能有遗传因素。一些乳腺癌和结肠癌的家族型已经被明确证实。肺癌、卵巢癌和前列腺癌也显示出一些家族关系。虽然还需要进一步的研究来确定缺陷基因遗传如何引起癌症，但家族性的恶性肿瘤易感性应被视为危险因素之一。

（2）年龄：癌症是一种与衰老有关的疾病，大约 86% 的癌症诊断发生在 50 岁以后，

```
单纯疱疹病毒1型和2型(HSV-1和HSV-2)
·唇癌
·宫颈癌
·卡波西肉瘤

乙型肝炎病毒(乙型肝炎病毒)
·原发性肝癌

人疱疹病毒6(HHV-6)
·淋巴瘤

人类巨细胞病毒
·卡波济肉瘤
·前列腺癌

人类嗜t淋巴病毒(HtLV)
·成人t细胞白血病和淋巴瘤
·毛细胞白血病
·卡波西肉瘤t细胞变异

EB病毒
·伯基特淋巴瘤

乳头瘤病毒
·恶性黑色素癌
·宫颈癌，阴茎癌和喉癌
·原发性肝癌
```

图 10.1　与癌症有关的病毒

许多因素与老年人的癌症风险增加有关。首先，至少五个周期的基因突变给细胞造成了永久性的损害；其次，年龄的增长引起免疫系统衰退；再次，年龄增长引起的激素变化可能与癌症有关，如接受外源性雌激素的绝经后妇女患乳腺癌和子宫癌的风险增加，老年男性有患前列腺癌的风险可能与睾酮分解有关。

（3）性别：是某些癌症的风险因素。乳腺癌是女性中最常见的癌症；前列腺癌是男性中最常见的癌症。男性膀胱癌的发病率大约是女性的 3 倍，而甲状腺癌在女性中更常见。

（4）经济条件：生活贫困的人患癌症的风险高于一般人口，他们缺乏获得保健的机会，特别是预防性筛查和咨询欠缺。经济条件差的人群饮食和压力等风险也增多，且这些风险在老年人群中也难以逆转。

（5）压力：癌症风险与压力下可能出现的不健康应对机制之间有关。不健康应对行为如暴饮暴食、吸烟和酗酒可导致身体状况恶化，增加罹患癌症的风险。

（6）饮食：饮食成分与癌症风险的变化之间存在关联。有些食物可损害基因，比如在腌制肉类和腌制食品中发现的亚硝胺。高脂肪、低纤维的食物会助长结肠、乳房和性激素依赖性肿瘤。鱼和肉过度油炸或烧烤时，会形成强致癌物，导致乳腺、结肠、肝脏、胰腺和膀胱肿瘤的产生。此外，高温下油炸食物会产生高水平的多环碳氢化合物，大大增加患癌的风险。其他增加癌症风险的食品及其调料还包括钠、糖精、红色食品染料、普通咖啡和脱咖啡因咖啡。

（7）职业：职业风险包括可改变的或不可改变的。例如，在户外工作的人如农民和建筑工人，暴露在太阳辐射之下；医疗工作者，如 X 光技术员和生物医学研究人员，暴露在电离辐射和致癌物质中。

（8）感染：由于许多病毒与某些癌症有关，避免这些特定的感染将降低患癌风险。如由生殖器疱疹和乳头瘤病毒引起的生殖器疣，都可以通过采取安全的性行为来避免。

（9）吸烟：肺癌因与吸烟有关、被认为是高度可预防的，烟草中的基因毒性致癌物质较弱，停止吸烟可逆转它造成的损害。二手烟也被认为是致癌的原因之一，会增加成年人患乳腺癌、胃癌、膀胱癌以及鼻窦癌和鼻咽癌的风险，以及儿童患脑瘤、淋巴瘤和白血病的风险。

(10) 饮酒：酒精通过加强致癌物（如烟草中的致癌物）与口腔、喉部和食道中的干细胞之间的联系，从而促进癌症的发生。每天吸烟和大量饮酒的人患口腔癌、食道癌和喉癌的风险增加。

(11) 娱乐性药物：娱乐性药物的使用往往会助长一些不健康的生活方式，增加个体患癌的风险，如习惯性吸毒者往往不能维持足够的营养。此外，由于娱乐性药物对免疫系统有抑制作用，被认为是启动子。大麻的使用与睾丸癌的发展有关。

(12) 肥胖：身体脂肪过多会增加患激素依赖性癌症的风险。因为性激素是由脂肪合成的，所以肥胖的人往往会分泌过多的性激素，从而导致乳房、肠道、卵巢、子宫内膜和前列腺等依赖激素的器官的恶性肿瘤发生。

(13) 日晒过度：随着具有保护作用的臭氧层变薄，会有更多的太阳紫外线辐射到达地球从而增加皮肤癌的发病率，这是所有人都面临的问题。无论肤色如何，皮肤非常白皙、蓝色或绿色眼睛和浅色头发的北欧血统的人更容易患皮肤癌。色素减少的老年人，即使是肤色较深的人，患病的风险也更高。

4）预防

预防癌症的重点在于选择健康的生活方式，如不吸烟、少喝酒以及均衡饮食。具体包括：

(1) 健康饮食加上经常锻炼是避免肥胖的有效手段，而肥胖是导致几种癌症的危险因素；

(2) 良好的身体健康水平能发挥最佳免疫功能，降低感染的风险，从而降低罹患某些癌症的风险；

(3) 防晒及避免长时间暴晒是预防皮肤癌的简单而有效的措施；

(4) 在职业环境中，特别重要的是遵守安全规程，包括为防止接触致癌物而设计的规章制度。

3. 其他细胞调节障碍

1）贫血

(1) 流行病学：贫血不是一种原发疾病而是一种潜在病理过程，贫血的流行程度取决于病因。与失血、红细胞生成受损或红细胞破坏增加有关。

(2) 风险因素：贫血的遗传因素和不可改变的危险因素取决于疾病的潜在原因。例如，在月经初潮和绝经之间，妇女由于失血而患贫血的风险更大。

(3) 临床表现：血红蛋白缺乏或红细胞数量减少导致向细胞、组织和器官输送氧气不足；也可能由失血、红细胞生成受损或红细胞过度破坏引起，临床表现因潜在原因不同呈多样性。一般的体征和症状包括嗜睡、脸色苍白、呼吸困难、头晕和意识模糊。

(4) 治疗方法：医疗干预包括输血和外科措施以停止内出血；输入营养补充剂如铁

（治疗缺铁性贫血）和叶酸或维生素 B12（治疗由于维生素缺乏引起的贫血）。再生障碍性贫血可通过消除已知病因来治疗，也可用药物治疗，包括诱导红细胞生成的药物如促红细胞生成素和集落刺激因子，其他治疗包括血液和骨髓干细胞移植。

2）镰状细胞疾病（sickle cell disease，SCD）

（1）流行病学：美国估计有 10 万人受到 SCD 的影响，且非裔美国人更易患病。在世界各地，SCD 影响着不同文化背景的数百万人。然而，这种情况在那些祖先包括非洲人、南欧人、西班牙人、中东人或亚洲印度人的人中更为普遍。

（2）风险因素：SCD 的发展完全依赖遗传学。患有这种疾病的人生来就有两个血红蛋白 S 基因，分别来自父母双方。如果只有一个血红蛋白 S 基因被遗传，这个人就会有镰状细胞特征。虽然具有镰状细胞特征的人没有 SCD，但他们可能会将血红蛋白 S 基因遗传给后代。

（3）临床表现：由于血红蛋白的遗传改变导致红细胞变形（镰状），畸形红细胞被困在血管中可导致血管闭塞，使得流向器官和组织的血液减少或阻塞。婴儿的症状可包括贫血、疼痛、复发性感染或生长迟缓。手足综合征（由于血流阻塞导致手脚肿胀）可能是这种疾病的第一个征兆。

（4）治疗方法：在急性危急时，可给予补充氧气、静脉输液（用于水合作用）和止痛剂。长期治疗包括输血治疗和药物管理（包括抗生素和免疫接种）。羟基脲可以刺激胎儿血红蛋白的产生（有助于防止镰状细胞的形成）。

二、细胞调节的常见健康问题

人体是由数万亿个细胞组成的，它们通过不同的系统共同工作以维持体内平衡。体内平衡可被内部和外部因素破坏，如遗传影响、生活方式选择或环境暴露。当体内平衡被长期破坏时，细胞机能失调和疾病就会发生。另外，机体炎症反应对白细胞活动也有影响，在一个健康的个体中，任何类型的创伤都可以触发炎症过程，从而在细胞水平上引起许多反应。

（一）功能中断

生理功能可因梗阻或压力而紊乱。梗阻或压力可导致周围组织缺氧和坏死，进而导致受累器官或组织的功能丧失。例如：肠内的大肿瘤会阻止肠蠕动，导致肠梗阻；脑胶质瘤会产生颅内压增高的风险；邻近的肺肿瘤或肿瘤浸润的淋巴结对上腔静脉的压力可阻断流向心脏的血液。

（二）血液的变化

血液变化会损害血细胞的正常功能。例如，在白血病即造血系统的恶性增生性疾病中，未成熟的白细胞不能执行正常的保护性吞噬功能，导致免疫功能受损。镰状细胞疾病中血红蛋白的遗传改变导致红细胞变形（镰状），畸形红细胞被困在血管中可能导致血管闭塞，导致流向器官和组织的血液减少或阻塞。婴儿的症状包括贫血、疼痛、复发性感染或生长迟缓等。血红蛋白缺乏或红细胞数量减少，导致向细胞、组织和器官输送的氧气不足；由红细胞生成受损或红细胞过度破坏引起的贫血，一般体征和症状包括嗜睡、脸色苍白、呼吸困难、头晕和意识模糊等。

（三）感染

细菌、病毒、真菌或外来物质的引入导致免疫反应激活更多的白细胞，或肿瘤侵入并连接两个不相容的器官（如肠和膀胱），从而产生瘘管，感染就会成为一个严重的问题。当它们破坏了可存活的组织时，有可能同时也破坏了自身的营养来源，肿瘤发生坏死后，可能会导致败血症。当肿瘤生长在身体表面附近时，它可能会侵蚀到表面，从而破坏完好的皮肤和黏膜的天然防御，为微生物进入提供了途径。任何对免疫器官或组织的恶性侵犯，如肝脏、骨髓、小肠、脾脏或淋巴结，都可能严重损害免疫反应，使脆弱组织发生感染。

（四）厌食

恶病质的消瘦综合征包括营养不良和不明原因的体重和肌肉减少。与细胞调节异常相关的各种问题，如疼痛、感染、抑郁或化疗和放疗的副作用，都可能导致体重减轻。然而，消瘦、营养不良和能量损失通常归因于厌食-恶病质综合征。这些患者的人体测量值也可能低于脂肪和肌肉组织标准的85%，血清蛋白降低，抗原测试呈阴性反应。

（五）疼痛

1. 急性疼痛

具有明确的发病模式，表现出常见的体征和症状，常与自主神经系统的过度活跃相联系。慢性疼痛持续时间超过6个月，往往缺乏急性疼痛的客观表现，主要因为自主神经系统适应了这种慢性应激。大多数以剧烈疼痛为主要症状的癌症患者倾向于将疼痛与疾病联系起来。

2. 慢性疼痛

可能与治疗有关，也可能预示着疾病的进展。确定疼痛是与治疗相关还是与肿瘤相关是极其重要的。对因病情进展而引起疼痛的患者，心理因素起着更重要的作用。对即将到来的死亡的绝望和恐惧可以加剧生理上的疼痛，并导致整体的痛苦。

（六）肿瘤急症

患者可能经历由癌症本身或治疗副作用导致的肿瘤紧急情况。肿瘤急症可分为三类：代谢、血液学和占位性病变。总的来说，最常见的肿瘤急症是肿瘤溶解综合征、败血症性休克、脑疝、脊髓压迫和上纵隔腔静脉压迫。

1. 代谢急症

代谢急症是由于肿瘤细胞的溶解或分解而引起的,这一过程称为肿瘤溶解综合征(tumor lysis syndrome,TLS)。在 TLS 中,细胞裂解使细胞内的物质释放并进入循环,导致高钾血症、高尿酸血症和高磷血症,由此可能产生心律失常、肾功能衰竭和死亡。TLS 最常见于高增长型癌症、急性白血病和高等级非霍奇金淋巴瘤。第二种常见代谢急症是败血性休克。在免疫抑制期间,患者容易受到严重感染。全身感染发展为感染性休克可导致循环衰竭和死亡。对于这些患者,及时、积极的治疗是生存的关键。第三种代谢急症涉及癌症相关高钙血症(血清中钙含量升高)的发展。当癌症导致骨骼分解时,骨骼中的钙释放到血液循环中可能会导致高钙血症。

2. 血液急症

血液急症是由于骨髓抑制或脑和呼吸组织中有大量的白血病母细胞(高白细胞血症)浸润所致。淤血并不一定与损伤有关,血小板减少也可能容易导致瘀伤。弥散性血管内凝血(disseminated intravascular coagulation,DIC)是机体复杂的凝血机制受损时发生的一种疾病,可导致快速、大量的失血,是一种危及生命的并发症。胃肠道和中枢神经系统出血很常见。

3. 占位性病变

肿瘤广泛生长可导致脊髓受压、颅内压升高、脑疝、癫痫发作、肝脏肿大、胃肠梗阻、心脏和呼吸并发症、上腔静脉综合征(肿瘤阻塞上腔静脉)。

(七) 知识不足

护士应确保患者获得足够的信息,以便他们接受护理和相关治疗。为患者提供一个有利的环境,让他们在适当的时候做出合理的决定。评估患者对护理和治疗方案的理解程度。与患者讨论护理计划,并允许患者自行决定,如选择哪种治疗。评估自己与拒绝治疗/程序相关的价值观和信念。承认患者拒绝治疗/程序的权利。

(八) 压力和应对

身体或情绪压力可能与肿瘤患者的总生存期相关。需要评估影响患者的心理-社会因素。当患者知道自己即使一直保持着健康的生活方式仍然会得癌症时,常常会感到异常愤怒,愤怒的背后可能隐藏着无力感。同时他们也会感到恐惧,这与疾病的结局、治疗、害怕疼痛、死亡等有关。另一方面,癌症患者也会有身体形象问题和性功能障碍的困扰,尤其是当癌症发生在乳房或性器官而引起明显的身体变化时。帮助患者认识身体和情绪压力源对健康的潜在影响,对患者进行有关应对和放松的教育十分重要,必要时可转诊给保健专业人员进一步治疗。

(九)健康促进

1. 可逆的风险因素

虽然遗传因素在细胞调节受损引起的一些疾病的发展中起作用,但一个人的健康也受到许多个人选择的影响。促进健康和简单的健康行为可以显著影响发生细胞调节障碍的风险。下列因素会增加细胞调节障碍的风险:

(1) 吸烟、使用其他烟草产品,接触二手烟草烟雾;

(2) 不良的饮食习惯,包括食用加工肉类和其他加工食品,过度食用糖和脂肪的食物,过度饮酒;

(3) 缺乏身体活动;

(4) 感染乙型肝炎、丙型肝炎、艾滋病或幽门螺杆菌;

(5) 暴露于紫外线辐射;

(6) 暴露于某些癌症治疗;

(7) 激素替代疗法;

(8) 接触一些化学物质,如在化学、金属和纺织厂工作;理发师;接触印刷机以及一些除草剂和杀虫剂或生活地区氡污染程度高等。

2. 健康教育

健康教育的特点是提供指导,帮助患者预防细胞调节发生异常。以下是可逆的风险或保护因素:

(1) 吸烟或使用其他烟草产品;

(2) 鼓励患者,尤其是儿童,进行健康的饮食;

(3) 告知患者维持健康体重和适量体力活动目的及重要性;

(4) 教患者保护自己免受紫外线辐射的有效方法;

(5) 解释避免危险行为的重要性;

(6) 建议患者家庭进行氡检测及避免接触其他有害化学物质;

(7) 强调免疫接种的重要性,定期接受医疗护理和做自检。

 知识链接

当有癌症、贫血、SCD 和其他细胞调节紊乱的家族病史时,护士应该鼓励家庭成员更多了解这种紊乱,教育孩子在成年后接受定期监测。告知青少年和成年患者筛查信息,如巴氏涂片检查、乳房自检和睾丸检查,有助于早期发现癌症。

第二节 细胞调节的评估

一、观察与患者访谈

观察是评估过程的一个重要部分,应及时评估每位患者,仔细观察并评估患者的意识水平、健康状况、情绪、面部表情、可能的营养状况和不适症状。对所有细胞调节改变患者的持续观察和评估应包括压力、应对能力和心理社会支持三个方面。

癌症的早期干预和治疗可改善患者预后。护士应通过观察和与患者访谈来评估癌症的早期征兆,教会患者自查。早期征兆包括排便或排尿习惯的改变、无法愈合的疼痛、不寻常的出血或分泌物、乳房或其他部位的增厚或肿块、消化不良或吞咽困难、疣或痣的明显变化以及持续的咳嗽或嘶哑。

二、体格检查

当评估细胞调节改变的患者时,护士应该从全面检查开始,包括心血管、呼吸、皮肤和消化系统。

细胞功能改变的患者可表现为活动无耐力,进而导致活动减少、损伤风险增加和皮肤完整性改变。评估活动耐受性、提高安全性以及帮助患者尽可能保持活动,这些都对患者的最终结果起着重要作用。

三、诊断性检查

细胞调节障碍的患者可能需要诊断性检查或程序,以协助决策和进一步治疗。有效检查方法可包括以下内容:

1. 细胞学检查

癌性组织的名称、级别和分期必须首先通过光镜或电子显微镜进行组织学和细胞学检查。标本的收集有三种基本方法:

(1) 脱落的上皮细胞:如从子宫颈刮除细胞(巴氏涂片)或支气管洗涤液。

(2) 从体腔或血液中吸出液体:如评估造血系统恶性肿瘤、胸膜腔液和脑脊液的白细胞计数。

(3) 实体肿瘤针吸术:可用于乳房、肺或前列腺。

细胞学检查还可针对活检组织或肿瘤标本、收集身体分泌物(如痰或尿)等。

2. 肿瘤标志物

肿瘤标志物是一种在血清或其他体液中检测到的蛋白质分子,被用作恶性肿瘤的生化指标。使用肿瘤标记物来检测的癌症通常包括乳腺癌、卵巢癌、结肠癌、肺癌和肝癌。肿瘤标记物一般分为两类:肿瘤本身的标记物和与宿主(免疫)对肿瘤反应相关的标记物。肿瘤标志物包括:抗原、激素、蛋白质、酶。

3. 肿瘤成像

(1) X射线成像被认为是最便宜、最少侵袭性的诊断手段,可通过组织密度变化来帮助确诊乳房、肺和骨骼等部位的癌症。

(2) 正电子发射断层扫描(position emission tomography,PET)可用于筛查某些癌症,如肾细胞癌和大多数胃肠道肿瘤,并可用于评估是否累及淋巴结。

(3) MRI是颅骨及头颈部肿瘤筛查和随访的首选诊断工具。

(4) 超声检查相对安全、无创。利用声波在不同身体组织结构的反射,显示与肿瘤相关的异常图像。

(5) 核成像是在摄入或注入特定放射性同位素的同时使用特殊闪烁扫描器。核成像通常用于检查癌症可能的骨骼或其他器官转移。

(6) 血管造影是当术前不能准确定位肿瘤位置或需要观察肿瘤范围时进行的治疗手段。

此外,乙状结肠镜(用纤维软性乙状结肠镜观察乙状结肠)、膀胱镜(观察尿道和膀胱)等方法允许在一定范围内对器官进行肉眼识别,并且对可疑病变或肿块进行活检。此外对疑似恶性肿瘤,可采用直接可视化的方法,即手术探查和活检,将组织样本(活检)送到病理实验室进行冷冻切片组织学检查。

4. 实验室检查

血液、尿液和其他体液的实验室检测用于排除可能导致患者症状的营养失调和其他非癌症疾病。

知识延伸

细胞调节障碍的生命周期思考

细胞调节障碍的确诊对任何年龄的人都可能是毁灭性的,尤其是对儿童或青少年群体。儿童或青少年的年龄、发展水平和个性会影响对诊断的反应。虽然每个个体不同,但不同年龄段的孩子有一些共同的特点,每个年龄组也有不同的发展里程碑,所以必须持续定期进行发育评估。细胞调节障碍会引起每个年龄段的不同心理问题。护士须深入探讨这些疾病如何在人的全生命周期中影响个体健康。患细胞调节障碍的儿童和青少年，因治疗等原因有可能对生活造成影响，且影响大小与疾病类型、位置、接受的治疗以及包括性别、年龄和发育阶段等多种因素有关，可涉及器官和其他组织、身体功能、生长和发育、思维、学习和记忆以及社会和心理调节。

1. 婴儿的细胞调节障碍

婴幼儿和幼童虽然无法理解细胞调节紊乱确诊的含义，但能够理解所看到和触摸到的东西。因此住院期间提供熟悉的玩具、毯子等可提升安全感；指导父母多拥抱患儿、唱歌或与婴儿交谈也可以达到抚慰目的。护士应尽协助保持规律喂食和睡眠。

2. 学龄儿童的细胞调节障碍

学龄儿童可因感知到自身健康状况的下降、生活节奏的改变等而感到愤怒和悲伤，需要从家人和朋友那里寻求更多的情感和社会支持。因此，须尽快帮助这个年龄的孩子返回学校，与老师协同制订返校计划，为孩子的返校做好准备。同时注意开展儿童身体和神经发育的评估，为治疗效果的评价做参考。发育评估应在儿童感觉良好时进行，以免影响结果。如果出现退化，应进行进一步的评估。

3. 青少年的细胞调节障碍

对于细胞调节异常的青少年来说，疾病的阻挠、学校和朋友活动的中断常引起烦躁等异常心理，而友谊在这个年龄段中起着非常重要的作用。可指导青少年通过短信、视频聊天、电子邮件、社交媒体和拜访来保持与朋友的联系；制定增强青少年能力的护理策略，如询问喜欢的就诊时间，鼓励父母锻炼他们参与家庭事务的能力。

4. 孕妇的细胞调节障碍

孕妇的细胞调节紊乱会给母亲和胎儿都带来问题。母亲的问题可能来自潜在的器官功能障碍，如患肾脏疾病或肺动脉高压，先兆子痫和子痫的风险增加。胎儿也可能受到细胞调节紊乱的影响。对胎儿的关注包括异源免疫、子宫胎盘功能不全的相应后果、阿片类物质暴露等。除此之外，针对细胞调节障碍的治疗也会影响胎儿。为杜绝上述问题，建议患有细胞调节障碍的女性进行孕前咨询。

5. 老年人的细胞调节障碍

部分细胞调节紊乱在老年人中更为普遍，且对老年人的影响可能更严重。这些老年人可伴发肺、肾或心脏病等其他疾病，增加治疗并发症的风险。此外老年人对治疗的耐受性更差，不良反应更多见。有细胞调节障碍的老年人，功能状态较低，一般预后较差。

第三节 细胞调节障碍的评估案例

(一) 白血病

白血病（leukemia）是一组白细胞和白细胞前体的慢性恶性疾病。在白血病中，红细胞与白细胞的比例通常是相反的。白血病特点是骨髓被恶性未成熟白细胞取代，循环白细胞异常不成熟，这些细胞浸润到全身的肝脏、脾脏和淋巴结。

1. 病例示例

黄某，女，37岁，单位秘书，在丈夫的陪同下前来医院检查。自述从2个月前开始就容易感觉疲劳，每周盗汗数次。还出现脸色苍白，容易碰伤，月经量比平时多。由于本次门诊血液检查结果异常，来院做骨髓活检。查体：T37.8℃，P102次/分，R22次/分，BP130/82mmHg，体重48.1kg，身高156cm。躯干和手臂上散布着许多斑点，右下臂及右小腿有瘀斑。口腔黏膜呈红色，颊部有几处小溃疡。实验室检查：血细胞计数显示红细胞、血红蛋白和红细胞压积水平降低。白细胞计数高，血小板计数很低。

初步诊断为急性髓性白血病。

2. 评估要点

1) 评估阶段

包括入院时、住院期间及出院前的评估。入院时的评估主要是为了了解患者的基本状况和确定治疗方案，住院期间的评估主要是对治疗效果和康复进展进行监测，出院前的评估则是为了评估患者的出院能力和制订出院计划。

2) 评估目标

评估该患者的病史、身体情况以及心理状况，确定患者疾病的严重程度、对疾病的接受程度，制定针对性的干预措施，提供健康指导，以提高患者生活质量。

3) 评估内容

(1) 病史：一般状况、现病史、既往史、心理-社会状况、职业、生活、工作环境、家族史等。

(2) 体格检查：

- 全身状态：观察患者的生命体征、意识状态及营养状态等。
- 皮肤、黏膜：评估有无贫血、出血、感染及皮肤、黏膜浸润的体征。
- 肝、脾、淋巴结：触诊肝、脾大小、质地、表面是否光滑、有无触压痛。浅表淋巴结大小、部位、数量、有无触压痛等。
- 其他：胸骨、肋骨、躯干骨及四肢关节有无压痛，心肺有无异常。

(3) 实验室及其他检查：①外周血中白细胞计数、血红蛋白、红细胞计数、血小板计数是否正常；②白细胞分类有无大量幼稚细胞；③骨髓象是否增生活跃，原始和幼稚细胞所占的比例等；④了解生化检查及肝肾功能的变化。

4）评估策略或手段

根据评估内容的不同，可以选择性采用以下评估策略或手段：

(1) 问诊：采集患者的病史和自述症状。包括：①评估患者的起病急缓、首发表现、特点及目前的主要症状和体征；②既往相关的辅助检查、用药和其他治疗情况，特别是血象及骨髓象的检查结果、治疗用药和化疗方案等；③患者的日常休息、活动量及活动耐受能力、饮食和睡眠等情况。

(2) 实验室及其他检查：①全血细胞计数与差异评估细胞计数，血红蛋白和红细胞压积水平，白细胞的数量、分布和形态（大小和形状）；②测定血小板以确定继发于白血病的血小板减少症和出血的危险；③骨髓检查提供骨髓内细胞的信息、红细胞的类型以及红细胞和白细胞的成熟度；④细胞化学检查，主要用于急性白血病分型诊断与鉴别诊断；⑤免疫学检查，通过针对白血病细胞表达的特异性抗原的检测，分析细胞所属系列、分化程度和功能状态，以区分亚型；⑥染色体和基因检查。

5）可能的护理诊断/问题

(1) 有受伤的危险：出血 与血小板减少、白血病细胞浸润等有关。

(2) 有感染的危险：与正常粒细胞减少、化疗有关。

(3) 活动无耐力：与大量、长期化疗，白血病引起代谢增高及贫血有关。

(4) 悲伤：与急性白血病治疗效果差、死亡率高有关。

(5) 潜在并发症：化疗药物的不良反应。

6）健康指导

(1) 采取保护性隔离预防感染：对粒细胞缺乏的患者，应采取保护性隔离，条件允许宜住无菌层流病房或消毒隔离病房。尽量减少探视以避免交叉感染。加强口腔、皮肤、肛门及外阴的清洁卫生。若患者出现感染征象，应协助医生做好血液、咽部、尿液、粪便或伤口分泌物的细菌培养及药物敏感试验，并遵医嘱应用抗生素。

(2) 化疗并发症的应对：①合理使用静脉，首选中心静脉置管，如外周穿刺中心静脉导管、植入式静脉输液港，如果应用外周浅表静脉，尽量选择粗直的静脉；②输入刺激性药物前后，要用生理盐水冲管，以减轻药物对局部血管的刺激；③输入刺激性药物前，一定要证实针头在血管内；④联合化疗时，先用对血管刺激性小的药物，再输注刺激性大的药物。

(3) 骨髓抑制的防护：遵医嘱定期复查血象，避免应用其他抑制骨髓的药物。一旦出现骨髓抑制，需加强贫血、感染和出血的预防、观察和护理，协助医生正确用药。

(4) 胃肠道反应的防护：①提供良好的休息与进餐环境，为患者提供一个安静、舒适、通风良好的休息与进餐环境，避免不良刺激；②选择合适的进餐时间，减轻胃肠道反应，建议患者选择胃肠道症状最轻的时间进食，避免在治疗前后 2 小时内进食；③当患者出现恶心、呕吐时，应暂缓或停止进食，及时清除呕吐物，保持口腔清洁；④必要时，遵医嘱在治疗前1~2小时给予止吐药物；⑤给予高热量、富含蛋白质与维生素、适量纤维素、清淡、易消化的饮食，以半流质为主，少量多餐。避免进食高糖、高脂、产气过多和辛辣的食物，并尽可能满足患者的饮食习惯或对食物的要求，以增加食欲。进食后可依据病情适当活动，休息时取坐位和半卧位，避免饭后立即平卧。

（二）骨肉瘤

发生在骨内或起源于各种骨组织成分的肿瘤以及由其他脏器恶性肿瘤转移到骨骼的肿瘤统称为骨肿瘤。骨肿瘤分原发性和继发性两类，前者来自骨及其附属组织，后者是由其他部位的恶性肿瘤通过血液或淋巴液转移而来。原发性骨肿瘤占全身肿瘤的2%~3%，以良性肿瘤多见。良性骨肿瘤中骨软骨瘤发病率最高，恶性骨肿瘤中骨肉瘤发病率最高。骨肿瘤男性发病率稍高于女性，病因尚不完全明确，但骨肿瘤的发生具有年龄和部位的特点，如骨肉瘤多见于儿童和青少年，骨巨细胞瘤多见于成人，而骨髓瘤多见于老年人。解剖部位对肿瘤的发生也有影响，许多肿瘤好发于长骨生长活跃的部位，即干骺端，如股骨远端、胫骨近端和肱骨近端，而骨髓则很少发生。

骨肉瘤（osteosarcoma）是最常见的原发性恶性骨肿瘤。恶性程度高，预后差，是儿童及年轻患者最常见的原发恶性骨肿瘤，中位发病年龄为20岁。65岁以上的骨肉瘤患者常继发于Paget病，男性多于女性，多发部位为长管状骨干髓端，如股骨远端、胫骨和肱骨近端。近年来，由于早期诊断和新辅助化学治疗的发展，使骨肉瘤的5年存活率大大提高。

1. 病例示例

患儿，男，11岁，因右膝关节疼痛2周加重伴肿胀1周入院。患儿2周前跑步后感右膝关节疼痛，3天后疼痛消失。近1周来感右膝部持续疼痛加重，夜间尤甚，并且发现右膝外侧肿胀，压之疼痛加重。自行外敷"扶他林软膏"及休息后有效，疼痛感减轻，2天后疼痛持续加重。患儿感到焦虑、紧张，担心影响学习，遂来院就诊。

体格检查：右大腿下端外侧可触及3cm×2cm包块，基底界限不清，不活动，压痛明显，局部皮温高，无静脉曲张，右膝关节活动受限。

辅助检查：血常规示Hb130g/L，WBC8.5×10^9/L，血沉17mm/L，碱性磷酸酶980U/L。右膝关节X线示右股骨远端溶骨性破坏，在骨破坏区可见密度增高的针状新生骨，与骨皮质垂直排列，肿块近端有三角形骨膜反应。肺部X线检查未见明显异常。穿刺活检病理报告显示成骨骨肉瘤。

患儿应用大剂量甲氨蝶呤＋多柔比星＋顺铂霉素进行化学治疗2周后，准备在全麻下行骨肉瘤根治性切除术。

2. 评估要点

1)评估阶段

包括术前、术后及出院前评估。术前评估主要是为了了解患者的基本状况和确定治疗方案，术后评估主要是对手术治疗效果和康复进展进行监测，出院前评估则是为了评估患者的出院能力和制订出院计划。

2)评估目标

评估该患儿的疾病情况，包括健康史、疼痛特点、心理状况，确定疾病对患儿日常生活的影响程度，制订个性化计划，提供心理疏导，以改善患儿身心状况。

3)评估内容

■术前评估

(1) 健康史：

- 一般情况：包括年龄、性别、职业、生活环境和习惯，特别注意有无发生肿瘤的相关因素，如长期接触化学致癌物质、放射线等。
- 既往史：了解有无外伤和骨折史。既往有无其他部位肿瘤史。
- 家族史：了解家族中有无骨肉瘤或其他肿瘤病史者。

(2) 身体状况：

- 局部症状：评估疼痛的部位、性质、程度、加重或缓解的因素。
- 全身症状：评估患者有无消瘦、体重下降、营养不良和贫血等恶病质表现；重要脏器如心、肺、肝、肾功能是否正常，有无肺转移；能否耐受手术治疗和化学治疗。
- 辅助检查。

(3) 心理-社会状况：评估患者和家属对疾病的接受程度，能否承受截肢术后肢体的外观改变和遗留残疾，是否了解手术前后化学治疗的相关知识。

■术后评估

术中情况：了解患者手术、麻醉方式与效果、病变组织切除情况、术中出血、补液、输血情况和术后诊断。

身体状况：评估生命体征是否平稳，患者是否清醒，呼吸状态如何，有无胸闷、胸痛、呼吸浅快、发绀及肺部痰鸣音等；评估伤口是否干燥，有无渗液、渗血；各引流管是否通畅，引流液的颜色、性状和量等；评估肢体末梢循环是否正常，有无感觉和运动异常；外固定位置是否正确，关节功能是否恢复。

心理-社会状况：评估患者对术后康复的认识，对术后肢体外观改变和缺失是否能承受；对术后化学治疗及功能锻炼是否有充分的心理准备；了解家庭成员是否能为患者提供术后长期照护，是否有足够的经济能力支持患者的治疗和康复。

4)评估策略或手段

(1) 问诊：一般状况、现病史、既往史、心理-社会状况、职业、生活、工作环境、家族史等。

(2) 体格检查：检查肢体有无畸形，关节活动是否受限；有无因肿块压迫和转移引起的局部体征；有无病理性骨折发生；有无由肢体疼痛而引发的避痛性跛行。肢体有无肿胀、肿块和浅表静脉怒张；局部有无压痛和皮温升高。

(3) 辅助检查：

实验室检查：血清碱性磷酸酶、乳酸脱氢酶升高，与肿瘤细胞的成骨活动有关。如果手术完整切除肿瘤后，血清碱性磷酸酶可下降至正常水平，肿瘤复发时可再次升高。

影像学检查：对于原发灶应进行影像学检查（MRI 和 CT）、胸部检查、PET-CT 扫描或骨扫描。

3. 可能的护理诊断/问题

(1) 恐惧：与担心肢体功能丧失和预后不良有关。
(2) 急性疼痛：与肿瘤浸润压迫周围组织、病理性骨折、手术创伤、术后幻肢痛有关。
(3) 躯体移动障碍：与疼痛、关节功能受限及制动有关。
(4) 体象紊乱：与手术和化学治疗引起的自我形象改变有关。
(5) 潜在并发症：病理性骨折。

4. 健康指导

1) 术前护理

(1) 心理护理：骨肉瘤恶性程度较高、转移早，预后差，病死率高，一旦确诊，患者往往产生忧郁、恐惧、悲观失望等负性情绪，对治疗失去信心。应鼓励患者积极配合治疗，介绍治疗成功患者与其交流，以树立战胜疾病的信心。骨肉瘤术前各种检查项目较多，充分做好解释工作，促使患者配合术前准备。对于拟行截肢术的患者，给予精神上的支持，与患者一起讨论术后可能出现的问题，并提出可能的解决方案，使患者在心理上对截肢术有一定的准备。

(2) 疼痛管理：协助患者采取适当体位，避免触碰肿瘤部位，尽量减少诱发或加重疼痛的护理操作，改变体位，转移注意力必要时药物镇痛。

2) 术后护理

(1) 促进关节功能恢复：术后抬高患肢高于心脏水平，促进静脉和淋巴回流，预防肢体肿胀。保持肢体功能位，预防关节畸形。

(2) 活动管理：术后早期卧床休息，避免过度活动，以后可根据康复状况开始床上活动和床旁活动。教会患者正确应用助行器、拐杖、轮椅等协助活动。

(3) 手术切口及引流管护理：切口渗液、出血影响伤口愈合，易导致术后切口感染。术后放置引流管可以减轻手术部位的肿胀及瘀斑，缓解疼痛，降低感染风险。

(4) 出血、伤口感染、幻肢痛并发症的护理。

(三) 淋巴瘤

淋巴瘤（lymphoma）是淋巴细胞起源的肿瘤。这些肿瘤通常始于淋巴结，但也可累及脾脏、胃肠道、肝脏或骨髓中的淋巴组织。通常根据肿瘤发生的程度和主要恶性细胞的来源进行分类。淋巴瘤可大致分为两类：霍奇金淋巴瘤（Hodgkin lymphoma，HL）和非霍奇金淋巴瘤（non-hodgkin lymphoma，NHL）。我国淋巴瘤的类型构成与欧美不同，欧美以治疗效果较好、生存期较长的 HL 和低度恶性 NHL 为主；而我国则以治疗效果欠佳的中、高度恶性 NHL 为主，HL 仅占淋巴瘤的 8%～11%。2019 年我国癌症中心的统计数据显示：淋巴瘤男性发病率为 7.43/10 万，女性相对较低；男女合计死亡率 3.62/10 万，居全国恶性肿瘤死亡原因第 10 位。

1. 病例示例

邓某，男，52 岁，于 4 月前无明显诱因出现全身多处淋巴结肿大，伴右侧颌面部疼痛，无恶心呕吐、胸闷呼吸困难、腹痛腹泻等不适，前往当地诊所行相关抗感染治疗，未见明显好转，后病情发展，间断发热，低温波动在 38℃ 以下，无其他特殊不适，门诊以"T 淋巴母细胞白血病/淋巴瘤Ⅳ期"收入我科。起病以来患者精神食欲可，睡眠差，大小便正常，体力下降，体重下降 10 余斤。

血常规提示两系减少，浅表淋巴结提示多发淋巴结肿大，患者于 2019 年 6 月 10 日在我院住院，完善相关辅助检查考虑诊断"T 淋巴母细胞白血病淋巴瘤Ⅳ期""淋巴、造血和有关组织的恶性肿瘤"，并于 2019 年 6 月 20 日行 CHOP 方案化疗（环磷酰胺 1400mg D1＋多柔比星 40mg D1＋长春地辛 4mg D1＋地塞米松 20mg D1-D5），于 2019 年 9 月 4 日行腰穿＋鞘注治疗，于 2019 年 9 月 6 日行 CHOP-E 方案化疗（环磷酰胺 1400mg D1＋多柔比星脂质体 40mg D1＋长春地辛 4mg D1＋地塞米松 15mg D1-5＋依托泊苷 0.1g D1-3）。

2. 评估要点

1) 评估阶段

包括入院时、住院期间及出院前的评估。入院时的评估主要是为了了解患者的基本状况和确定治疗方案，住院期间的评估主要是对治疗效果和康复进展进行监测，出院前的评估则是为了评估患者的出院能力和制订出院计划。

2) 评估目标

评估该患者的疾病史、目前身体状况、心理情况，了解疾病对患者日常生活的影响程度，制定合理的干预措施帮助患者改善生活质量。

3) 评估内容

（1）病史：一般状况、现病史、既往史、心理-社会状况、职业、生活、工作环境、家族史等。

(2) 身体评估：
- 全身状态：观察患者的生命体征、意识状态及营养状态等。
- 皮肤、黏膜：评估有无贫血、出血、感染及皮肤、黏膜浸润的体征。
- 肝、脾、淋巴结：触诊肝、脾大小、质地、表面是否光滑、有无触压痛。浅表淋巴结大小、部位、数量、有无触压痛等。
- 其他：胸骨、肋骨、躯干骨及四肢关节有无压痛，心肺有无异常，睾丸有无疼痛性肿大。

(3) 实验室及其他检查：外周血中白细胞计数、血红蛋白、红细胞计数、血小板计数是否正常，白细胞分类有无大量幼稚细胞，骨髓象是否增生活跃，原始和幼稚细胞所占的比例等。了解生化检查及肝肾功能的变化。

4) 评估策略或手段

(1) 问诊：采集患者的病史和自述症状。①评估患者的起病急缓、首发表现、特点及目前的主要症状和体征；②既往相关的辅助检查、用药和其他治疗情况，特别是血象及骨髓象的检查结果、治疗用药和化疗方案等；③患者的日常休息、活动量及活动耐受能力、饮食和睡眠等情况。

(2) 实验室及其他检查：
- 病理学检查：淋巴结活检做病理形态学、组织学检查、免疫组化。
- 血象：检查 HL 血象变化较早，常有轻或中度贫血，少数有白细胞计数轻度或明显增加，中性粒细胞增多，约 20% 患者嗜酸性粒细胞升高。骨髓浸润广泛或有脾功能亢进时，全血细胞减少。
- 骨髓象：多为非特异性，若能找到 R-S 细胞则是 HL 骨髓浸润的依据，活检可提高阳性率；NHL 白细胞多正常，伴淋巴细胞绝对或相对增多。
- 影像学检查：胸部 X 线和 CT、腹部 B 超和 CT、全身 CT、MRI 或 PET-CT 等有助于确定病变的部位及其范围，其中 MRI 和 PET-CT 现已作为评价淋巴瘤疗效的重要指标。
- 其他疾病活动期有血沉增快、血清乳酸脱氢酶活性增加，其中乳酸脱氢酶增加提示预后不良；骨骼受累时血清碱性磷酸酶活力或血钙增加。NHL 可并发溶血性贫血，抗人球蛋白试验阳性。中枢神经系统受累时脑脊液中蛋白含量增加。

3. 可能的护理诊断/问题

(1) 体温过高：与淋巴瘤的症状或并发感染有关。
(2) 皮肤完整性受损：与放疗引起局部皮肤损伤有关。
(3) 悲伤：与治疗效果差或淋巴瘤复发有关。
(4) 营养失调：低于机体需要量 与肿瘤对机体的消耗或放、化疗有关。
(5) 潜在并发症：化疗药物不良反应。

4. 健康指导

（1）疾病知识指导：①缓解期或全部疗程结束后，患者仍应保证充分休息、睡眠，适当参与室外锻炼，如散步、打太极拳、体操、慢跑等，以提高机体免疫力。②食谱应多样化，加强营养，避免进食油腻、生冷和容易产气的食物。有口腔及咽喉部溃疡者可进牛奶、麦片粥及清淡食物；若唾液分泌减少造成口舌干燥，可饮用柠檬汁、乌梅汁等。③注意个人卫生，皮肤瘙痒者避免抓搔，以免皮肤破溃；沐浴时避免水温过高，宜选用温和的沐浴液。

（2）心理指导：①耐心与患者交谈，了解患者对本病的认识和对患病、未来生活的看法，给予适当的解释，鼓励患者积极接受和配合治疗。②在长期治疗过程中，患者可能会出现抑郁、悲观等负性情绪，甚至放弃治疗，家属要充分理解患者的痛苦和心情，注意言行，不要推诿、埋怨，要营造轻松的环境，以解除患者的紧张和不安，保持心情舒畅。

（3）用药指导与病情监测：向患者说明近年来由于治疗方法的改进，淋巴瘤缓解率已大大提高，坚持定期巩固强化治疗可延长淋巴瘤的缓解期和生存期。若有身体不适，如疲乏无力、发热、盗汗、消瘦、咳嗽、气促、腹痛、腹泻、皮肤瘙痒、口腔溃疡等，或发现肿块，应及早就诊。

（四）乳腺癌

乳腺癌就是乳腺组织中异常细胞不受控制地生长。2020年，全球有68.5万人死于乳腺癌，有226万例新发乳腺癌，乳腺癌首次成为世界上最常见的癌症。其中，中国死于乳腺癌的人数为11.7万，乳腺癌新发病例数为42万。乳腺癌常居我国女性恶性肿瘤发病首位，且发病率呈逐年上升趋势，尤其是在东部沿海地区和经济发达的大城市，其发病率增加尤其显著。乳腺癌的表现可能包括乳房无压痛性肿块（最常发生在上外侧象限，腺体组织最多的区域），乳头溢液异常，乳头周围出现皮疹，乳头内缩，皮肤凹陷或乳头位置改变。也可能有乳头疼痛、鳞屑、溃疡、皮肤刺激或分泌物。大多数乳腺癌是由妇女乳房自检中或者是由伴侣在性活动中发现。

1. 病例示例

任某，女，42岁，育有两女，分别8岁和12岁。患者有乳腺癌家族史，她的母亲、两个阿姨和一个妹妹被诊断出乳腺癌，其中母亲和一位阿姨在45岁前去世。患者自述在确诊前4年，每年接受一次乳房X光检查和临床乳房检查，每月一次乳房自我检查，在上次月检时发现左乳房有肿块，在医院就诊后行左乳腺切口活检，结果显示浸润性小叶癌。行改良根治性乳房切除术。组织学检查示3cm肿瘤，腋窝淋巴结清扫显示16个淋巴结中4个为阳性。

2. 评估要点

1）评估阶段

包括入院时、住院期间及出院前的评估。入院时的评估主要是为了了解患者的基本状况和确定治疗方案，住院期间的评估主要是对治疗效果和康复进展进行监测，出院前的评估则是为了评估患者的出院能力和制订出院计划。

2）评估目标

评估该患者的家族史，疾病的严重程度以及对生活的影响程度，了解患者的心理-社会状况，为患者提供健康指导，提高生活质量。

3）评估内容

■术前评估

（1）健康史：
- 一般情况：包括年龄、性别、婚姻、职业、肥胖、饮食习惯和生活环境等。
- 既往史：评估患者的月经史、婚育史、哺乳史以及既往是否患乳房良性肿瘤等。
- 家族史：了解家庭中有无乳腺癌或其他肿瘤患者。

（2）身体状况：
- 症状与体征：乳房肿块、乳房外形改变、淋巴转移或血行转移表现。
- 辅助检查等。

（3）心理-社会状况：了解患者对疾病的认知程度，对手术有何顾虑和思想负担；了解朋友及家属，尤其是配偶，对患者的关心和支持程度；了解家庭对手术的经济承受能力。

■术后评估

术中情况：了解患者手术、麻醉方式与效果、病变组织切除情况、术中出血、补液、输血情况和术后诊断。

身体状况：评估生命体征是否平稳，患者是否清醒，胸部弹力绷带是否包扎过紧，有无呼吸困难等；评估有无皮瓣下积液，患肢有无水肿，肢端血液循环情况；各引流管是否通畅，引流液的颜色、性状和量等。

心理-社会状况：了解患者有无紧张、焦虑、抑郁、恐惧等；患者康复训练和早期活动是否配合；对出院后的继续治疗是否清楚。

4）评估策略或手段

（1）问诊：一般状况、现病史、既往史、家族史、心理-社会状况、职业、生活、工作环境、家族史等，评估患者的月经史、婚育史、哺乳史以及既往是否患乳房良性肿瘤，了解家庭中有无乳腺癌或其他肿瘤患者。

(2) 体格检查：检查有无乳房肿块，肿块的部位、质地、活动度和疼痛等情况；有无局部破溃、酒窝征、乳头内陷和橘皮征等乳房外形改变；腋窝等部位有无淋巴转移；有无胸痛、气急、骨痛、肝大和黄疸等转移表现。

(3) 辅助检查：

活组织病理检查：空芯针穿刺活检术、麦默通旋切术活检和细针针吸细胞学检查等。

影像学检查：①钼靶 X 线，为密度增高的肿块影，边界不规则，或呈毛刺状，或见细小钙化灶；②超声检查，能清晰显示乳房各层次软组织结构及肿块的形态和质地，鉴别囊性或实性病灶；③MRI，敏感性高，三维立体观察病变，提供病灶形态学特征及血流动力学情况。

3. 可能的护理诊断/问题

(1) 体象紊乱：与乳腺癌切除术造成乳房缺失和术后瘢痕形成有关。

(2) 组织完整性受损：与留置引流管、患侧上肢淋巴引流不畅、头静脉被结扎、腋静脉栓塞或感染有关。

(3) 知识缺乏：缺乏有关术后患肢功能锻炼的知识。

4. 健康指导

(1) 术前护理：①心理护理：关心患者，鼓励患者表达对疾病和手术的顾虑与担心，向患者和家属解释手术的必要性和重要性，请曾接受过类似手术且已痊愈者现身说法，帮助患者度过心理调适期；告诉患者行乳房重建的可能，鼓励其树立战胜疾病的信心，对已婚患者应同时对其丈夫进行心理辅导，使之逐渐接受妻子手术后身体形象改变，鼓励夫妻双方坦诚相待，取得丈夫的理解、关心和支持。②终止哺乳或妊娠，以减轻激素的作用。③术前准备：做好术前常规检查和准备；备皮，同时做好供皮区（如腹部或同侧大腿区）的皮肤准备；乳房皮肤溃疡者，术前进行创面处理至创面好转；乳头凹陷者应清洁局部。

(2) 术后护理：①体位：术后麻醉清醒、血压平稳后取半卧位，以利于呼吸和引流。②病情观察：严密观察生命体征变化，观察伤口敷料渗血和渗液情况，并予以记录。③伤口护理：有效包扎、观察皮瓣血液循环、观察患侧上肢远端血液循环。④引流管护理：有效吸引、妥善固定、保持通畅、观察引流液的颜色、性状和量，适时拔管。⑤患侧上肢肿胀的护理：避免损伤、抬高患肢、促进肿胀消退，局部感染者及时应用抗生素治疗。⑥患侧上肢功能锻炼：术后 24 小时内活动手指和腕部；术后 1～3 天上肢肌肉等长收缩；术后 4～7 天鼓励患者用患侧手洗脸、刷牙、进食等，并做以患侧手触摸对侧肩部及同侧耳朵的锻炼；术后 1～2 周进行肩关节活动。

知识延伸

不同年龄女性乳腺癌的筛查

1. 20~39 岁

不推荐对非高危人群进行乳腺癌筛查。

2. 40~49 岁

(1) 适合机会性筛查；(2) 每年 1 次乳腺 X 线检查；(3) 推荐与临床体检联合；(4) 对致密型乳腺推荐与超声检查联合。

3. 50~69 岁

(1) 适合机会性筛查和人群普查；(2) 每 1~2 年 1 次乳腺 X 线检查；③其他同 2。

4. 70 岁或以上

每 2 年 1 次乳腺 X 线检查；其他同 40~49 岁筛查建议。

乳腺癌高危人群的特征包括：(1) 有明显的乳腺癌遗传倾向者；(2) 既往有乳腺导管或小叶中重度不典型增生或小叶原位癌病人；(3) 既往行胸部放射治疗。对于高危人群，建议提前进行筛查（20~40 岁），每年 1 次，筛查手段除了应用一般人群常用的临床体格检查、乳腺超声和 X 线检查之外，还可以应用 MRI 等影像学手段。

中英文专业名词索引

A

阿尔茨海默病	Alzheimer disease，AD
阿尔茨海默病行为病理评定量表	behavioral pathology in Alzheimer's disease rating scale，BEHAVE-AD
阿森斯失眠量表	Athens insomnia scale，AIS
艾普沃斯嗜睡量表	Epworth sleepiness scale，ESS

B

被动关节活动范围	passive range of motion，PROM
步态	gait
步态分析	gait analysis
便秘	constipation
布里斯特女性下尿路症状问卷	the Bristol female lower urinary tract symptoms questionnaire，BFLUTS
便秘评估量表	constipation assessment scale，CAS
便秘评分系统	constipation scoring system，CSS/Cleveland Clinic Score，CCS
便秘患者症状自评问卷	patient assessment of constipation symptom，PAC-SYM
Borg 量表	Borg scale
布里斯托大便分类法	Bristol stool form scale，BSFS
白血病	leukemia
贝利婴儿发育量表	Bayley scales of infant development，BSID
柏林量表	Berlin questionnaire

C

触诊	palpation
超重	overweight
肠梗阻	intestinal obstruction
出口梗阻综合征评分	obstructed defaecation syndrome score，ODS Score
残气量	residual volume，RV
潮气量	tidal volume，TV
出血	hemorrhage
创伤后应激障碍	post traumatic Stress disorder，PTSD
持续气道正压通气	continuous positive airway pressure，CPAP

创伤及应激相关障碍	trauma-and stressor-related disorders

D

低密度脂蛋白胆固醇	low density lipoprotein cholesterol，LDL-C
等速肌力测试	isokinetic muscle testing，IMT
胆红素尿	bilirubinuria
动力性梗阻	dynamic obstruction
丹佛发育筛查测验	Denver development screening test，DDST
第1秒用力呼气容积	forced expiratory volume in 1 second，FEV1
第1秒用力呼气容积与用力肺活量的比值	forced expiratory volume in 1 second to forced vital capacity ratio，FEV1/FVC
定向力	orientation
动脉血气分析	arterial blood gases，ABGS
多器官功能障碍综合征	multiple organ dysfunction syndrome，MODS

E

恶病质	cachexia
儿童孤独症评定量表	childhood autism rating scale，CARS

F

肥胖	obesity
非胰岛素依赖型糖尿病	non insulin-dependent diabetes mellitus，NIDDM
腹泻	diarrhea
非快速眼球运动睡眠	non-rapid eye movement sleep，NREM sleep
发作性睡眠	narcolepsy
非霍奇金淋巴瘤	non-hodgkin lymphoma，NHL
发绀	cyanosis
发育不良	dysplasia
发育不全	anaplasia
肺功能残气量	functional residual capacity，FRC
肺功能测试	pulmonary function tests，PFTS
肺活量	vital capacity，VC
肺血管造影	pulmonary angiography
肺通气/灌注显像	ventilation/perfusion imaging，V/Q
分离障碍	dissociative disorders
腹外侧视前区	ventrolateral preoptic nucleus，VLPO

G

关节活动范围	range of motion，ROM
工具性活动能力	instrumental activities of daily living，IADL

肛管	anal canal
国际尿失禁咨询问卷简表	international consultation on incontinence questionnaire-short form，ICIQ
改良英国医学委员会量表	modified medical research council dyspnea scale，MMRC
感觉	sensation
孤独症评估量表	gilliam autism rating scale，GARS
孤独症谱系障碍	autism spectrum disorder，ASD
孤独症行为量表	autism behavior checklist，ABC
孤独症诊断访谈修定量表	autism diagnostic interview-revised，ADI-R
高密度脂蛋白胆固醇	high density lipoprotein cholesterol，HDL-C
骨肉瘤	osteosarcoma
骨肿瘤	bone tumor
广泛性焦虑障碍	generalized anxiety disorder，GAD
γ-氨基丁酸	gamma-aminobutyric acid，GABA
甘丙肽	galanin
国际不宁腿评定量表	international restless legs scale，IRLS
冠心病监护病房	coronary care unit，CCU

H

呼气储备容积	expiratory reserve volume，ERV
呼气峰流速	peak expiratory flow rate，PEFR
呼气末正压	positive end-expiratory pressure，PEEP
呼吸困难	dyspnea
化生	metaplasia
核糖核酸	ribonucleic acid，RNA
霍奇金淋巴瘤	Hodgkin lymphoma，HL

J

健康	health
健康风险评估	health risk appraisal，HRA
健康风险表	health hazard chart
极低密度脂蛋白	very low density lipoprotein，VLDL
健康管理	health management
健康评估	health assessment
既往史	past history
家族史	family history
间接叩诊法	indirect percussion
肌张力	muscle tone

肌力	muscle strength
基本或躯体活动能力	basic or physical ADL，BADL or PADL
肌电图	electromyogram，EMG
简易智力状态检查	mini-mental state test，MMSE
焦虑自评量表	generalized anxiety disorder，GAD-7
痉挛	spasm
结肠	colon
机械性梗阻	mechanical obstruction
甲状腺功能亢进症	hyperthyroidism
激越问卷	cohen-mansfield agitation inventory，CMAI
急性肺损伤	acute lung injury，ALI
急性呼吸窘迫综合征	acute respiratory distress syndrome，ARDS
急性心肌梗死	acute myocardial infarction
急性应激障碍	acute stress disorders，ASD
记忆	memory
继发性高血压	secondary hypertension
加利福尼亚语言学习测试	California verbal learning test，CVLT
简明精神病评定量表	brief psychiatric rating scale，BPRS
焦虑症	anxiety neurosis
精神发育迟滞	mental retardation，MR

K

叩诊	percussion
快波睡眠	fast wave sleep，FWS
快速眼球运动睡眠	rapid eye movement sleep，REM sleep
克氏孤独症行为量表	Clancy autism behavior scale，CABS
克莱恩-莱文综合症	Kleine-Levin syndrome，KLS
快速眼动睡眠期行为障碍量表	REM sleep behavior disorder screening questionnaire，RBDSQ

L

镰状细胞病	sickle cell disease，SCD
临床记忆量表	clinical memory scale，CMS
淋巴瘤	lymphoma
洛文斯顿认知功能成套评估工具	Loeweistein occupational therapy cognitive assessment，LOTCA

M

| 蒙特利尔认知评估量表 | Montreal cognitive assessment，MoCA |
| 麻痹 | paralysis |

慢性阻塞性肺疾病	chronic obstructive pulmonary disease,COPD
阻塞性睡眠呼吸暂停低通气综合征	obstructive sleep apnea hypopnea syndrome,OSAHS
盲肠	caecum
泌尿系统结石	lithiasis in urinary system
泌尿生殖障碍量表简版	urogenital distress inventory,UDI-6
墨菲腹泻量表	Murphy diarrhea scale
慢波睡眠	slow wave sleep,SWS
每分钟通气量	minute volume,MV
慢阻肺患者自我评估测试问卷	COPD assessment test,CAT
慕尼黑睡眠类型量表	Munich chrono type questionnaire,MCTQ
梅奥睡眠量表	Mayo sleep questionnaire-patient,MSQ
弥散性血管内凝血	disseminated intravascular coagulation,DIC

N

诺丁汉健康量表	Nottingham health profile,NHP
尿道	urinary tract
尿路感染	urinary tract infection,UTI
尿失禁	incontinence of urine
尿失禁严重度指数	incontinence severity index,ISI
女性排尿行为量表	women toileting behavior scale,WTBS
尿潴留	urinary retention
脑出血	cerebral hemorrhage
脑脊液	cerebro-spinal fluid,CSF

P

皮褶厚度	skinfold thickness
膀胱	bladder
匹兹堡睡眠质量指数	Pittsburgh sleep quality index,PSQI
浦肯野纤维	Purkinje fiber

Q

前列腺特异抗原	prostate specific antigen,PSA
浅部触诊	light Palpation
强直	rigidity
前列腺炎	prostatitis
强迫障碍	obsessive-compulsive disorder,OCD
轻度认知障碍	mild cognitive impairment,MCI
清晨型-夜晚型自评量表	morningness eveningness questionnaire,MEQ

R

日常生活活动能力	activities of daily living，ADL
妊娠期糖尿病	gestational diabetes mellitus，GDM
乳糜尿	chyluria
日间过度思睡	excessive daytime sleepiness
认知	cognition
瑞文标准推理测验	Raven's standard progressive matrices，RSPM
Rivermead行为记忆测验	Rivermead behavioural memory test，RBMT

S

生命质量	quality of life，QOL
视诊	inspection
深部触诊	deep palpation
身体活动	physical activity
适宜摄入量	adequate intake，AI
肾脏	kidney
输尿管	ureter
肾衰竭	renal failure
睡眠-觉醒节律	sleep-wake rhythm
睡眠障碍	sleep disorders
失眠	insomnia
睡眠相关呼吸障碍	sleep-related breathing disorders
睡眠相关运动障碍	sleep-related dyskinesia
睡眠质量	sleep quality
睡眠持续时间	sleep duration
睡眠潜伏期	sleep latency
睡眠深度	sleep depth
睡眠效率	sleep efficiency
睡眠剥夺	sleep deprivation
睡眠呼吸暂停	sleep apnea
社会知觉	social perception
神经精神症状问卷	neuropsychiatric inventory，NPI
圣乔治呼吸问卷	St. George's respiratory questionnaire，SGRQ
视觉类比呼吸困难评分法	visual analogue scale，VAS
数字划消测验	number cancellation test，NCT
栓塞	embolism
水肿	edema
生物电阻抗分析	bioelectrical impedance analysis，BIA

思维	thinking
斯坦福-比奈智能量表	Standford-Binet intelligence scale, S-B
食欲素	orexin
视交叉上核	suprachiasmatic nucleus
双相气道正压	bi-level positive airway pressure, BiPAP
斯坦福嗜睡程度量表	stanford sleepiness scale, SSS
睡眠信念与态度	dysfunctional beliefs and attitudes about sleep scale, DBAS
失眠严重程度指数	insomnia severity Index, ISI
社会再适应评定量表	social readjustment rating scale, SRRS
舒张末期容积	end-diastolic volume, EDV
收缩末期容积	end-systolic volume, ESV

T

体格检查	physical examination
体质指数	body mass index, BMI
听诊	auscultation
徒手肌力检查	manual muscle test, MMT
糖尿病	diabetes mellitus, DM
推荐营养素摄入量	recommended nutrient intake, RNI
脱氧核糖核酸	deoxyribonucleic acid, DNA

W

威斯康星卡片分类测试	Wisconsin card sorting test, WCST
韦氏记忆量表	Wechsler memory scale, WMS

X

现病史	history of present illness
嗅诊	smelling
消瘦	emaciation
消化道出血	gastrointestinal bleeding
血尿	hematuria
血红蛋白尿	hemoglobinuria
吸气储备容积	inspiratory reserve volume, IRV
吸气量	inspiratory capacity, IC
胸部 X 光检查	chest x-ray, CXR
休克	shock
血管性痴呆	vascular dementia, VD
心率变异度	heart rate variability, HRV
血二氧化碳分压	partial pressure of carbon dioxide, pCO_2
腺嘌呤核苷三磷酸	adenosine triphosphate, ATP

Y

抑郁状况自评量表	patient health questionnaire 9th，PHQ-9
营养	nutrition
营养不良	malnutrition
营养评估	nutritional assessment
营养状态	nutritional status
异态睡眠	abnormal sleep
诱发补偿现象	vulnerability to rebounds
氧合	oxygenation
氧化	oxidation
一氧化碳肺弥散功能测定	diffusion capacity of the lung for carbon monoxide，DLCO
抑郁发作	depressive episode
压力	stress
用力肺活量	forced vital capacity，FVC
语言	language
运动功能	motor function
原发性高血压	primary hypertension

Z

自测健康评定表	self-rated health measurement scale，SRHMS
直接叩诊法	direct percussion
直接听诊	direct auscultation
主诉	chief complaint
主动关节活动范围	active range of motion，AROM
最大呼气流量	peak expiratory flow，PEF
直肠	rectum
痔疮	hemorrhoids
中枢性嗜睡	central somnolence
阻塞性睡眠呼吸暂停低通气综合征	obstructive sleep apnea-hypopnea syndrome，OSAHS
昼夜节律睡眠-觉醒障碍	circadian rhythm sleep-wake disorders
昼夜性节律去同步化	desynchronization
增生	hyperplasia
知觉	perception
肿瘤溶解综合征	tumor lysis syndrome，TLS
注意	attention
正电子发射体层显像	positron emission tomography，PET

参 考 文 献

[1] World Health Organization（WHO）[EB/OL]．[2024-08-14]．https：//www.who.int/zh．

[2] 陈辉．现代营养学[M]．北京：化学工业出版社，2005．

[3] 王庭槐．生理学[M]．9版．北京：人民卫生出版社，2018．

[4] 王陇德，杨月欣，李增宁，等．社区营养与健康管理[M]．北京：人民卫生出版社，2020．

[5] 苏太洋．健康医学[M]．北京：中国科学技术出版社，1994．

[6] 中华医学会健康管理学分会，中华健康管理学杂志编委．健康管理概念与学科体系的中国专家初步共识[J]．中华健康管理学杂志，2009，3（3）：141-147．

[7] 孙玉梅，张立力，张彩虹．健康评估[M]．5版．北京：人民卫生出版社，2021．

[8] 岳新荣，何荣华，李莲，等．诊断学[M]．重庆：重庆大学出版社，2022．

[9] 中国成人血脂异常防治指南修订联合委员会．中国成人血脂异常防治指南（2016年修订版）[J]．中国循环杂志，2016，31（10）：937-950．

[10] 柏树令，丁文龙．系统解剖学[M]．9版．北京：人民卫生出版社，2018．

[11] 王庭槐．生理学[M]．9版．北京：人民卫生出版社，2018．

[12] 孙玉梅，张立力，张彩虹．健康评估[M]．5版，北京：人民卫生出版社，2021．

[13] 万学红，卢雪峰．诊断学[M]．9版．北京：人民卫生出版社，2018．

[14] 刘楠，李卡．康复护理学[M]．5版．北京：人民卫生出版社，2022．

[15] 国家卫生健康委办公厅，国家中医药管理局办公室．关于加强老年人居家医疗服务工作的通知[EB/OL]．（2020-12-29）[2023-6-27]．http：//www.nhc.gov.cn/yzygj/s7653pd/202012/19a2617ba8e641bea9ac2472ea04c82a.shtml．

[16] WHO．Physical activity[EB/OL]．（2022-10-5）[2023-6-27]．https：//www.who.int/news-room/fact-sheets/detail/physical-activity．

[17] 郭静，闫祥云，陶莲德．生物电阻抗技术在COPD患者营养评估中的临床应用进展[J]．临床肺科杂志，2023，28（07）：1110-1113，1125．

[18] 全国科学技术名词审定委员会，肠外肠内营养学名词审定分委员会．肠外肠内营养学名词[M]．北京：科学出版社，2019．

[19] 柏树令，丁文龙．系统解剖学[M]．9版．北京：人民卫生出版社，2018．

[20] 王庭槐．生理学[M]．9版．北京：人民卫生出版社，2018：47-55．

[21] 孙玉梅，张立力，张彩虹．健康评估[M]．5版．北京：人民卫生出版社，2021．

[22] 中华医学会外科学分会结直肠外科学组．中国成人慢性便秘评估与外科处理临床实践指南（2022版）[J]．中华胃肠外科杂志，2022，25（1）：1-9．

[23] 中国医师协会肛肠医师分会,中华医学会外科学分会结直肠外科学组.便秘经肛给药治疗中国专家共识（2022版）[J].中华胃肠外科杂志,2022,25（12）:1058-1064.

[24] 李小寒,尚少梅.基础护理学[M].6版.北京:人民卫生出版社,2017.

[25] American Academy of Sleep Medicine.国际睡眠障碍分类[M].3版.高和,主译.北京:人民卫生出版社,2017.

[26] 赵忠新,叶京英.睡眠医学[M].2版.北京:人民卫生出版社,2022.

[27] 岳新荣,何荣华,李莲,等.诊断学[M].重庆:重庆大学出版社,2022.

[28] 孙玉梅,张立力,张彩虹.健康评估[M].5版.北京:人民卫生出版社,2021.

[29] 于丽丽,陈月,陈晓密.精神科护理学[M].北京:世界图书出版公司,2020.

[30] 陈少华,邢强.心理学基础[M].广州:暨南大学出版社,2022.

[31] 中国痴呆与认知障碍诊治指南写作组,中国医师协会神经内科医师分会认知障碍疾病专业委员会.2018中国痴呆与认知障碍诊治指南（五）:轻度认知障碍的诊断与治疗[J].中华医学杂志,2018,98（17）:1294-1301.

[32] 吕探云,孙玉梅.健康评估[M].3版.北京:人民卫生出版社,2012.

[33] 杨艳杰,曹枫林.护理心理学[M].4版.北京:人民卫生出版社,2017.

[34] 姚树娇,杨艳杰.医学心理学[M].7版.北京:人民卫生出版社,2018.

[35] 刘哲宁,杨芳宇.精神科护理学[M].4版.北京:人民卫生出版社,2017.

[36] 吕探云.健康评估[M].4版.北京:人民卫生出版社,2017.

[37] 王建平,张宁,王玉龙,朱雅雯.变态心理学[M].3版.北京:中国人民大学出版社,2018.

[38] 司天梅,杨彦春.中国强迫症防治指南[M].北京:中华医学电子音像出版社,2016.

[39] 郝伟,于欣.精神病学[M].7版.北京:人民卫生出版社,2013.

[40] 赵冬梅.心理创伤的理论与研究[M].广州:暨南大学出版社,2011.

[41] 施琪嘉.创伤心理学[M].北京:人民卫生出版社,2013.

[42] 李凌江,于欣.创伤后应激障碍防治指南[M].北京:人民卫生出版社,2010.

[43] 丁文龙,刘学政.系统解剖学[M].9版.北京:人民卫生出版社,2018.

[44] 《慢性阻塞性肺疾病诊治指南（2021年修订版）》诊断要点[J].实用心脑肺血管病杂志,2021,29（6）:134.

[45] 亚太卫生健康协会儿科医学分会,亚太卫生健康协会儿科医学分会重症超声医学专业委员会,世界重症超声联盟中国联盟,等.新生儿呼吸窘迫综合征超声诊断与分度专家共识[J/OL].中国小儿急救医学,2021,28（07）:545-555.

[46] 封志纯,洪小杨,童笑梅,等.新生儿呼吸衰竭体外膜肺氧合支持专家共识[J].发育医学电子杂志,2018,6（3）:129-133.

[47] 孙志岭,李壮苗.健康评估[M].3版.北京:人民卫生出版社,2021.

[48] 尤黎明，吴瑛. 内科护理学［M］. 7版. 北京：人民卫生出版社，2022.

[49] 王庭槐. 生理学［M］. 9版. 北京：人民卫生出版社，2018.

[50] 尤黎明，吴瑛. 内科护理学［M］. 7版. 北京：人民卫生出版社，2022.

[51] 李乐之，路潜. 外科护理学［M］. 7版. 北京：人民卫生出版社，2021.

[52] Thygesen K，Alpert J S，Jaffe A S，et al. The Writing Group on behalf of the Joint ESC/ACCF/AHA/WHF Task Force for the Universal Definition of Myocardial Infarction：ESC/ACCF/AHA/WHF Expert Consensus Document Third Universal Definition of Myocardial Infarction，126：2020-2035，2012.

[53] Tamis-Holland J E，Jneid H，Reynolds H R，et al. Contemporary diagnosis and management of patients with myocardial infarction in the absence of obstructive coronary artery disease：A scientific statement from the American Heart Association［J］. Circulation，2019，139：e891-e908.

[54] 孙玉梅，张立力，张彩虹. 健康评估［M］. 5版. 北京：人民卫生出版社，2021.

[55] 沈萍，陈向东. 微生物学［M］. 8版. 北京：高等教育出版社，2016.